カラー図解

PEG 完全攻略

胃ろうの適応・禁忌から
造設・管理・偶発症対策まで

監修

竜田　正晴
地方独立行政法人大阪府立病院機構
大阪府立成人病センター 特別研究員

東野　晃治
地方独立行政法人大阪府立病院機構
大阪府立成人病センター 消化管内科副部長

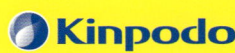

執筆者一覧

監修　竜田　正晴　　大阪府立成人病センター
　　　　東野　晃治　　大阪府立成人病センター

執筆　東野　晃治　　大阪府立成人病センター
　　　　鼻岡　　昇　　大阪府立成人病センター
　　　　河田奈都子　　大阪府立成人病センター
　　　　松井　芙美　　関西医科大学枚方病院
　　　　長井　健悟　　大阪大学大学院
　　　　花房　正雄　　明石医療センター
　　　　神崎　洋光　　岡山大学大学院
　　　　太田　高志　　関西労災病院
　　　　辻井　芳樹　　大阪大学大学院
　　　　清水　三郎　　元大阪府立成人病センター（管理栄養士）
　　　　大橋　希江　　元市立豊中病院（管理栄養士）

執筆協力　中川　勝・清水大輔　　株式会社アダチ

序　文

　日本は，世界でも 1, 2 を争う長寿国となった．人口高齢化は，欧米諸国と比較して急速に進んでおり，国際的にみて今後最も急速に高齢化が進むと見込まれている．高齢者の医療対策が今後ますます重要になることは明らかである．

　経皮内視鏡的胃瘻造設術（以下 PEG）による経管栄養のメリットは，医療者はもとより国民にも広く浸透してきている．PEG の普及は，人口の高齢化を底上げする一因であり，正しく理解し管理すれば多くの患者に福音をもたらすはずである．しかし近年，終末期の高齢者が寝たきりで何年も永らえることが，最善の医療であるのか議論に上がっている．日本老年医学会の「立場表明 2012」立場-1 では，いかなる要介護状態や認知症であっても，高齢者には，本人にとって「最善の医療およびケア」を受ける権利があると明記されており，終末期高齢者に対する PEG の適応も今後さらに細分化された取り決めがなされるものと予想される．

　ところで，患者に人工栄養を施したことのある医師の半数近くが，誤嚥性肺炎や下痢で中止に至った経験をもつというアンケート結果がある．この結果は，医師・看護師および患者がさらに PEG の理解を深めれば，改善の余地がある事象であろう．まずは「最善の医療およびケア」となるよう個々が認識を高めチーム医療として機能する PEG の環境整備を検討することが必要である．

　本書は，PEG に携わる医師・看護師および管理栄養士を対象としている．PEG の適応，実際の手順に沿った造設法，トラブルの対処法，栄養管理など，おさえておきたい必要な知識を，日常の診療に生かせるように具体的に記述するとともに，著者らが重要と考えるコツやポイントも盛り込んだ．PEG の知識・経験の乏しい方のみならず，既に経験を積んでいる方にも利用していただけるものと考えている．本書が PEG のより一層の普及に寄与すれば幸いである．

2012 年 11 月
東野晃治

PEG完全攻略 目次

1 PEGとは？（東野晃治・清水三郎） 2

- **1** PEGとは 2
  - memo 用語 "PEG" の使い方 2
- **2** PEG造設の目的 2

2 PEG造設の適応と禁忌（神崎洋光） 4

- **3** PEG造設の適応 4
  - 3.1 栄養投与経路としての胃瘻 5
  - 3.2 消化管減圧目的の胃瘻 5
- **4** PEG造設の禁忌 5
  - 4.1 手技上の禁忌 5
  - 4.2 全身状態からみた禁忌 6
  - 4.3 倫理的な禁忌 6
- **5** PEG造設導入のアルゴリズム
  消化器内視鏡ガイドラインによるPEG造設導入のアルゴリズム 7
  - 5.1 身体的適応のアルゴリズム 7
  - 5.2 倫理的適応のアルゴリズム 8
  - memo 適応 PEG造設の倫理的適応の問題点 9
- **6** PEG造設導入のアルゴリズム
  日本老年医学会「高齢者ケアの意思決定プロセスに関するガイドライン　人工的水分・栄養補給の導入」を中心として 10
  - 6.1 医療・介護における意思決定プロセス 10
  - 6.2 いのちについてどう考えるか 10
  - 6.3 AHN導入に関する意思決定プロセスにおける留意点 12

3 PEGカテーテルの構造と選択（神崎洋光） 14

- **7** PEGカテーテルの基本構造 14
  - memo 測定 カテーテルのシャフト長の決定 14
- **8** PEGカテーテルの種類と特徴 14
  - 8.1 内部（胃内）ストッパーによる分類 15
  - 8.2 外部（体外）ストッパーによる分類 16

4 PEG造設手技の種類と選択（神崎洋光） 18

- **9** pull/push法 18
  - 9.1 手技 18
  - 9.2 特徴 19
  - 9.3 短所 19
  - 9.4 注意事項 19
- **10** introducer原法 20
  - 10.1 手技 20
  - 10.2 特徴 20
  - 10.3 短所 20
- **11** introducer変法（direct法） 21
  - 11.1 手技 21
  - 11.2 特徴 21
  - 11.3 短所 21
  - 11.4 注意事項 22
  - memo 用語 用語の統一 22
  - memo 工夫 内視鏡反転法 22

5 適応疾患・病態からみたPEG造設手技の選択（神崎洋光） 23

- **12** 選択に際して考慮すべきポイント 23
- **13** introducer法が推奨される症例 24
- **14** 適応からみたPEG造設手技の選択 24
  - memo 問題点 introducer変法（direct法）の問題点 24

6 術前管理 (鼻岡 昇) 25

15 インフォームド・コンセント 25
- 15.1 IC の方法 25
- 15.2 IC の内容 25
- 15.3 説明・同意書の作成 26

16 術前検査 26

17 術前の確認事項 28

18 抗血小板薬・抗凝固薬の中止・再開 28
- 18.1 中断の対象となる抗血小板薬・抗凝固薬 28
- 18.2 休薬期間の設定 30
- 18.3 投薬再開の基準 33

19 術前処置 33

20 咽頭麻酔 34
- memo リドカイン（キシロカイン）は極量にも注意! 34

21 セデーション 34

22 モニタリング 35

7 PEG造設の基本的手技 (太田高志) 36

23 穿刺部位の同定 36

24 穿刺 38

25 皮膚切開と皮膚剥離 38

26 胃壁固定 39
- 26.1 胃壁固定の利点と弱点 39
- 26.2 胃壁固定の固定数 39
- 26.3 固定部位 40
- 26.4 手技の実際 40
- memo 手技 低コストに抑えた胃壁固定法―北信式― 42
- memo 手技 カテラン針胃壁固定法 42

27 シャフト長の決定と PEG カテーテルの選択 43

8 PEG造設の実際 (松井芙美) 44

28 introducer 変法（direct 法）
EndoVive Seldinger PEG Kit による PEG 造設 44
- 28.1 準備するキット 44
- 28.2 手順 44

29 introducer 変法（direct 法）
Direct イディアル PEG Kit による PEG 造設 50
- 29.1 準備するキット 50
- 29.2 手順 50

30 introducer 原法
経皮的瘻用カテーテルキット（鮒田式胃壁固定具Ⅱ付）による PEG 造設 56
- 30.1 準備するキット 56
- 30.2 手順 56

31 pull/push 法
Safety PEG Kit による PEG 造設 58
- 31.1 準備するキット 58
- 31.2 手順 58

32 術後胃に対する PEG 造設 60
- 32.1 準備すべきキット 60
- 32.2 手順 60
- memo 工夫 残胃の PEG 造設 61
- memo 手技 PEG 造設への経鼻内視鏡の応用 61

9 市販のPEGキット (松井芙美) 62

33 PEG 造設キット pull/push 法 62

34 PEG 造設キット introducer 原法 63

35 PEG 造設キット introducer 変法（direct 法） 64

36 交換用 PEG カテーテル バンパー・ボタン型 65

37 交換用 PEG カテーテル バンパー・チューブ型 66

38 交換用 PEG カテーテル バルーン・ボタン型 67

39 交換用 PEG カテーテル バルーン・チューブ型 68

10 PEG造設後の管理 (辻井芳樹・花房正雄) ... 70

- **40** 術後早期の管理 ... 70
- **41** 術後早期の管理　術後早期の観察 ... 71
  - 41.1 鎮静後の覚醒状況のチェック ... 71
  - 41.2 バイタルサイン（血圧，脈拍数，呼吸回数，血中酸素飽和度） ... 71
  - 41.3 胸部・腹部所見（腹痛・腹部膨満感，呼吸状態など） ... 71
  - 41.4 全身状態の観察 ... 71
  - 41.5 局所の観察（胃瘻・皮膚・カテーテル） ... 71
  - 41.6 血液検査所見 ... 71
- **42** 術後早期の管理　術後早期の処置 ... 72
  - 42.1 Yガーゼの除去 ... 72
  - 42.2 ストッパーをゆるめる ... 72
  - 42.3 スペーサーディスクの取り外し ... 72
  - 42.4 PEGカテーテルの開放 ... 72
  - 42.5 事故抜去の防止 ... 72
  - 42.6 胃壁固定糸の抜糸 ... 72
  - 42.7 輸液・栄養補給 ... 73
  - 42.8 酸分泌対策 ... 73
- **43** 術後早期の管理　感染の予防 ... 73
  - 43.1 洗浄 ... 73
  - 43.2 局所圧迫の解除 ... 73
  - 43.3 抗生物質の使用 ... 73
- **44** スキンケア ... 74
  - 44.1 PEG造設直後 ... 74
  - 44.2 術後早期 ... 74
  - 44.3 日常ケア ... 74
  - 44.4 予防的スキンケア ... 75
- **45** スキントラブル発生時の対策 ... 76
  - 45.1 瘻孔周囲の炎症 ... 76
  - 45.2 過剰肉芽 ... 76
- **46** ストッパーの管理 ... 76
- **47** 口腔ケア ... 77
  - 47.1 口腔ケアの手順 ... 77
- **48** 入浴 ... 77
- **49** 経口摂取・運動など ... 78

11 栄養アセスメントと経腸栄養管理 (清水三郎) ... 79

- **50** 栄養管理計画書 ... 79
  - 50.1 栄養管理の内容 ... 79
  - 50.2 管理の実際 ... 79
  - 50.3 注意事項 ... 79
- **51** 栄養サポートチーム加算と栄養治療実施計画 ... 80
  - 51.1 栄養サポートチーム加算とは ... 80
  - 51.2 栄養サポートチーム加算の算定基準 ... 80
  - 51.3 栄養サポートチーム加算算定の施設基準 ... 80
- **52** 栄養アセスメント ... 82
- **53** 栄養アセスメント　身体計測パラメーター ... 82
  - 53.1 身長 ... 82
  - 53.2 体重 ... 83
  - 53.3 BMI ... 83
- **54** 栄養アセスメント　主観的包括的評価（SGA） ... 84
- **55** 栄養アセスメント　血液・生化学パラメーター ... 85
  - 55.1 アルブミン（Alb） ... 85
  - 55.2 総リンパ球数（TLC） ... 85
  - 55.3 ヘモグロビン（Hb） ... 85
  - 55.4 中性脂肪（TG） ... 85
  - 55.5 急性相蛋白（RTP） ... 86
- **56** 必要とする栄養素量の設定 ... 87
  - 56.1 水分 ... 87
  - 56.2 エネルギー ... 87
  - 56.3 蛋白質・アミノ酸 ... 88
  - 56.4 脂肪 ... 88
  - 56.5 炭水化物（糖質） ... 88
  - 56.6 ビタミン ... 89
  - 56.7 微量元素 ... 89
- **57** 予後推定栄養指数（PNI） ... 90
  - 57.1 小野寺らのPNI ... 90
  - 57.2 PEG造設患者を対象とした予後推定指標 ... 91
  - memo 指標　予後推定指標の実際 ... 92

12 市販の経腸栄養剤とその選択(大橋希江) 93

58 経腸栄養剤の選択 94
- 58.1 経腸栄養剤の分類と特徴 94
- 58.2 経腸栄養剤の選択 95

59 病態別経腸栄養剤の選択 95
- 59.1 病態別経腸栄養剤の分類と特徴 95
- 59.2 病態別経腸栄養剤の選択 99

60 医薬品か食品かの選択 99
- 60.1 分類と特徴 99
- 60.2 選択 106

61 液体か半固形かの選択 107
- 61.1 半固形化によるメリットとデメリット 108
- 61.2 半固形化の方法 108
- 61.3 半固形栄養剤注入に用いられるPEG カテーテル 110

memo 半固形栄養剤の評価 110

62 経腸栄養剤の選択の実際 110
- 症例1 頭頸部癌化学放射線療法施行中、K高値となった症例 110
- 症例2 食道癌化学療法前に予防的に胃瘻を造設した症例 111
- 症例3 食道癌化学放射線療法施行後、今後、在宅医療に向けてPEG造設した症例 111
- 症例4 PEG瘻孔から漏れがあった症例 111
- 症例5 夜間低血糖を繰り返していた症例 112

13 栄養剤の投与とその注意点 (東野晃治・辻井芳樹・花房正雄) 113

63 栄養剤の投与開始時期による投与方法の違い 113
- 63.1 経鼻胃管からの移行の場合 113
- 63.2 中心静脈栄養からの移行の場合 113

64 栄養剤の投与方法とその選択 114
- 64.1 間欠的投与法 114
- 64.2 持続的投与法 115
- 64.3 短時間投与法 115

65 栄養剤投与の手技 115
- 65.1 自然滴下 115
- 65.2 経腸栄養ポンプ 115
- 65.3 半固形栄養剤投与の場合 115

66 栄養剤投与の実際 116
- 66.1 液体栄養剤の投与法 116
- 66.2 半固形栄養剤短時間投与法 118

67 水分・薬剤の投与 120
- 67.1 水分の投与 120
- 67.2 薬剤の投与 120

68 栄養剤投与の際の注意事項 121
- 68.1 栄養剤投与前の注意 121
- 68.2 栄養剤投与中の注意 121
- 68.3 栄養剤投与開始後の注意 122
- 68.4 栄養剤の管理 123

69 栄養剤投与後の処置 123
- 69.1 PEG カテーテルの洗浄 123
- 69.2 酢水によるロック 124
- 69.3 クエン酸によるロック 124
- 69.4 経腸栄養ボトルの洗浄 124
- 69.5 接続チューブの洗浄 124

14 PEGの有効性の評価とリプランニング (清水三郎) 126

70 身体計測パラメーター 126
- 70.1 体重 126
- 70.2 体重指数 (BMI) 126

71 身体構成成分パラメーター 127
- 71.1 上腕周囲長 (AC) 127
- 71.2 上腕三頭筋皮下脂肪厚 (TSF) 127
- 71.3 上腕筋囲 (AMC) 127
- 71.4 上腕筋面積 (AMA) 128
- 71.5 上腕皮下脂肪面積 (AFA) 128

72 血液・生化学パラメーター 129
- 72.1 アルブミン 129
- 72.2 Prognostic Nutritional Index (PNI・小野寺) 129

memo PNI(小野寺) 経皮内視鏡的胃瘻造設術を受けた患者における生存期間と栄養評価の関係 129

15 PEGカテーテルの交換 （河田奈都子） 130

- 73 PEG カテーテルの交換時期 130
- 74 PEG カテーテルの交換方法 130
  - 74.1 用手法を避けた方がよい場合 131
  - 74.2 内視鏡直視下交換法が望ましい場合 131
- 75 PEG カテーテル交換の実際 ガイドワイヤーを用いたバンパー型ボタンタイプの場合：イディアルボタン交換キット 132
  - memo 手技 ガイドワイヤー把持法を用いた PEG カテーテル交換法 133
- 76 PEG カテーテル交換の実際 用手法を用いたバルーン型チューブタイプの場合：イディアルバルーンカテーテル 134
- 77 PEG カテーテル交換後の胃内留置の確認法 135
  - 77.1 PEG カテーテル直接確認法 136
  - 77.2 PEG カテーテル間接確認法 136
- memo 手技 経胃瘻的内視鏡 137
- memo 手技 炭酸ガス発生確認法 137
- 78 安全な交換を目ざして 137
  - memo 手技 PEG カテーテル経皮挿入不能症例に対する残存瘻孔再挿入法 138

16 PEGカテーテルの抜去 （長井健悟） 139

- 79 PEG カテーテルの抜去時期 139
- 80 PEG カテーテル抜去の手順 139
  - 80.1 ボタン型カテーテルの抜去：カンガルーボタン，イディアルボタン 140
  - 80.2 チューブ型カテーテルの抜去：バード PEG キット 140
  - 80.3 長期間留置していたカテーテルの抜去 140
- 81 PEG カテーテル抜去後の処置 141
- 82 PEG カテーテル抜去によるトラブルと対応 141
  - 82.1 出血 141
  - 82.2 自然閉鎖の遅延 141
  - 82.3 瘻孔周囲炎 141
- 83 安全な抜去を目指して 142

17 偶発症と対策 （長井健悟） 143

- 84 PEG 造設時の偶発症と対応 誤穿刺 144
- 85 PEG 造設時の偶発症と対応 PEG 造設時の出血 144
- memo 工夫 内視鏡の透過照明を利用した創部出血の予防 145
- 86 PEG 造設時の偶発症と対応 気腹 145
- 87 早期偶発症と対応 瘻孔周囲漏れ 146
- 88 早期偶発症と対応 瘻孔周囲炎 148
- memo 工夫 内視鏡下胃瘻バンパー洗浄は，カテーテルへの口腔内細菌付着を軽減する 149
- 89 早期偶発症と対応 腹膜炎 151
- 90 早期偶発症と対応 誤嚥性肺炎 151
- 91 早期偶発症と対応 事故抜去 151
- 92 遠隔期偶発症 胃食道逆流症 152
- 93 遠隔期偶発症 誤嚥性肺炎 153
- memo 工夫 PEG 造設時の咽頭留置持続吸引 153
- 94 遠隔期偶発症 バンパー埋没症候群 154
- 95 遠隔期偶発症 下痢 154
- 96 遠隔期偶発症 便秘・失禁 156
- 97 遠隔期偶発症 過剰肉芽 156
- 98 遠隔期偶発症 事故抜去 158
- memo 工夫 事故抜去時のカテーテル再挿入には Griggs 鉗子が安全かつ有用である 159
- 99 遠隔期偶発症 胃潰瘍 159
- 100 遠隔期偶発症 瘻孔部への癌の implantation 160

索　引 161

PEG 完全攻略

PEGとは	1
PEG造設の適応と禁忌	2
PEGカテーテルの構造と選択	3
PEG造設手技の種類と選択	4
適応疾患・病態からみたPEG造設手技の選択	5
術前管理	6
PEG造設の基本的手技	7
PEG造設の実際	8
市販のPEGキット	9
PEG造設後の管理	10
栄養アセスメントと経腸栄養管理	11
市販の経腸栄養剤とその選択	12
栄養剤の投与とその注意点	13
PEGの有効性の評価とリプランニング	14
PEGカテーテルの交換	15
PEGカテーテルの抜去	16
偶発症と対策	17

1 PEGとは？

1 PEGとは
2 PEGの目的

1 PEGとは

- PEGとはPercutaneous Endoscopic Gastrostomyの略語で，日本語では経皮内視鏡的胃瘻造設術とされている．

> **memo** 用語 "PEG"の使い方
> PEGは本来，胃瘻造設の術式を指す言葉であるが，現在では単に胃瘻の意味や胃瘻カテーテルの意味に用いられている．
> 例えば「PEGる」「PEG造設」「PEGの変換」「PEGの破損」「PEG栄養」「PEG漏れ」「PEGカテーテル」など．

●瘻孔の分類
瘻孔とは消化管が体表もしくは他の消化管に通じる導管のことで，前者を「外瘻」，後者を「内瘻」と呼ぶ．胃瘻は内視鏡的に作成した胃と皮膚との間の「外瘻」に属する．

2 PEG造設の目的

- PEG造設の目的を表1にまとめた．

表1 PEG造設の目的

①栄養注入の経路として	最も件数が多い
②胃内の減圧を目的として	胃液・腸液を体外に排出するため
③先進治療への応用	胃病変の内視鏡治療のアクセスとして使用するなど

(徳毛宏則，2004[1])

- PEG造設の最大の目的は，患者のQOLの向上である．また強制的に栄養を投与した方が患者の病状が改善するということが必須である．現在の日本では，嚥下の能力が衰え，口から食べられなくなると，ほぼ自動的に胃瘻が施されるまでになってきている．しかし本来，医療者はPEG造設の適応を十分に判断し，患者ならびに家族へのPEG造設に際してのメリット，デメリットを説明し，インフォームド・コンセントを取得することが大切である．特にデメリットについては十分な理解を求め患者・家族から治療方針等の同意を得なければならない．

- 胃瘻により十分な栄養を入れることができ，回復が望める患者，再び口から食べられるようになる患者に対してはPEG造設に何ら異論はないだろうが，回復が望めない患者，また本人の意思に反しての延命治療であれば倫理的な問題が発生する．しかし是非の結論は出せない永遠のテーマとも思う．1分1秒でも長く生きたことが大事なのではなく，どれだけ本人，家族が良い時間を過ごせたかが大切である．胃瘻は作ったら終わりではなく，全てが新たに始まるということである[2]．造設後の患者や家族へのケ

関連
インフォームド・コンセント
☞ 15 25頁

ア，また退院後もフォローしていくことには限界があるが，施行医師，診療医師をはじめ医療従事者が病診連携（地域連携）も含めて，患者の動向，「その後」を常に意識していくことも大切である．
- 日本老年医学会が実施主体となって，厚生労働省平成23年度老人保健増進等事業として「高齢者ケアの意思決定プロセスに関するガイドライン 人工的水分・栄養補給の導入を中心として」が作成され，PEGを含むAHN（artificial hydration and nutrition：人工的水分・栄養補給法）導入に関する倫理的妥当性は関係者の適切な意思決定プロセスを経て決定・選択することによってはじめて確保されるとしており，今後社会に広く認められることが期待される．

関連
日本老年医学会ガイドライン
☞ 6 10頁

文献
1) 徳毛宏則：経皮内視鏡的胃瘻造設術. 新興医学出版, 2004
2) 岡田晋吾：PEGをめぐる問題点とその解決法. 静脈経腸栄養 23: 14, 2008.

2 PEG造設の適応と禁忌

3 PEG造設の適応
4 PEG造設の禁忌
5 PEG造設導入のアルゴリズム
　消化器内視鏡ガイドラインによる
　PEG造設導入のアルゴリズム
6 PEG造設導入のアルゴリズム
　日本老年医学会「高齢者ケアの意思決定
　プロセスに関するガイドライン　人工的
　水分・栄養補給の導入」を中心として

- PEG造設は何らかの理由によって経口摂取が困難となった患者に対して，消化管を使用した生理的な栄養摂取を簡便な手技で行うことができる処置として1990年代からわが国でも行われるようになった．その簡便性や管理のしやすさから急速に普及しており，全日本病院協会の集計によれば，2011年時で約26万人と推計されている．高齢化社会の進行に伴い，今後はさらに増加していくことが予測される．

- PEG造設が一般的に普及するにつれて，意識障害のある高齢者に対して胃瘻を造設することが社会的・倫理的な面から問題とされるようになってきている．胃瘻を造設しなければ老衰死を迎えていた高齢者が意識のないまま経腸栄養を継続することにより，何年間も生きる例も多く存在する．高齢者が口から栄養を摂取できなくなったからというだけで終末期であると断言することは難しいが，安易なPEG造設は患者や家族の望まない延命治療を継続することにつながる可能性があるため，適応を十分に検討した上で行う必要がある．

3 PEG造設の適応 (表1)

表1　PEG造設の身体的適応

Ⅰ．栄養投与	①精神的，神経学的に経口摂取困難である症例 ・脳の器質的疾患による意識障害（脳卒中後など） ・神経・筋疾患による嚥下障害（変性疾患など） ・精神的な要因による意識障害（統合失調症，認知症など） ・精神的な要因による摂食障害（拒食症など） ②解剖学的に経口摂取困難である症例 ・咽頭〜食道の腫瘍性病変による消化管狭窄，閉塞 ・口〜頸部の外傷，手術後による摂食不能 ③誤嚥性肺炎を繰り返す症例 ・摂食意欲があるものの嚥下機能障害により経口摂取困難 ④成分栄養を必要とする症例 ・クローン病など
Ⅱ．消化管減圧	消化管狭窄（幽門狭窄，癌性腹膜炎など）

- PEG造設の適応に関する明確な規定はみあたらない．しかし消化器内視鏡ガイドラインなどを勘案すると「1カ月以上の生命予後が見込まれ，さらに経腸栄養の効果が期待できる」患者がPEG造設を検討すべき対象となる．

- PEG造設の医学的適応は大きく2つに分けられる．1つは栄養投与経路としての適応，もう1つは消化管の減圧目的のためである．わが国では多くの場合，胃瘻は栄養投与経路として利用されている．

3.1 栄養投与経路としての胃瘻

- 栄養投与経路としては機能的・器質的障害により食事摂取が困難となっている場合に適応があると考えられ，
  - ①精神的，神経学的に経口摂取が困難となる症例
  - ②解剖学的に経口摂取が困難である症例
  - ③誤嚥性肺炎を繰り返す症例
  - ④成分栄養を必要とする症例

  などが考えられる．
- 成分栄養を必要とする症例は，消化管機能不全による成分栄養剤や消化態栄養剤の投与経路としての適応であるが，他は全て消化・吸収という消化管の機能が保たれていることが必須条件である．

3.2 消化管減圧目的の胃瘻

- 減圧目的の胃瘻は幽門狭窄や癌性腹膜炎などで嘔吐を繰り返し，長期間の腸管減圧チューブ挿入が必要となる症例で適応となる．PEG造設を行うことで患者のQOLを向上させることができる可能性があるが，後述（ 5 7頁）の如く生命予後が短い症例では行うべきではない．

4 PEG造設の禁忌（表2，6頁）

- PEG造設の禁忌については，次の3つの面から考える必要がある．
  - ①手技的な面
  - ②患者の全身状態の面
  - ③倫理的な面

4.1 手技上の禁忌

①内視鏡検査の禁忌にあたる場合
  ▶ 通常内視鏡を用いて行うため，通常内視鏡検査の禁忌である場合には行うことはできない．

②補正できない出血傾向のある場合
  ▶ 観血的な処置であり，出血傾向が投薬によって補正できない場合も処置中の出血がコントロールできなくなる可能性があるため禁忌である．

③胃前壁と腹壁との間に他臓器が介在している場合
  ▶ PEG造設は腹壁，腹腔，胃壁を貫通して施行されるため，その間に介在する臓器がなく，胃壁と腹壁が接することが必須条件である．肝臓や他の消化管が間に入るようでは処置を行うことはできないため，事前に腹部CT検査などで検討しておくことが推奨される．

関連
抗血小板薬・抗凝固薬の中止・再開 18 28頁
穿刺部位の同定 23 36頁

表2 PEG造設の禁忌

絶対禁忌	①通常内視鏡検査の禁忌
	②胃壁を腹壁に直接接触することができない状況
	③補正できない出血傾向
	④患者・家族から同意が得られない
相対禁忌	①腹水貯留
	②極度の肥満
	③著明な肝腫大
	④妊娠
	⑤腹膜透析
	⑥癌性腹膜炎
	⑦横隔膜ヘルニア
	⑧全身状態不良
	⑨感染症のコントロールができていない状態
	⑩出血傾向
	⑪生命予後不良
	⑫門脈圧亢進
	⑬非協力的な患者・家族
	⑭胃の腫瘍性病変，急性胃粘膜病変
	⑮胃手術，その他上腹部手術の既往

④門脈圧亢進症の患者
  ▶門脈圧亢進症を持つ患者では腹壁や胃壁に予期せぬ拡張血管が走行していることがあり，穿刺により大出血を生じる可能性があるため，どうしても行わなければならない状況であっても十分に注意を払う必要がある．

4.2 全身状態からみた禁忌

①全身状態の不良な場合
  ▶PEG造設は低侵襲ではあるが手術であるため，全身状態が悪い場合には行うべきでない．特に低栄養状態では創傷治癒も悪く，偶発症が生じた場合にそのまま命にかかわる状態まで悪化する可能性もあるため，事前に経鼻経管栄養や中心静脈栄養により栄養状態を改善させた後に検討すべきである．

②感染症を合併している場合
  ▶肺炎などの感染症を合併している場合にはその治療を行い，感染症がコントロールされた時点で行うべきである．

4.3 倫理的な禁忌

●同意の得られない場合
  ▶患者・家族に十分な説明を行った上で，患者や家族が望まない場合にはPEG造設を行うことはできない．

関連
耐術能 ☞ 5 7頁
PEG造設患者を対象とした
予後推定指標 ☞ 57.2 91頁

5 消化器内視鏡ガイドライン[1]によるPEG造設導入のアルゴリズム

PEG造設導入のアルゴリズム

5.1 身体的適応のアルゴリズム（図1）

図1 身体的適応のアルゴリズム

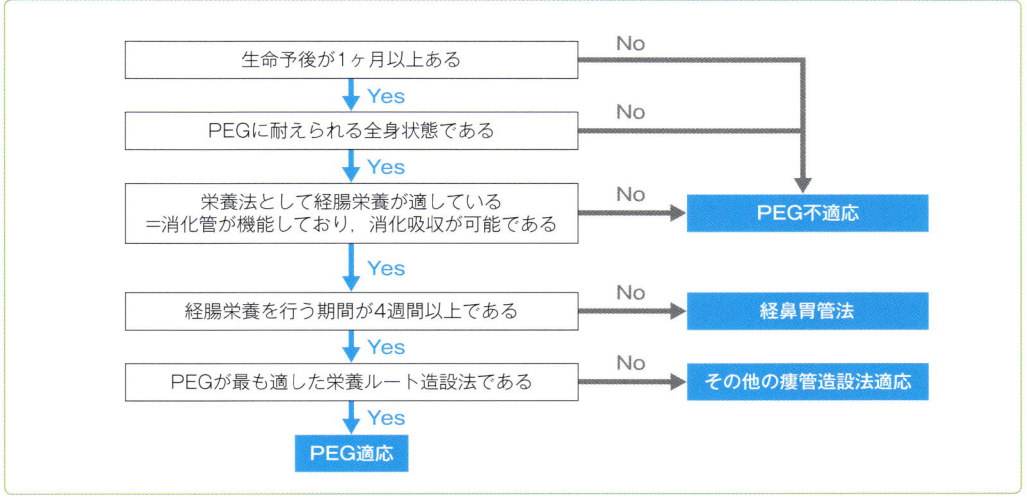

（経皮内視鏡的胃瘻造設術ガイドライン, 2006[1]）

1st step 生命予後

- 生命予後が限られた場合には，偶発症を生じる危険性のある手技・処置や苦痛を伴う処置は控えるべきである．
- PEG造設を施行するに値する利益を得られる可能性が低いため，一般的に余命が1カ月以内と想定される際にはPEG造設を行うべきではない．

2nd step 耐術能

- PEG造設は簡便であるものの手術であり，全身状態が悪い状況では偶発症の危険度が高まる．特に創傷治癒の遷延が見込まれるような低栄養状態（血清アルブミン値2.5g/dL未満）や貧血状態（ヘモグロビン値8.0g/dL以下）などで偶発症が生じた際に致死的な状況に陥る可能性がある場合は行うべきでない．
- 肺炎などの感染症を併発している際には相対禁忌であり，感染症をコントロールした上で施行を検討すべきである．

3rd step 栄養補給路

- ASPENのガイドライン（図2，8頁）からも，消化管が機能しており消化吸収が可能であれば経腸栄養が望ましいとされる．長期間の静脈栄養は消化管が利用できない場合のみに行うべきである．

略語
ASPEN＝American Society for Parenteral and Enteral Nutrition（米国静脈経腸栄養学会）

4th step 使用期間

- 経腸栄養を行う期間が4週間以内と想定される際には侵襲的なPEG造設は行わず，経鼻胃管による経腸栄養が望ましい．

図2　栄養補給の投与経路

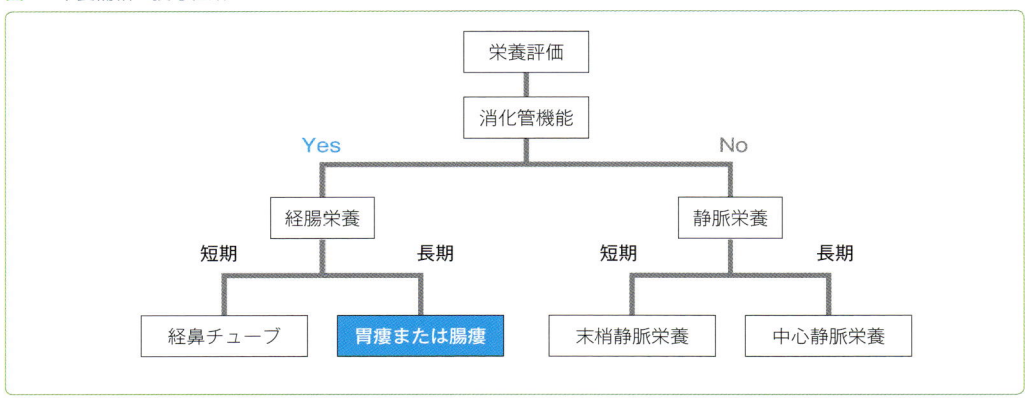

（A.S.P.E.N., 1998[2]）より改変）

5th step　経腸栄養ルートの選択

- PEG造設以外にも超音波下胃瘻造設，透視下胃瘻造設，開腹胃・腸瘻造設，腹腔鏡下胃・腸瘻造設などの胃・腸瘻造設法がある．
- PEG造設が最も簡便であり，第一選択であるが，症例によっては穿刺ルートを取れないなどでPEG造設を行うことができないこともあるため，適切な手技を選択すべきである．

5.2　倫理的適応のアルゴリズム（図3）

図3　倫理的適応のアルゴリズム

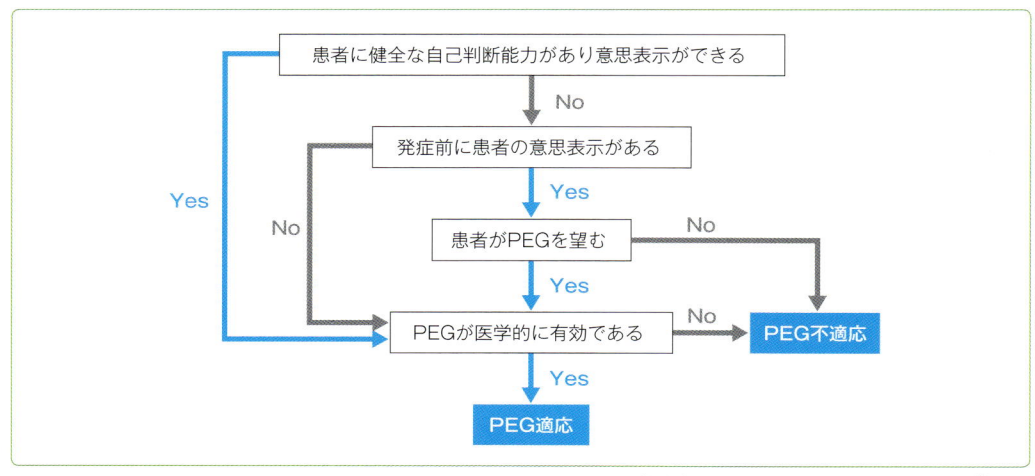

（経皮内視鏡的胃瘻造設術ガイドライン, 2006[1]）より）

- 身体的適応の全ての検討項目においてPEG造設導入が望ましい際には倫理的な検討に移る．

1st step　自己判断能力の有無

- 患者に自己判断能力があり，PEG造設を行う意思がなければこれを行うことはできない．
- ただし，その有益性と危険性，今後起こりえる状況などを十分に説明した上で判断を問うことが大切である．

2nd step　自己判断能力喪失前に意思表示がある

- 意識障害などの発症前にPEG造設施行についての意思表示があればそれに従うべきである．しかしながら，PEG造設は一般社会には広くは浸透していないため，現実的には事前に意思表示があることは非常に少ない．
- 今後は延命治療施行の有無についての意思表示とともにPEG造設についても事前の意思表示を行うように啓蒙活動を実施する必要がある．

3rd step　患者（家族）がPEG造設を望む

- アルゴリズム（図3）には記載がないが，患者の意思が汲み取れない場合は，家族の希望が最も優先されるべき項目となる．PEG造設の機会は，意思決定を行うことが困難な認知症患者を含む高齢者に多いため，多くの場合で家族がPEG造設決定の意思を担うこととなっている．
- PEG造設を検討する時点では，今後の状況の変化や経過について医療知識や経験のない家族には想像ができないため，PEG造設の利点だけでなく，処置に伴う偶発症や今後起こりえる状況，長期の経過による介護の必要性についても十分な説明が必要である．また，医学的な要素だけでなく患者や家族の置かれている倫理的，宗教的，文化的，経済的な面に対しても配慮を行い，意思決定を問う必要がある（表3）．
- 結果的に患者にも家族にも望まれないPEG造設は避けるべきである．
- 家族のみにPEG施行の判断を迫ることは家族の精神的負担となることが容易に想像されるため，医療従事者が積極的に関与を行い，患者のことを考えてより良いと思われる道を選択していけるように十分話し合いを行う．

表3　PEG造設に対する説明[3]

①事前指示を得ること
②倫理的な配慮をすること
③法的，経済的な配慮をすること
④感情的な配慮をこころがけること
⑤文化的背景を理解すること
⑥宗教を尊重すること
⑦以上のことを考慮した上で患者の家族に説明を十分に行うこと

4th step　PEG造設が医学的に有効である

- 上述の 5.1 身体的適応のアルゴリズムの条件を満たすことが大切である．

> **memo　適応　PEG造設の倫理的適応の問題点**
>
> - 多くの症例では本人の意思を確認することが難しいため，PEGの倫理的適応は家族・医療従事者の考えに委ねられることとなる．
> - 家族・医療従事者の2つの視点での問題点を記載する．
>   ①家族
>   - 消えた高齢者問題などと同様に年金など金銭的な面で，生きていることで家族にお金が入るため命を永らえてもらいたいと考える家族がいる．
>   - 遠くで住んでいる，もしくはもともと連絡を取ることがないため，介護を行うことが困難であり，医療従事者の勧めるがままPEG造設に同意する（できれば関わりたくない）．
>   - 栄養を投与せずに衰弱させることに抵抗があり，医療従事者の勧めるがままに同意する．
>   ②医療従事者
>   - とにかく病院から退院させたいがため（救急病院など），介護施設で管理可能なPEG造設を導入したい．
>   - 栄養を投与せずに衰弱させることに医療人として抵抗があり，家族を説得してまでもPEG造設を導入する．
>   - 療養型の病院の中には入院患者の確保のためPEG造設を勧める施設もある（PEG造設を導入することで栄養状態が安定するため長生きができることは，即長期入院につながるから）．
> - いずれにしても本人不在の治療であり，今後は生命倫理を含めた指針を各施設で作っておくことが必須である．

6 PEG造設導入のアルゴリズム
日本老年医学会「高齢者ケアの意思決定プロセスに関するガイドライン 人工的水分・栄養補給の導入」を中心として

- 図4にAHN導入に関する意思決定プロセスのフローチャートを示した．
- AHN導入に関する倫理的妥当性を確保するためには意思決定プロセスが適切である必要があり，
  ① 医療介護における意思決定プロセスのあり方
  ② 死生に関わる意思決定プロセスにおいて，いのちとその価値についてどう考えるか
  ③ 高齢者に対するAHN導入と減量・中止をめぐる選択における留意点

を示している．

略語
AHN＝artificial hydration and nutrition（人工的水分・栄養補給法）

6.1 医療・介護における意思決定プロセス

> 医療・介護・福祉従事者は，患者本人およびその家族や代理人とのコミュニケーションを通して，皆が共に納得できる合意形成とそれに基づく選択・決定を目指す．[4]

- 合意形成にあたっては，本人の意思確認ができるかどうかで本人と話し合うか家族と話し合うかを截然と区別するのではなく，両者が可能な限り一緒に意思決定プロセスのための話し合いの席につくようにする．
- 本人の意思確認ができなくなっても不快なことは嫌であるという気持ちは残っており，これを無視して家族とだけ話し合えばよいというのではなく本人の気持ちを大事にすることが大切である．
- 医療・ケアチームは，選択しようとしている方針が社会的視点でも適切であるかどうかもチェックする必要がある．例えば，いくら本人・家族にとって最善の選択肢であってもそれが周囲の人々に社会通念上許容される程度を超えた害を与える恐れがある場合それを選ぶことは容認されない．

6.2 いのちについてどう考えるか

> 生きていることは良いことであり，多くの場合本人の益になる——このように評価するのは，本人の人生をより豊かにし得る限り，生命はより長く続いたほうが良いからである．医療・介護・福祉従事者は，このような価値観に基づいて，個別事例ごとに，本人の人生をより豊かにすること，少なくともより悪くしないことを目指して，本人のQOLの保持・向上および生命維持のために，どのような介入をする，あるいはしないのがよいかを判断する．[4]

- ある医学的介入を行うならば，死を当面は避けることができ一定のQOLを保った生の保持ないし快復が可能な場合には，その医学的介入を行うことが本人の益（＝人生をより豊かにする可能性がある）となる．
- ある医学的介入によって死を当面は避けることができるが，見込まれるQOLは，本人の人生をより豊かにするという結果をもたらすほどの効果があるかどうか疑わしい場合，その医学的介入をするかどうかはどちらが本人にとってより益になるか（ないしは害が少ないか）による．このよう

図4 人工的水分・栄養補給の導入に関する意思決定プロセスのフローチャート

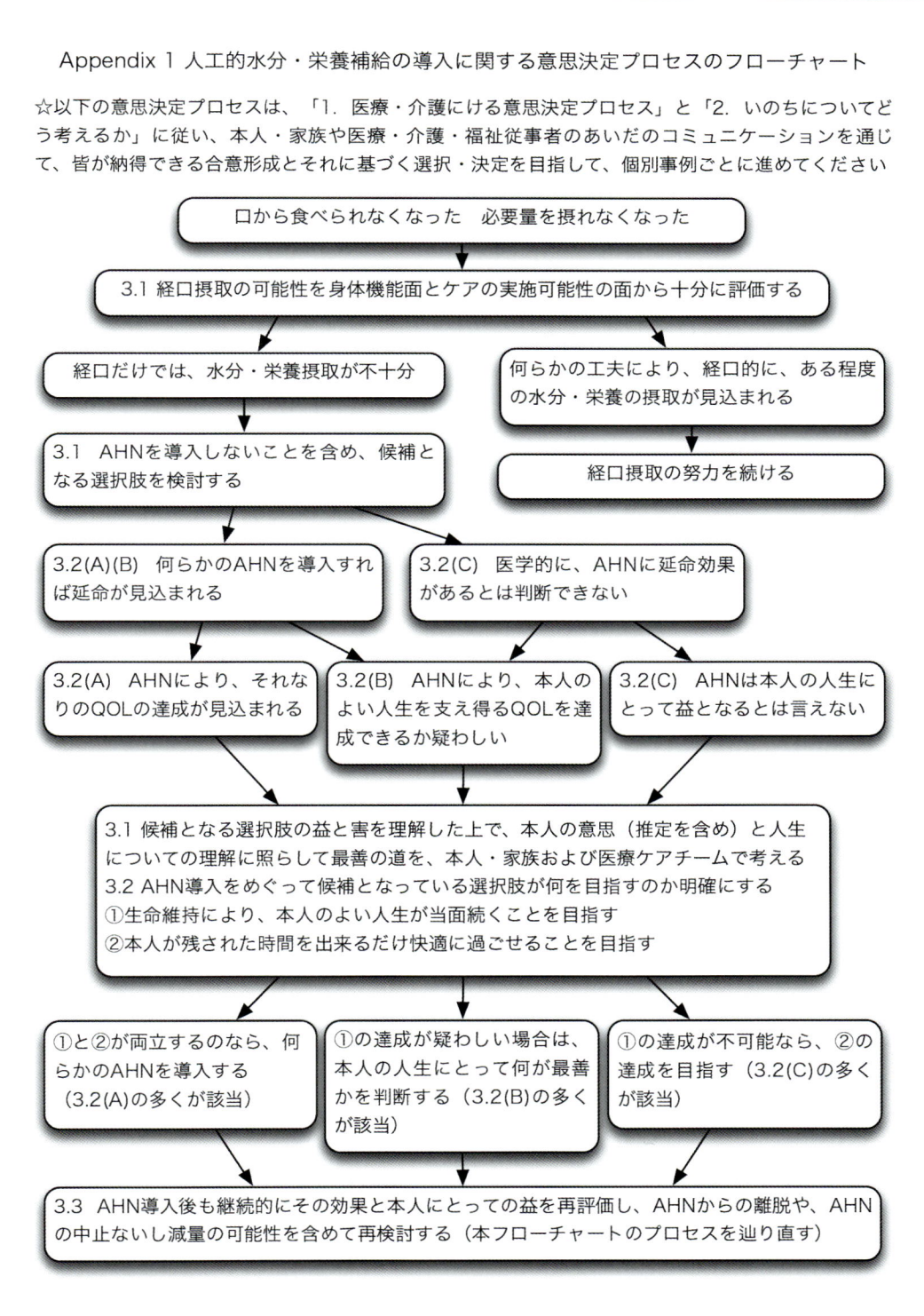

(高齢者ケアの意思決定プロセスに関するガイドライン, 2012[4])

な時期には，本人の苦痛を緩和し，快適に保つことを目的とした医学的介入をはじめとする全人的視点に立った「緩和ケア」の考えが有効である．
- 生命の維持を目指す医学的介入をしてもほとんど死を先送りする効果がない場合，また，たとえわずかに先送りできたとしてかえって辛い時期をもたらすだけという場合には「緩和ケア」のみを行う．

6.3 AHN 導入に関する意思決定プロセスにおける留意点

> **AHN 導入・減量の中止に関する留意点**
> ① 経口摂取の可能性を適切に評価し，AHN 導入の必要性を確認する．
> ② AHN 導入に関する諸選択肢（導入しないことも含む）を，本人の人生にとっての益と害という観点で評価し，目的を明確にしつつ，最善のものを見出す．
> ③ 本人の人生にとっての最善を達成するという観点で，家族の事情や生活環境についても配慮する．[4]

- 栄養状態の維持ひいては生命維持を目的とする人工的栄養補給法の導入にあたっては，「延命効果が期待できる＝本人にとって益になる」と判断するのではなく，生命の維持が「本人の人生（の物語）」をより豊かにするかどうかによって益になるかどうかを判断する．
- 具体的には，AHN の導入により栄養状態が改善され，本人の苦痛が和らぎ本人の残存能力が改善しよりよい生活が実現する見込みがある場合，かつ家族も本人の人生がもう少し延びることが本人の人生にとってよいと考えている場合は AHN の導入が適当と考えられる．
- 栄養状態の維持が本人の益になると判断された場合には，図4（11頁）のフローチャートに従い最適の方法を選択する．
- 人工的栄養補給によりそれなりの良い人生が可能であろうと見込まれるが，本人が「私はもう十分に生きたからこれでいい」などとして AHN を選ぼうとしないような場合，本人の人生についての理解や見通しをよく聴いてそれが理に適っている場合は AHN を導入しないという選択も認められる．
- 高齢者の場合は裏に周囲の都合（介護負担が面倒だ！）への遠慮が隠れている場合があるので注意が必要．
- 苦痛なく次第に衰えて，食べたり飲んだりできなくなってきていることに本人が不満を持っていないように見える場合，死へのノーマルなプロセスを辿っているとみなすことができる．加えてそのように家族もみているならば AHN を行わないことは人生の最後を自然に送るために有益であると通常みなされる．このような場合には AHN の導入によりさらなる延命が可能だと見込まれても導入しないことは適切な選択である．
- AHN を導入しないで「自然に委ねる」場合，本人にとって快適さや満足をもたらす限りにおいてごく少量の水分・食物を経口で摂るよう工夫する．また脱水症状を避ける目的の水分補給なら適切な場合もある．
- AHN 導入後で継続的に今後どのようにするのが本人の人生の物語にとって最善かを考える．その結果，投与量を減量あるいは中止した方が本人が楽になるとか，やり続けてももはや益をもたらさないと評価される場合は減量ないし中止する．

- 本人の状態をみながらそれに応じて水分・栄養の投与量を加減することは医師の当然の裁量の範囲である．投与量を0とすることもその裁量の範囲であって，医療チームとしての判断をし，かつ本人（こういう場合は本人は判断できないことが多い）・家族との合意の上で決めるというプロセスをたどっていれば法的に問題にはならない．
- 家族からの中止などの申し出があった場合は，家族の都合ではなく本人の良い人生についての家族の思いによることを確認しつつ，コミュニケーションを通してその良い人生についての思いが適切であると認められる場合は受け入れる方向で検討する．

文献

1) 鈴木　裕ほか：経皮内視鏡的胃瘻造設術ガイドライン．日本消化器内視鏡学会（監修）：消化器内視鏡ガイドライン（第3版）．pp310-323, 医学書院, 2006
2) A.S.P.E.N. Clinical Pathways Task Force: Clinical Pathways and Algorithms for Delivery of Parenteral and Enteral Nutrition Support in Adults. Silver Sping, MD: American Society for Parenteral and Enteral Nutrition, 1998
3) Cervo FA, Bryan L, Farber S: To PEG or not to PEG, A review of evidence for placing feeding tubes in advanced dementia and decision-making process. Geriatrics 61: 30-35, 2006.
4) 日本老年医学会：高齢者ケアの意思決定プロセスに関するガイドライン　人工的水分・栄養補給の導入を中心として（平成24年6月27日）．
http://www.jpn-geriat-soc.or.jp/guideline/jgs_ahn_gl_2012.pdf

3 PEGカテーテルの構造と選択

7 PEGカテーテルの基本構造
8 PEGカテーテルの種類と特徴

7 PEGカテーテルの基本構造

- PEGカテーテルは基本的に図1に示す通り
  ①シャフト
  ②カテーテルが胃から抜けることを予防するための内部ストッパー
  ③カテーテルが胃内に入りすぎないように予防するための外部ストッパー
  の3つより構成されている.

図1　PEGカテーテルの構造

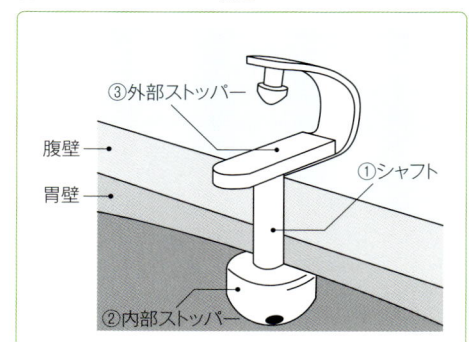

memo　測定　カテーテルのシャフト長の決定

カテーテルのシャフト長は内部ストッパーと外部ストッパーまでの距離を示し，瘻孔に対して短すぎると皮膚を圧迫し，血流障害による皮膚潰瘍や瘻孔周囲感染の原因になる．長すぎると胃の対側壁に接触性潰瘍を形成するなどトラブルの原因となるため，通常は胃壁腹壁長＋1.0 cm程度になるように調整する．

関連
胃瘻カテーテルのシャフト長の決め方は？ ☞ 27 43頁
瘻孔周囲炎 ☞ 88 148頁

8 PEGカテーテルの種類と特徴

- 内部ストッパーの形状により
  ①バルーン型
  ②バンパー型
  に分類され，
  外部ストッパーの形状により
  ①ボタン型
  ②チューブ型
  に分けられる.

- それぞれの組み合わせから4つのパターンに分けられる（図2）．それぞれに特徴があり，管理の仕方も異なるため，患者の状態に応じて適切なカテーテルを選択することが大切である.

関連
市販のPEGキット
☞ 33 62頁～ 39 68頁

図2 カテーテルの種類

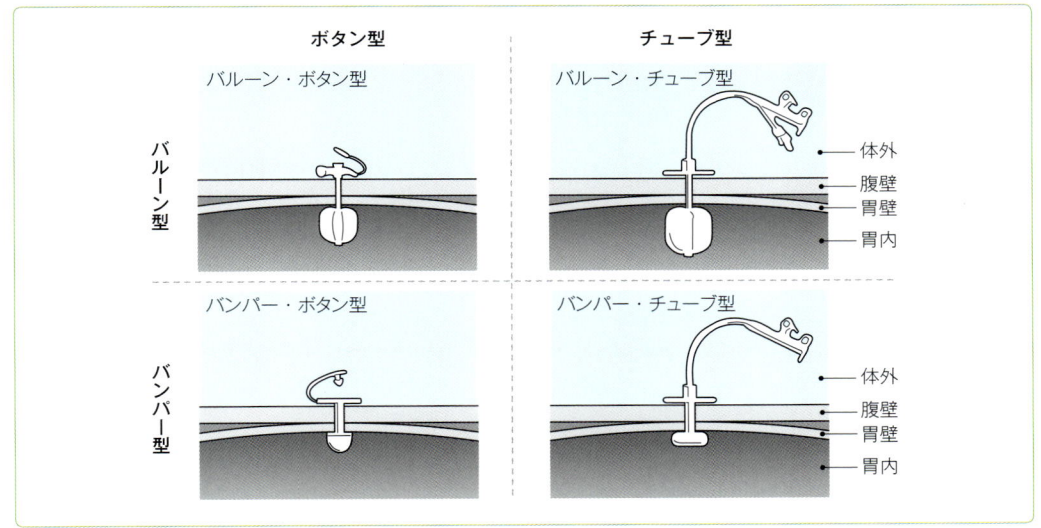

(PEGドクターズネットワーク[1]より作成)

8.1 内部（胃内）ストッパーによる分類（表1）

表1 内部ストッパーによるカテーテルの分類

	バルーン型	バンパー型
耐久性	低い（破裂の可能性あり）	高い
交換時期	1カ月程度	4〜6カ月
交換の難易度	簡単	難しい（疼痛や裂傷を伴う危険性）
バンパー埋没症候群の危険性	低い	高い
事故抜去の危険性	多い	少ない
管理	複雑	簡単
バルーン水の交換	必要（1週間程度ごと）	不要

a バルーン型

- 胃内に挿入したカテーテルの先端部にバルーンがあり、そのバルーンに蒸留水を注入することにより内部ストッパーとして働き、胃内からカテーテルが抜け出ることを防ぐ．

  利点
  - 抜去時にはバルーン内の蒸留水を抜くことで、簡単にカテーテル先端を小さくすることができるため、PEGカテーテルの交換時の挿入・抜去に伴う裂傷や疼痛が少ない．
  - 交換が簡単である．

  弱点
  - 交換は簡単である反面、逆に抜けやすく、自然に抜けてしまったり（事故抜去）、自己抜去されやすい．
  - バルーン内部の蒸留水は自然に減少していくため、事故抜去を予防するために1週間毎に蒸留水を入れ替えることが必要で患者の負担が大きい．
  - バルーンは耐久性が低いため、短期間（約1カ月）での交換が必要である．
  - 半固形栄養剤の使用により、バルーンが蠕動により引っ張られ、幽門や十二指腸へ移動するバルーンの位置異常を生じるため注意

関連
交換用カテーテル バルーン型
☞ 38 67頁，39 68頁

関連
PEGカテーテルの交換
☞ 73 130頁〜 78 137頁

関連
事故抜去 ☞ 98 158頁

関連
胃内バルーンの位置異常
☞ 87 図4 146頁

が必要である．

適応患者
- バルーン型では細やかな対応が必要となるため，PEGカテーテルの管理の負担が大きく，理解力の高い患者もしくは介護力の高い施設での管理を行う患者が良い適応となる．
- バンパーによる潰瘍の既往がある場合．

b バンパー型

- 胃内に挿入したカテーテルの先端部に固定用のバンパーが存在し，挿入時にはバンパーを伸長させて瘻孔を通す．

利点
- バンパーにある程度の硬さがあり，引っ張ると疼痛が出現するために自己抜去されることが少ない．
- 耐久性に優れており，長期間の使用が可能である．4カ月経過すれば保険請求することが可能であり，半年に1回が交換の目安となる．
- 半固形栄養剤にも対応できる．

弱点
- バルーン型に比べて交換が難しく，交換時に疼痛や瘻孔の裂傷などが生じてしまう危険性がある．
- 製品によって抜去方法（使用する処置具など）が異なるため，どの製品が使用されているかを確認しておく必要がある．
- バンパー自体に硬さがあるため，バルーン型に比べて胃粘膜に食い込みやすく，バンパー埋没症候群▶を生じる危険性がある．

関連
交換用カテーテル バンパー型
☞ 36 65頁，37 66頁

関連
バンパー埋没症候群とは？
☞ 94 154頁

▶バンパー埋没症候群を予防するためには
チューブ型であれば外部ストッパーを緩めに，ボタン型であれば1.0〜1.5 cm程度の遊びができるシャフト長のものを選択する．

8.2 外部（体外）ストッパーによる分類（表2）

表2 外部ストッパーによるカテーテルの分類

	ボタン型	チューブ型
外観	良い	悪い
活動性の高い患者	向いている	不向き
自己抜去の危険性	少ない	多い
カテーテル内部の汚染	少ない	多い
栄養チューブとの接続の容易さ	やや難	易
シャフト長の調整	不能（交換時に変更）	可能

a ボタン型

- 体外に露出している部分が短く，カテーテルの蓋が閉じるようになっている．また，逆流防止弁がついており蓋をすることで多少の運動では胃内容物の逆流を認めることはない．

利点
- 体外露出部分が短い点が利点であり，自己抜去の危険性が少ない．
- 外観上も服を着ることでカテーテルの存在がわからないほど自然である．
- 栄養剤が通る距離が短いため，カテーテル汚染もほとんどみられない．

弱点
- 栄養チューブと接続する際に，蓋を開けて操作するなどの細かい作業が必要である．
- 操作が煩雑である．
- 交換時までシャフト長を変更できないため圧迫による皮膚障害に注意が必要である．

関連
交換用カテーテル ボタン型
☞ 36 65頁，38 67頁

| 適応患者 | ●操作が煩雑なため,理解力があり活動性の高い患者や,逆に理解力がなく自己抜去の危険性が高い患者に良い適応である. |

b チューブ型

●体外にチューブ状に長く露出している形状である.シャフト長の調整が可能であり,栄養状態の改善により早期のシャフト長の変更が必要であることが見込まれる際にはチューブ型を選択すべきである.

| 利点 | ●栄養チューブとの接続が容易である. |

| 弱点 | ●体外に露出している部分が長いため,自己抜去の危険性が高い. |

| 適応患者 | ●理解力があるが麻痺などで細やかな作業が困難な患者.
●介護者が高齢などの理由で細やかな作業が困難な場合. |

関連
交換用カテーテル チューブ型
☞ 37 66頁, 39 68頁

文献
1) PEG ドクターズネットワーク http://www.peg.or.jp

4 PEG造設手技の種類と選択

- 9 pull/push 法
- 10 introducer 原法
- 11 introducer 変法（direct 法）

- PEG 造設手技として，pull/push 法と introducer 原法がある．2007 年からは introducer 法の変法である modified introducer 法（direct 法）が製品化され，使用することが可能となった．
- pull 法や push 法は PEG カテーテルを胃内から体外に引き出すため outward 法といい，introducer 原法と introducer 変法（direct 法）は PEG カテーテルを体外から胃内に引き入れるため inward 法といわれている．

  関連
  用語の統一 ☞ memo 22頁

- それぞれに手技に伴う特徴があり，留置できるカテーテルやそのサイズも異なる．特徴を考慮し，症例に応じて使い分けるべきである．

9 pull/push 法

- pull 法は 1979 年 Gauderer，Ponsky により考案された PEG 造設手技の原型である．腹壁から胃内に進めたガイドワイヤーを内視鏡を用いて口から取り出しガイドワイヤーとチューブ型のカテーテルを接続し，ガイドワイヤーを引くことで PEG カテーテルを留置することから pull 法と呼ばれている．

  関連
  pull/push 法のキット ☞ 33 62頁
  造設の実際 ☞ 31 58頁

- push 法は 1983 年に Sacks，Vine らにより考案された．腹壁から胃内に挿入したガイドワイヤーを一度口から取り出し，ガイドワイヤーに沿わせてチューブ型の PEG カテーテルを押して進めることから push 法と呼ばれている．
- pull/push 法を一括して述べる．

9.1 手技

手順 1 内視鏡を挿入し，胃を十分に拡張させて，穿刺する位置を確認する．

関連
指サイン・イルミネーションテスト ☞ 23 36頁

2 穿刺部に局所麻酔をした上で十分な皮膚切開を行い，セルジンガー針で穿刺しループワイヤー（pull法）またはガイドワイヤー（push法）を胃内へ挿入する．

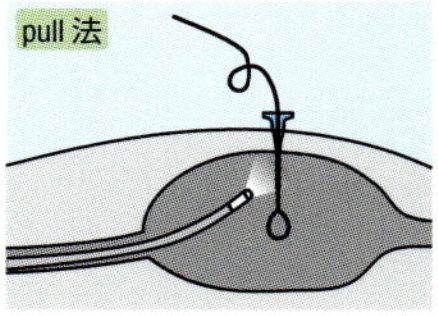

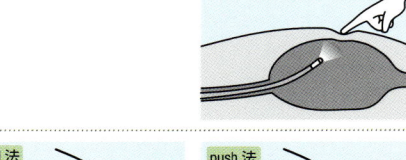
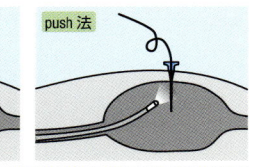

3 ループワイヤー（pull法）またはガイドワイヤー（push法）を内視鏡下にスネアで把持し，内視鏡ごと抜去し口腔外へ引き出す．

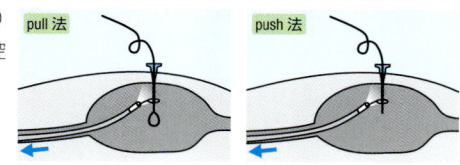

4 pull法 体外へ引き出されたループワイヤーに胃内に留置するPEGカテーテルを結わえ接続する．次いでPEGカテーテルに接続したループワイヤーを穿刺した腹壁側から引き，カテーテルを口から胃内に引き込み，バンパー部分を胃内に留置する．

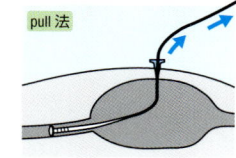

push法 引き出されたガイドワイヤーにPEGカテーテルをかぶせて口から押し込み，PEGカテーテルの先端部位を術者が引っぱりバンパー部分を胃内に留置する．

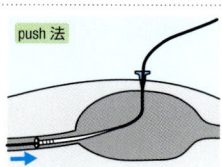

5 内視鏡を再挿入し，カテーテルの留置，出血の有無を確認する．

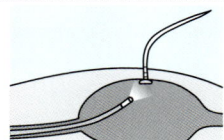

6 外部ストッパーを装着し，胃壁と腹壁をある程度の緊張を持った状態で固定する．

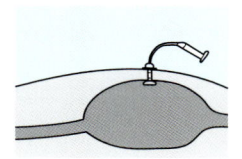

（イラスト：オリンパスメディカルシステムズ提供資料より作成）

9.2 特徴

- 最も古くから存在する造設手技であり，手技に慣れている医師が多い．
- 必ずしも胃壁固定を置く必要はないため，PEG造設に要する時間が短い．
- 胃切除後など胃壁固定を置くスペースを確保することが困難な場合に有用である．
- バンパー・チューブ型，バンパー・ボタン型を造設することができる．
- PEG造設当初から24Frなどの太いPEGカテーテルを留置することができる．

9.3 短所

- 2度の内視鏡挿入が必要とされる．
- 経口的にPEGカテーテルを挿入する必要があるため，口から胃までの間に狭窄を持つ症例には使用することは困難である．
- 口腔内をPEGカテーテルが通過するため，清潔手技を保つことができない．
- バルーン型のカテーテルを留置することができない．

9.4 注意事項

- pull/push法ではPEGカテーテルが口腔内を通過し，瘻孔に到達するため，口腔内の雑菌を創部に付着させてしまう恐れがある．このためあらかじめ口腔内の清潔を保っておき，経口的にPEGカテーテルを挿入する際にはカテーテルにもイソジンを塗布しておくべきである．

10 introducer 原法

- Russel 法や門田・上野法に代表される方法.
- 腹壁から胃内に直接トロカール針を刺入し外筒を介してカテーテルを留置する. PEG カテーテルを胃に直接挿入するため "introducer 原法"（original introducer method）といわれる.

関連 introducer 原法のキット ☞ 34 63頁

10.1 手技

手順 1 内視鏡を挿入し，胃を十分に拡張させて，穿刺する位置を確認する.

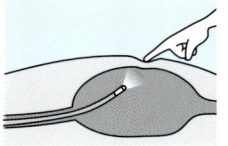

関連 指サイン・イルミネーションテスト ☞ 23 36頁

2 局所麻酔をした上で胃壁固定を少なくとも2点行う.
  ▶ introducer 原法においては，胃壁固定の併用が必須である.

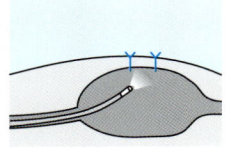

関連 胃壁固定の仕方 ☞ 26 39頁

3 皮膚切開後にトロカール針を経皮的に胃内腔へ穿刺する.

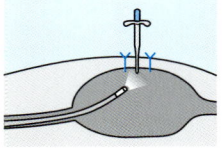

関連 皮膚切開は十分に ☞ 25 38頁

4 内視鏡的にトロカール針の外筒シースが胃内にあることを確認し，内針のみを抜去する.

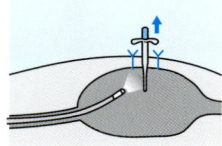

5 外筒を通して PEG カテーテルを挿入し，カテーテル先端のバルーンを蒸留水で充満させた後，外筒シースをピールアウトする.

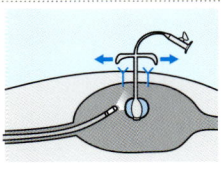

6 外部ストッパーでカテーテルを固定し終了する.

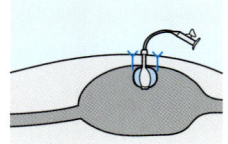

（イラスト：オリンパスメディカルシステムズ提供資料より作成）

10.2 特徴

- カテーテルが口腔などの不潔領域を通らず，清潔操作で PEG 造設が可能である.
- 内視鏡の挿入が1度で済む.
- バルーン型カテーテルを留置することができる.
- 手技が比較的簡単で造設に要する時間が短い.

10.3 短所

- 胃壁固定が少なくとも2点必要であり，胃壁固定を置くスペースが確保されないと行うことができない.
- トロカール針を使用するため，留置できるカテーテルの径が細い.
- ボタン型カテーテルを留置することはできない.

11 introducer 変法（direct 法）

- direct 法は introducer 法の改良版として 2001 年に井上により考えられた方法．
- ダイレーターを用いることにより穿刺針を細くし，直接的に太い胃瘻カテーテルを留置する方法で introducer 法の弱点を解決した．以前は direct 法といわれたが，現在は introducer 変法（modified introducer method）といわれている．

関連 introducer 変法のキット ☞ 35 64 頁

11.1 手技

手順 1 内視鏡を挿入し，胃を十分に拡張させて，穿刺する位置を確認する．

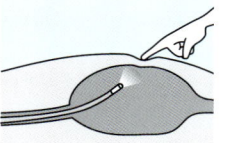

関連 指サイン・イルミネーションテスト ☞ 23 36 頁

2 局所麻酔をした上で胃壁固定を 2 〜 4 点行う．

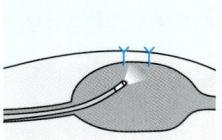

関連 胃壁固定の仕方 ☞ 26 39 頁

3 皮膚切開を行い，セルジンガー針で穿刺しガイドワイヤーを胃内へ挿入する．

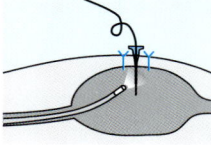

関連 皮膚切開は十分に ☞ 25 38 頁

4 ガイドワイヤーを残したままセルジンガー針を抜去する．ガイドワイヤーに沿わせてダイレーターを挿入し，瘻孔の拡張を行う．

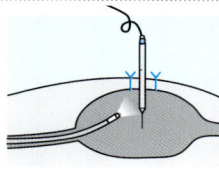

5 ダイレーターを抜去し，ガイドワイヤーに沿わせてオブチュレーターによって伸長させた PEG カテーテルを胃内に挿入する．

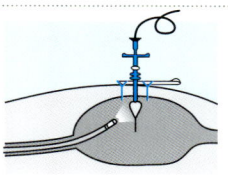

6 ガイドワイヤー，オブチュレーターを抜去し終了する．

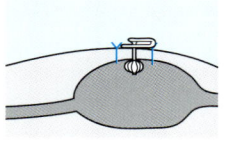

（イラスト：オリンパスメディカルシステムズ提供資料より作成）

11.2 特徴

- カテーテルが口腔などの不潔領域を通らず，清潔操作で造設が可能である．
- 内視鏡の挿入が 1 度で済む．
- 当初から 24Fr の太いボタン型バンパーのカテーテルが留置可能である．

11.3 短所

- 胃壁固定が 2 〜 4 点必要であり，手技に時間と手間がかかる．
- 胃壁固定を置くスペースがない場合は行うことができない．
- バルーン型カテーテルを留置することはできない．

11.4 注意事項

- pull/push法の欠点である咽頭・食道通過という点とintroducer法の欠点である細いカテーテルしか留置できないという点を克服した利点の多い手技ではあるが，胃壁固定が2〜4点必要であり，腹壁と胃壁との接地面積がある程度領域として必要とされる．また胃壁固定のために手技が煩雑となってしまう点が欠点である．

> **memo** 用語　用語の統一
> - introducer法にはトロカール針を用いて穿刺する方法と血管留置針を刺入し瘻孔をダイレーターで拡張する方法がある．
> - PEG在宅医療研究会 学術・用語委員会では用語統一がなされ，前者をintroducer原法（original introducer method），後者をdirect法に代わってintroducer変法（modified introducer method）と表記することになっている．

> **memo** 工夫　内視鏡反転法[1]
> PEG造設時に内視鏡を反転し施行すると胃体部の前後壁が同一視野に入るため，胃腹壁固定針，穿刺針，ガイドワイヤー，ダイレーターの先端が完全に把握できる．よって後壁損傷を回避でき安全性が向上する．

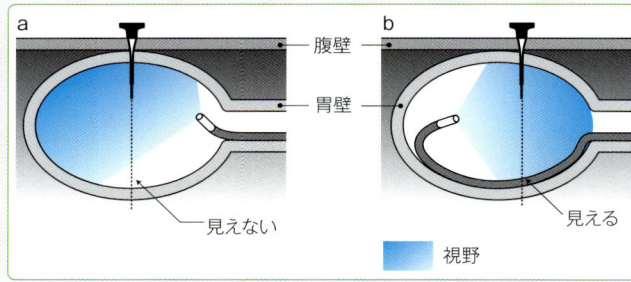

見下ろし法（a）と反転法（b）
穿刺の際，見下ろし法では，胃体部の後壁の視野が不良であるのに対して，反転法では胃体部の前後壁が同一視野となり，視野が良好である．
（上甲秀樹ほか, 2009[1]）

文献

1) 上甲秀樹ほか：経皮内視鏡的胃瘻造設術における内視鏡操作方法（反転法）の工夫. Gastroenterol Endosc 51: 2918-2923, 2009

5 適応疾患・病態からみた PEG造設手技の選択

- 12 選択に際して考慮すべきポイント
- 13 introducer法が推奨される症例
- 14 適応からみた PEG 造設手技の選択

12 選択に際して考慮すべきポイント

- PEG 造設の目的と安全性，簡便性，造設後の利便性を考え，最も適した方法を選択する．
- 表1に PEG 造設手技とその特徴をまとめた．

表1 PEG 造設法とその特徴

分類	Outward 法	Inward 法	
造設手技	pull/push 法	introducer 原法	introducer 変法（direct 法）
製品の豊富さ	多い	少ない	少ない
穿刺針の太さ	細い	太い	細い
留置できるカテーテルの太さ	太い（24，20Fr）	細い（13Fr）	太い（24，20Fr）
留置できるカテーテルの種類	バンパー・チューブ型 バンパー・ボタン型	バルーン・チューブ型	バンパー・ボタン型
胃腹壁固定	必要に応じて	必須	必須
内視鏡挿入回数	2 回	1 回（経鼻で可能）	1 回（経鼻で可能）
カテーテルの咽頭通過	あり	なし	なし
カテーテルの細菌汚染	リスクあり	なし	なし
瘻孔感染の頻度	多い	少ない	少ない
頭頸部癌における癌播種	リスクあり	なし	なし

（前谷 容ほか，2010[1]より改変）

- PEG 造設直後から太い内径のカテーテルを使いたい場合は pull/push 法や introducer 変法（direct 法）を行う．
- 咽頭・食道にカテーテルを通したくない理由がある場合は introducer 原法や introducer 変法で施行する．
- 減圧目的であれば十分な吸引を行える太い内径のカテーテルを一期的に使用できる pull/push 法もしくは introducer 変法を選択する▶．
- 咽頭や食道に高度狭窄を持つ場合や咽頭 MRSA 保菌者である場合にはカテーテルが咽頭・食道を通らない introducer 原法や introducer 変法を選択する．
- 胃切除後の残胃などの胃壁と腹壁の接する面積が少ない場合では，穿刺針が細く胃壁固定を必ずしも必要としない pull/push 法を使用することが多い．
- introducer 法（原法・変法）は pull/push 法と比較して瘻孔感染の発生リスクが小さい．

関連
PEG 造設の実際
☞ 28 44頁〜 32 60頁

▶ introducer 変法（direct 法）は有効か？
introducer 変法は，pull/push 法に比べ出血のリスクが大きい可能性が指摘されているが，さらなる検証が必要である[1]．

13 introducer 法が推奨される症例

- introducer 法（原法・変法）が推奨される症例を表2に示した．

関連
introducer 原法 ☞ 10 20頁
introducer 変法 ☞ 11 21頁

表2　introducer 法（原法・変法）が推奨される症例

① 開口障害患者
② 高誤嚥リスク患者
③ 頭頸部・食道の悪性腫瘍患者
④ MRSA 保菌患者
⑤ VP シャント（脳室・腹腔シャント）造設患者

（伊藤明彦，2009[2]）より改変）

14 適応からみた PEG 造設手技の選択

- 以上のポイントを勘案し，表3に適応疾患，病態からみた PEG 造設手技の選択基準を示した．

関連
PEG 造設の適応 ☞ 3 4頁

表3　疾患・病態からみた PEG 造設手技の選択

		pull/push 法	introducer 原法	introducer 変法 (direct 法)	理由
適応疾患	精神的・神経学的に経口摂取困難（認知症，脳梗塞後遺症など）	×	○	○	自己（事故）抜去防止のため，ボタン型カテーテルが望ましい
	解剖学的に経口摂取困難（食道癌，咽頭癌など）	×	○	○	pull/push 法では狭窄部にカテーテルを通す必要がある
	誤嚥性肺炎を繰り返す	○	○	○	全ての手技で可能
	成分栄養を要する症例	○	○	○	全ての手技で可能
	消化管減圧（胃～肛門の狭窄，閉塞）	○	×	○	カテーテル径が太いものが望ましい
適応病態	MRSA 保菌者	×	○	○	カテーテルが口腔内を通過しない方法で行う
	残胃	○	×	×	胃腹壁固定が困難であることが多い
	腹水貯留	△	△	△	胃腹壁固定が必須

○：推奨される．△：症例に応じて検討．×：推奨しない．

> **memo　問題点　introducer 変法 (direct 法) の問題点**
> - pull/push 法と同等の太さのカテーテルが一期的に留置することができるため現在では introducer 変法が急速に普及している．
> - しかし，胃の位置や形状により造設が困難なこともあり，また出血の頻度が高いとの指摘もあり pull/push 法に完全に取って代わることができていない．
> - 従って現状では introducer 変法以外に pull/push 法にも練熟する必要がある．

文献
1) 前谷　容，永井祐吾：PEG 造設・管理．田尻久雄（監）：コンセンサス消化器内視鏡 2010-2011. p101, 日本メディカルセンター, 2010
2) 伊藤明彦：ダイレクト法．井上善文ほか（編）：PEG（胃瘻）栄養（改訂版）．pp29-34, フジメディカル出版, 2009

6 術前管理

15	インフォームド・コンセント
16	術前検査
17	術前の確認事項
18	抗血小板薬・抗凝固薬の中止・再開
19	術前処置
20	咽頭麻酔
21	セデーション
22	モニタリング

15 インフォームド・コンセント

- インフォームド・コンセント（IC）とは通常「説明と同意」と訳されているが，「十分な説明を受けた上での患者の同意」という意味である．
- 内視鏡検査・治療を行う前には，その目的，方法，有用性，危険性などについて十分に説明し患者に理解してもらい，同意を得ることが不可欠である．
- 「消化器内視鏡ガイドライン（第3版）」（日本消化器内視鏡学会監修）に従い，ICの方法，内容について説明する[1]．

略語 IC＝informed consent

15.1 ICの方法

①口頭によるわかりやすい説明を行う（推奨度A）．
  ▶ 患者に理解してもらうことが第一で，患者が理解できないような難しい内容や専門用語は用いない．
  ▶ 内容を正確に理解してもらうために，パンフレットやビデオなどを活用することも有効である．

②客観的な情報提供により患者の理解を得る（推奨度A）．
  ▶ 診断治療成績や偶発症の発生頻度については，学会の全国集計成績を活用する．
  ▶ 自己施設や担当医個人のデータが示されればさらによい．

③説明した内容と患者の同意の有無は必ずカルテに記載する（推奨度A）．

④説明者，患者双方の署名入りの（説明）同意書を得ることが望ましい（推奨度B）．
  ▶ 最近では口頭で説明し，同意を得た旨をカルテに記載しただけでは患者に十分説明し同意を得たとみなされないことが多い．
  ▶ 説明同意書（説明書と同意書は一体化することが大切）は2部作成し，説明者・患者双方が署名してそれぞれが1部ずつ保管する．推奨度Aと考えるべきである．

15.2 ICの内容

①患者の病名・病態をわかりやすく説明する．
②内視鏡検査・治療がなぜ必要なのか，その理由を説明する．
③実際に実施しようとする内視鏡検査・治療の手順と検査・治療前後の注意事項を具体的に示す．
  ▶ 開発段階の検査・治療を行う際には，ヘルシンキ宣言に遵守し，十分な説明を行い，同意を得ることが必要である．
④その内視鏡検査・治療を行うことによってどのような効果が期待できるか

▶ **インフォームド・コンセント実施上の推奨度**
推奨度A：行うことを強く推奨するもの
推奨度B：行うことが望ましいもの
推奨度C：行うことを考慮した方がよいが，現時点では推奨するに足りる根拠に乏しいもの，または将来に備えて行う準備をした方がよいもの

▶ **ヘルシンキ宣言**
- 1964年の第18回世界医師会総会において採択．
- 医師は最善の治療を行う義務があることを謳った上で臨床研究の必要性を認め研究の遂行にあたっては「被験者に対する利益は科学的あるいは社会的利益より優先する」「危険性が予知できない研究はすべきではない」など必要な倫理性を厳しく規定している．
- この宣言でICという用語が初めて用いられ「医学生物研究に際しては被験者の自由意思によるICを書面で得るべきである」と述べられ，現在のICの概念はこの宣言に則って形成されている[2]．

を具体的に説明する．
⑤その内視鏡検査・治療によって生じる偶発症とその発生頻度，重症度および発生時の対処法について詳細に説明する．
- ▶ 偶発症については通常全国アンケート調査に基く偶発症の発生頻度が用いられるが自己施設や担当医個人のデータが使用できればさらによい．
- ▶ 重大な偶発症が発生した場合は，しばしば「言った」「聞いていない」という紛争になることが多いので，十分な説明が必要である．
- ▶ 偶発症回避の方策や重篤な偶発症，死亡率など話しにくい内容についても，具体的な方法や数字を挙げ，説明することが大切である．
- ▶ 発生率が0.1％以下（1,000件につき1例）のものや頻度が低くとも生命に危険を及ぼす可能性のあるものや不可逆的で日常生活に支障をきたす恐れのあるものなどは必ず説明する．
- ▶ PEG造設に関連した主な偶発症には「PEG造設時」「PEGカテーテルに関連するもの」「PEGカテーテル交換時」「経腸栄養剤に関連するもの」があり，これに伴い「創感染」「瘻孔感染」「誤嚥性肺炎」「出血」「腹膜炎」などがみられる．

関連
PEGの偶発症
☞ 84 143頁～ 100 160頁

⑥その内視鏡検査・治療の代替となる他の方法（例えば外科手術など）についても示し，患者に選択の機会を保障する．
⑦提示した内視鏡検査・治療を拒否した場合には，セカンドオピニオンについて十分に説明し，患者の選択を記録に残す．またその検査・治療を受けなかった場合には，今後予想される経過についても述べる．
- ▶ その他，最近では同意撤回の自由や問い合わせ，苦情などの窓口の設置等，患者の人権保護に配慮する必要がある．

15.3 説明・同意書の作成

- 説明・同意書の書式については，現状ではコンセンサスは得られていない．
- 図1に大阪府立成人病センターでの説明・同意書を示した．

16 術前検査

- 外科一般の手術に準じた術前検査（表1）が必要である．

表1 術前検査

	検査項目	内容および目的
血液検査	血液生化学	貧血の確認，栄養状態，肝機能，腎機能の評価
	血液型	輸血が必要になったときのため
	感染症	ウイルス性肝炎，HIV検査，梅毒血清検査
	凝固機能検査	PT，APTT等
	出血時間	
画像検査	胸部単純レントゲン検査	肺炎の有無を確認
	腹部単純レントゲン検査	仰臥位で撮影，大腸ガス像の確認
	腹部CT検査	腹水の有無，肝臓（左外側区域）の位置確認
	上部消化管内視鏡検査	腫瘍，潰瘍性病変の確認

図1　PEGの説明文書・同意書

説明文書

胃瘻造設術（PEG）

1．あなたの病態

　あなたは＿＿＿＿＿＿＿＿＿＿＿＿のため、口から十分な栄養を摂取するのが困難です。

2．この治療の目的・必要性・有効性

　今回の治療で腹壁、胃壁を介して胃の中に管を通して、もう一つの「口」胃瘻（PEG:Percutaneous endoscopic gastrostomy）を作ります。この処置を胃瘻造設術と言います。胃瘻から流動食や栄養剤を注入すると、他の方法よりも生理的に栄養を摂ることができます。

3．この治療の内容と性格および注意事項

・前日の夕食後以降は絶食（少量の飲水は可）です。
・胃内に上部内視鏡を挿入し、腹壁のどの部位に胃瘻を造設するか決定します。次に腹部に局所麻酔を行い10mm強の切開を入れます。
・内視鏡で確認しながら切開部位から胃内にワイヤーを進めて行きます。ワイヤーが胃内に到達すれば、ワイヤーに沿わして胃瘻を進めて腹壁に固定します。

4．この治療に伴う危険性とその発生率

　麻酔による事故、アレルギーなどが起こりうる可能性があります。このほか、他の一般の手術と同様に術中・術後の循環器系、呼吸器系合併症を発症する可能性があります。胃瘻造設術に特有な術中術後偶発症としては出血、消化管穿孔、疼痛、臓器損傷、腹腔内感染、誤嚥性肺炎、腹壁の胃瘻造設部位への転移などが報告されています。また稀ではありますが、これらにより手術が必要となったり、死亡する危険性もあります。

5．偶発症発生時の対応

□出血：管が入っている周囲から、胃の中や皮膚の下などに出血することがあります。ほとんどの場合出血はみられないか、あってもすぐ止まりますが、稀に輸血や緊急手術を必要とすることがあります。
□ 腹腔内感染：管が通る道筋には、管を入れてから2週間前後は隙間があります。この隙間がふさがる前に何らかの原因で、胃の内容物や、細菌がおなかの中に漏れ、腹腔内感染をおこすことがあります。抗生剤治療を行いますが、場合によっては緊急手術が必要になることがあります。
□ 肺炎：術中に口腔内の細菌を誤嚥し、肺炎を起こす場合があります。この場合は抗生剤治療などを行います。

6．代替可能な治療

　あなたの病気に対し他に経静脈的に高カロリーの点滴を投与する方法や、鼻から胃にチューブを留置しそこから栄養剤を投与する方法があります。経静脈的に高カロリーの点滴を投与する方法は在宅での管理が行いにくく、管から感染をおこすこともあります。また鼻からチューブを留置する方法は鼻や喉の違和感と美容上の問題があります。

7．何も治療を行わなかった場合に予想される経過

　胃瘻からの栄養や他の代替治療を長期に行わないと栄養不良で全身状態が悪くなります。

8．治療の同意を撤回する場合

　いったん同意書を提出しても、検査（治療）が開始されるまでは、本検査（治療）を受けることをやめることができます。やめる場合にはその旨を下記まで連絡してください。

9．セカンドオピニオンを得る権利

　あなたの病状や診療などについてほかの医療機関の医師の意見（セカンドオピニオン）を聞くことを希望される場合には必要な資料を提供いたします。ただし、入院されてからですと診療に支障を来たしますので、セカンドオピニオンは入院までにお申し出ください。

10．連絡先

　本治療について質問がある場合や、治療を受けた後に緊急の事態が発生した場合には、下記まで連絡してください。

【連絡先】

住所：大阪市東成区中道 1-3-3
病院：大阪府立成人病センター　消化管内科
電話：06-6972-1181

(病院用)

同 意 文 書

大阪府立成人病センター 病院長 殿

　私は、**胃瘻造設**を受けるにあたり、下記の医師から、説明文書に記載されたすべての事項について説明を受け、その内容を十分に理解しました。また、私は、この検査（治療）を受けるかどうか検討するにあたり、そのための時間も十分に与えられました。以上のもとで、自由な意思に基づき、この検査（治療）を受けることに同意します。
　なお、説明文書とこの同意文書の写しを受け取りました。

以下のことについて説明を受けました。
・病名・病態
・検査(治療)の目的・必要性・有効性
・検査(治療)の内容と性格および注意事項
・検査(治療)に伴う危険性とその発生率
・偶発症発生時の対応
・代替可能な検査(治療)およびそれに伴う危険性とその発生率
・検査(治療)を行わなかった場合に予想される経過
・患者様の具体的希望
・検査(治療)の同意撤回
・セカンドオピニオンを得る権利
・連絡先

(説明)
　説明年月日：　　　年　　　月　　　日

　説明医：　　　　　　　　　　　　　　　㊞

(同意)
　同意年月日：　　　年　　　月　　　日

　同意者(本人)：　　　　　　　　　㊞

(代諾者)：　　　　　　　　　(患者様との関係：　　　)

17 術前の確認事項

- 術前には以下の事項（表2）について確認する．

表2　確認事項

既往歴	基礎疾患の有無（糖尿病等の代謝異常，心疾患など）
手術の既往歴	胃切除：BillrothⅠ法，Ⅱ法 全摘？癒着の可能性は？
腹水	あればCT検査にて量をチェック 胃壁固定が必要となる
内服薬	抗凝固薬，抗血小板薬
腹部の状態	手術瘢痕の有無
皮膚・臍部の感染の有無	瘻孔感染のリスクとなる 咽頭MRSA患者では皮膚培養を施行する
皮膚のしわやたるみ	しわやたるみのある部位はPEG造設部位から外す方がよい
バイタルサイン	血圧，体温，脈拍，呼吸数

- 術前の検査・確認により表3のような状態がみられた場合には中止をも考慮し適応を検討する．

関連
PEG造設の禁忌 ☞ 4 5頁

表3　PEGの中止を検討すべき状態

- 腹部の手術歴
- 胃の前面に他の臓器がある場合
- 極度の肥満
- 腹水（少量であれば胃壁固定を行えば可能）
- 著明な肝腫大（特に左葉）
- 胃内からの内視鏡による透過光が腹壁で確認できない場合
- 胃静脈がある場合

18 抗血小板薬・抗凝固薬の中止・再開

- 平成24年7月，「抗血栓薬服用者に対する消化器内視鏡ガイドライン」が作成された．これを中心に抗血栓薬の取り扱いについて述べる[3]．

18.1 中断の対象となる抗血小板薬・抗凝固薬

- 現在主に使用されている抗血小板薬・抗凝固薬を表4，表5(30頁)に示した．
- これらの薬剤の休薬により重篤な心血管系の疾患が発生することがあるので，休薬の可否については，事前に処方医と相談することが必要である．内視鏡医の判断だけで抗血栓薬の休薬を行うことは避けなければならない．原則として患者本人に治療を行うことの必要性・利益と出血などの不利益を説明し明確な同意を得ることが不可欠である．
- 他の施設から抗血小板薬や抗凝固薬が投与されている場合があるので，詳細な聴取が必要である（これらの薬剤が投与されていることを患者本人が認識していないことも少なくないので要注意）．

表4 現在使用されている抗血小板薬

一般名		商品名	ジェネリック薬品
アスピリン aspirin		バイアスピリン Bayaspirin（バイエル）	
アスピリン・ダイアルミネート配合 aspirin・dialuminate		バファリン Bufferin（ライオン-ブリストル）	アスファネート，ニトギス，バッサミン，ファモター
チエノピリジン誘導体	塩酸チクロピジン ticlopidine hydrochloride	パナルジン Panaldine（サノフィ・アベンティス）	ソロゾリン，ニチステート，パチュナ，ヒシミドン，ピエテネール，ピクロジン
	塩酸クロピドグレル clopidogrel sulfate	プラビックス Plavix（サノフィ・アベンティス）	
シロスタゾール cilostazol		プレタール Pletaal（大塚）	アイタント，エクバール，エジェンヌ，グロント，コートリズム，シロシナミン，シロステート，ファンテゾール，プラテミール，プレスタゾール，プレトモール，プレラジン，ホルダゾール，ラノミン
イコサペント酸エチル（EPA） ethyl icosapentate		エパデール Epadel（持田）（持田-大日本住友） エパデール S Epadel S（持田）	アテロパン，アンサチュール，エパフィール，エパラ，エパロース，エパンド，エメラドール，クレスエパ，シスレコン，ナサチーム，ノンソル，メタパス，メルブラール，ヤトリップ
経口プロスタサイクリン（PGI$_2$）誘導体製剤		ドルナー Dorner（東レ-アステラス） ケアロード LA（東レ-アステラス） プロサイリン Procylin（科研）	セナプロスト，ドルナリン，プロスタリン，プロスナー，プロドナー，プロルナー，ベラストリン，ベラドルリン，ベルナール，ベルラー
プロスタグランチン E1 誘導体		オパルモン Opalmon（小野） プロレナール Prorenal（大日本住友）	オパプロスモン，オプチラン，ゼフロプト，リマルモン
塩酸サルポグレラール sarpogrelate hydrochloride ・5HT$_2$ ブロッカー		アンプラーグ Anplag（田辺三菱）	
ジピリダモール dipyridamole		ペルサンチン Persantin（ベーリンガー）	アジリース，グリオスチン，コロナモール，サンペル，ジピラモール，シフノス，ジピリダモール，トーモル，ニチリダモール，パムゼン，ピロアン，ヘルスサイド，ペルチスタン，ペルミルチン，ペンセリン，メトロポリン，ヨウリダモール
オザグレルナトリウム sodium ozagrel		カタクロット Cataclot（小野） キサンボン Xanbon（キッセイ） キサンボン S Xanbon S（キッセイ）	オグザロット，オサグレル，オザグロット，オザグレン，オザマリン，カタクロン，キサクロット，デアセロン
トラピジル trapidil		ロコルナール Rocornal（持田）	カルナコール，セオアミン，トラピジル，ベルカラート
塩酸ジラゼプ dilazep dihydrochloride		コメリアン Comelian（興和）	アジリース，コロナモール，ジピリダモール，パムゼン，ペルミチン，ヨウリダモール

表5　現在使用されている抗凝固薬

一般名	先発品名	ジェネリック薬品
ワルファリンカリウム warfarin potassium	ワーファリン Warfarin（エイザイ） ワルファリンカリウム（ニプロファーマ）	アレファリン，ワーリン ワルファリンK
ヘパリンナトリウム heparin sodium	ヘパリン Heparin（味の素，田辺三菱など） ノボ・ヘパリン Novo Heparin（持田） ヘパリン Na ロック Heparin Na Lock（田辺三菱）	透析用ヘパリン，テリパデクス
ヘパリンカルシウム heparin calcium	カプロシン Caprocin（沢井）	ヘパリンカルシウム
ダルテパリンナトリウム dalteparin sodium	フラグミン Fragmin（ファイザー‐キッセイ）	ダルテパリン Na，ヘパグミン，ヘパクロン，ダルテパン，ダルテパリンナトリウム，フルゼパミン，フレスバル，リザルミン
パルナパリンナトリウム parnaparin sodium	ローヘパ Lowhepa（味の素）	ミニヘパ
レビパリンナトリウム reviparin sodium	クリバリン Clivarine（アボット）	
エノキサパリンナトリウム enoxaparin sodium	クレキサン Clexane （サノフィ・アベンティス‐科研）	
ダナパロイドナトリウム danaparoid sodium	オルガラン Orgaran（MSD）	
アルガトロバン水和物 argatroban hydrate	スロンノン Slonnon（第一三共） ノバスタン Novastan（田辺三菱）	スロバスタン，ガルトパン，アルガロン，アルガトロバン
フォンダパリヌクスナトリウム fondaparinux sodium	アリクストラ Arixtra（GSK）	
エドキサバントシル酸塩水和物 edoxaban tosilate hydrate	リクシアナ Lixiana（第一三共）	
バトロキソビン batroxobin	デフィブラーゼ Defibrase（東菱‐ケミファ）	
ダビガトランエテキシラートメタンスルホン酸製剤 dabigatran etexilate methanesulfonate	プラザキサ Prazaxia（日本ベーリンガー）	
リバーロキサバン rivaroxaban	イグザレルト Xarelto（バイエル）	

（抗血栓薬服用者に対する消化器内視鏡診療ガイドライン，2012[3]より改変）

18.2　休薬期間の設定

- 「抗血栓薬服用者に対する消化器内視鏡診療ガイドライン」によれば PEG 造設術は「出血高危険度の消化器内視鏡」に含まれている．
- 図2に PEG 造設時の抗血栓薬の取り扱い方を示した．

a　アスピリン単独服用時

- 「休薬なし」が原則．
  - 注：血栓塞栓症の発症リスクが低い場合には3〜5日の休薬を考慮する．
    - 終了時に止血が得られていることを確認することが大切である．出血が継続する場合は適切な止血処置を施す．

図2 抗血栓薬の取り扱い方

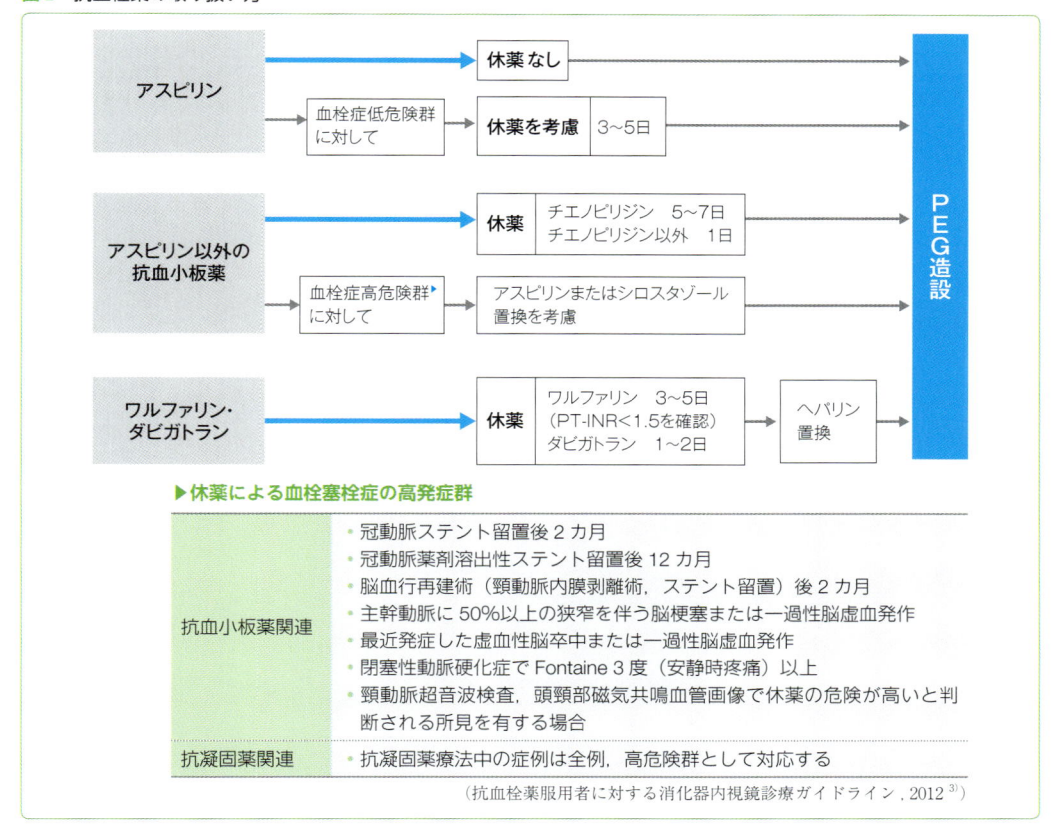

アスピリン	→休薬なし→				
	血栓症低危険群に対して	休薬を考慮	3～5日		PEG造設
アスピリン以外の抗血小板薬	→休薬	チエノピリジン　5～7日 チエノピリジン以外　1日			
	血栓症高危険群▶に対して	アスピリンまたはシロスタゾール置換を考慮			
ワルファリン・ダビガトラン	→休薬	ワルファリン　3～5日 （PT-INR<1.5を確認） ダビガトラン　1～2日	ヘパリン置換		

▶休薬による血栓塞栓症の高発症群

抗血小板薬関連	・冠動脈ステント留置後2カ月 ・冠動脈薬剤溶出性ステント留置後12カ月 ・脳血行再建術（頸動脈内膜剝離術，ステント留置）後2カ月 ・主幹動脈に50%以上の狭窄を伴う脳梗塞または一過性脳虚血発作 ・最近発症した虚血性脳卒中または一過性脳虚血発作 ・閉塞性動脈硬化症でFontaine 3度（安静時疼痛）以上 ・頸動脈超音波検査，頭頸部磁気共鳴血管画像で休薬の危険が高いと判断される所見を有する場合
抗凝固薬関連	・抗凝固薬療法中の症例は全例，高危険群として対応する

（抗血栓薬服用者に対する消化器内視鏡診療ガイドライン, 2012 [3]）

b アスピリン以外の抗血小板薬単独服用時

- 休薬を原則とする．
    - 休薬期間：
    チエノピリジン：5～7日間
    チエノピリジン以外：1日間

    注
    - 血栓塞栓症の発症リスクが高い症例ではアスピリンまたはシロスタゾールへの置換を考慮．
        - シロスタゾールはうっ血性心不全では禁忌とされており，投与後早期の頭痛，頻脈などの副作用あり．血小板薬の置換にシロスタゾールを使用する場合は十分注意することが必要である．
        - 置換を行う場合は必ず処方医と密接な連携が必要である．
        - 終了時には止血が得られていることを確認し，出血が継続する場合には適切な止血処置を施す．

c ワルファリンまたはダビガトラン単独服用時

- 休薬（ワルファリン：3～5日，ダビガトラン：1～2日）の上，ヘパリン置換．

d 抗血小板薬2剤併用時，抗凝固薬と抗血小板薬の2剤併用時，抗凝固薬と抗血小板薬の3剤併用時の抗血栓薬の取り扱い

- 図3（32頁）に示した．

6 術前管理

図3 抗血小板薬と抗凝固剤の取り扱い方

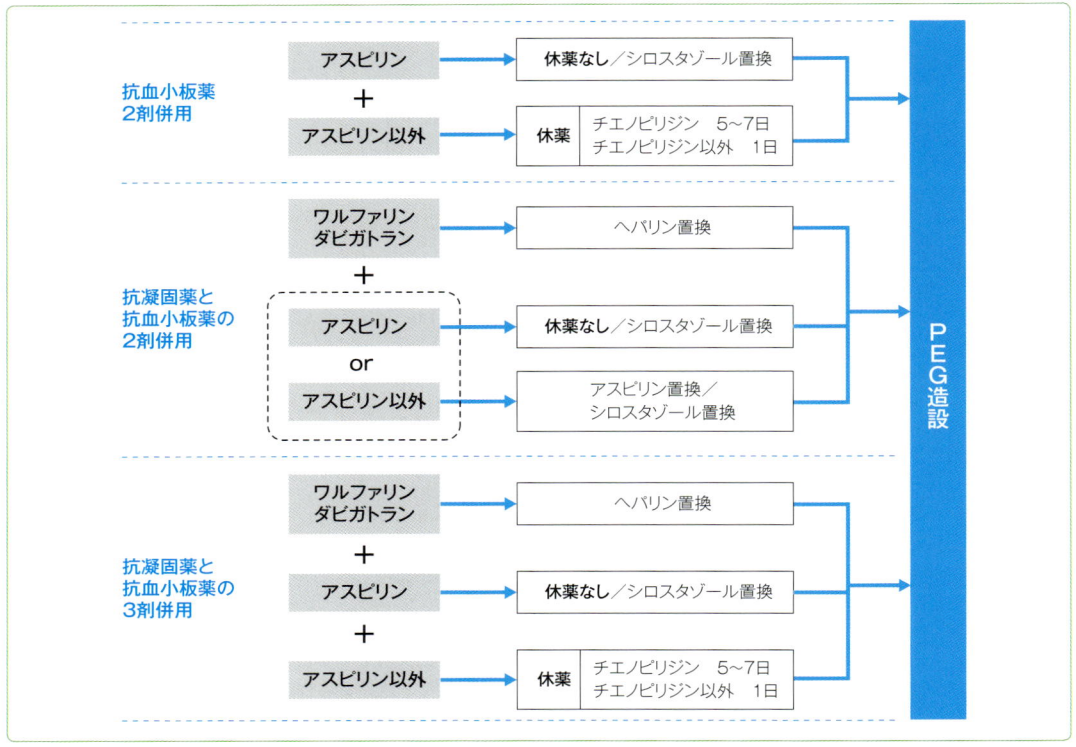

抗血小板薬 2剤併用
- アスピリン → 休薬なし／シロスタゾール置換
- ＋
- アスピリン以外 → 休薬　チエノピリジン　5〜7日／チエノピリジン以外　1日

抗凝固薬と抗血小板薬の2剤併用
- ワルファリン／ダビガトラン → ヘパリン置換
- ＋
- アスピリン or アスピリン以外
  - アスピリン → 休薬なし／シロスタゾール置換
  - アスピリン以外 → アスピリン置換／シロスタゾール置換

抗凝固薬と抗血小板薬の3剤併用
- ワルファリン／ダビガトラン → ヘパリン置換
- ＋
- アスピリン → 休薬なし／シロスタゾール置換
- ＋
- アスピリン以外 → 休薬　チエノピリジン　5〜7日／チエノピリジン以外　1日

→ PEG造設

（抗血栓薬服用者に対する消化器内視鏡診療ガイドライン, 2012[3]）

図4 大阪府立成人病センターにおけるヘパリン置換の手順

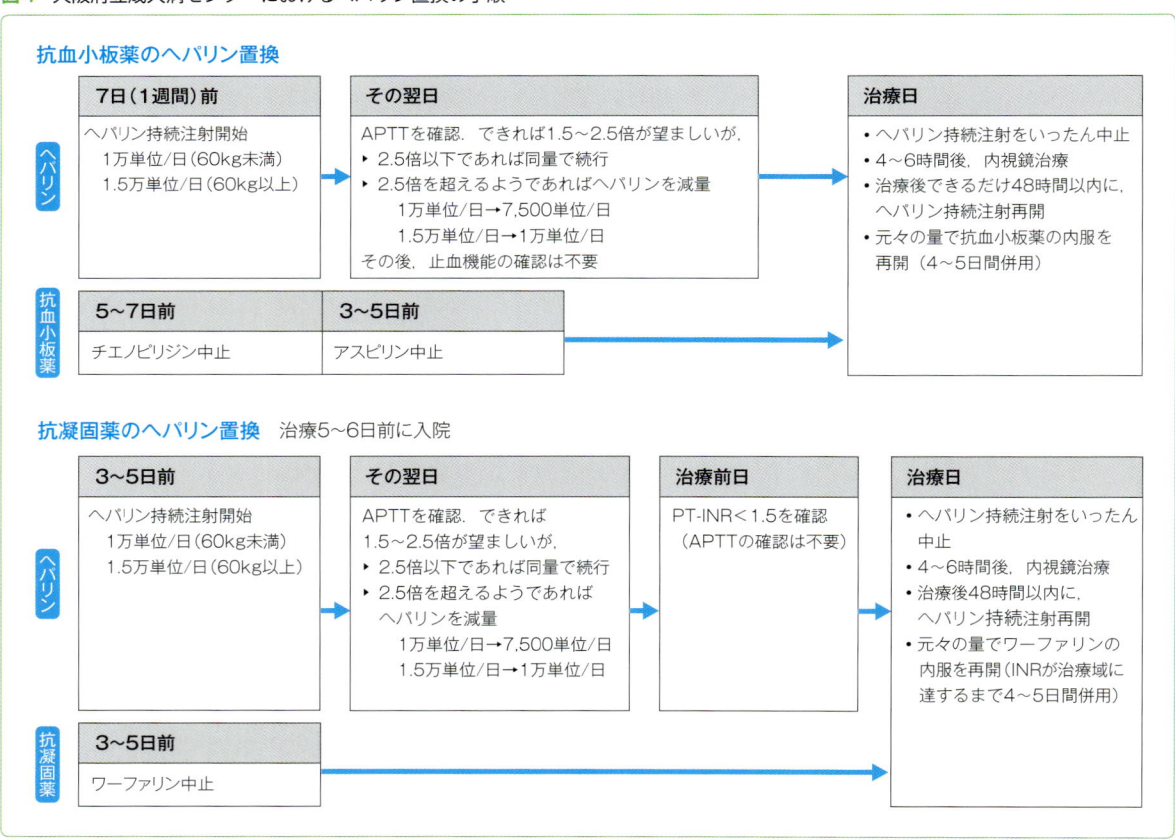

抗血小板薬のヘパリン置換

ヘパリン

7日（1週間）前
ヘパリン持続注射開始
1万単位/日（60kg未満）
1.5万単位/日（60kg以上）

その翌日
APTTを確認．できれば1.5〜2.5倍が望ましいが，
▶ 2.5倍以下であれば同量で続行
▶ 2.5倍を超えるようであればヘパリンを減量
　1万単位/日→7,500単位/日
　1.5万単位/日→1万単位/日
その後，止血機能の確認は不要

治療日
- ヘパリン持続注射をいったん中止
- 4〜6時間後，内視鏡治療
- 治療後できるだけ48時間以内に，ヘパリン持続注射再開
- 元々の量で抗血小板薬の内服を再開（4〜5日間併用）

抗血小板薬

5〜7日前
チエノピリジン中止

3〜5日前
アスピリン中止

抗凝固薬のヘパリン置換　治療5〜6日前に入院

ヘパリン

3〜5日前
ヘパリン持続注射開始
1万単位/日（60kg未満）
1.5万単位/日（60kg以上）

その翌日
APTTを確認．できれば
1.5〜2.5倍が望ましいが，
▶ 2.5倍以下であれば同量で続行
▶ 2.5倍を超えるようであれば
　ヘパリンを減量
　1万単位/日→7,500単位/日
　1.5万単位/日→1万単位/日

治療前日
PT-INR＜1.5を確認
（APTTの確認は不要）

治療日
- ヘパリン持続注射をいったん中止
- 4〜6時間後，内視鏡治療
- 治療後48時間以内に，ヘパリン持続注射再開
- 元々の量でワーファリンの内服を再開（INRが治療域に達するまで4〜5日間併用）

抗凝固薬

3〜5日前
ワーファリン中止

e ヘパリン置換の手順
- 図4（32頁）には抗凝固薬，抗血小板薬投与中の症例でヘパリン置換が必要な場合の大阪府立成人病センターでのルーチンの置換法を示した．

18.3 投薬再開の基準（図5）

- 止血が確認できれば抗血小板薬，抗凝固薬の服用を再開する．
- ヘパリン置換がされている症例では，ヘパリンを再開する．経口摂取開始と同時にワルファリン，ダビガトランを再開する．ワルファリン使用時はPT-INRが治療域に達したことを確認してヘパリンを中止する．ダビガトランの場合は再開と同時にヘパリンを中止する．
    - 注 ●再開後に出血することもあるので，出血に対する対応は継続する．

図5 内視鏡治療終了後の抗血栓薬の服薬開始の基準

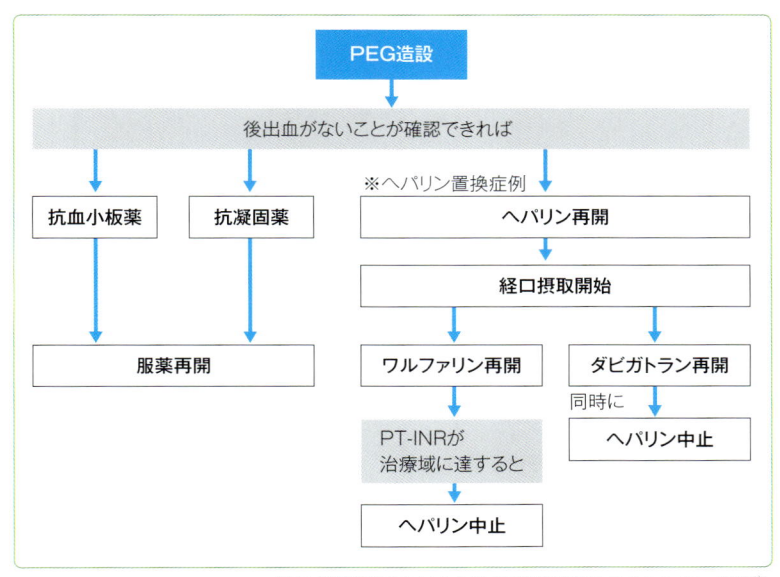

（抗血栓薬服用者に対する消化器内視鏡診療ガイドライン，2012[3]）

19 術前処置

- 術前には以下の処置（表6）が必要である．

表6 術前処置

口腔ケア	誤嚥性肺炎予防のためポビドンヨード（イソジンガーグル）を希釈し，綿棒，歯ブラシで口腔内を清拭するか，もしくはうがいをする
食事	前日まで食事可とし，当日は絶食とする 経鼻胃管から栄養を行っている場合は前日まで投与を行い，当日胃管を抜去する
内服	投与が必要な薬剤（抗精神病薬等）はPEG造設3時間前までに少量の水で内服する
浣腸	横行結腸が拡張している場合には誤穿刺を避けるため浣腸を施行する

20 咽頭麻酔

- 通常の上部消化器内視鏡検査と同様，リドカイン（キシロカイン）による咽頭麻酔を施行する．
- 大阪府立成人病センターでは，キシロカインビスカス 7 mL に単シロップ 3 mL を混ぜたものを咽頭内に含んでもらい，2分後に吐き出すようにしている．
- 咽頭麻酔が不十分な場合には，キシロカインスプレーによる咽頭麻酔を追加する．スプレーは吸収性が高いためキシロカイン中毒をきたすことがあるので特に注意が必要である．

memo リドカイン（キシロカイン）は極量にも注意！

製剤	極量	目安
キシロカインビスカス	300 mg	添付のスプーン3匙まで
キシロカインスプレー	200 mg	噴霧25回まで
キシロカインゼリー	300 mg	15 mLまで

21 セデーション

- PEG造設では積極的にセデーションを行う必要がある．通常は塩酸ペチジン，塩酸ペンタゾシンなどの鎮痛剤▶とジアゼパム，ミダゾラムなどの鎮静剤▶を組み合わせて使用する．
- 大阪府立成人病センターでは，鎮痛剤として塩酸ペンタゾシン（ペンタジン）15 mg（30 mg × 1/2 筒）とミダゾラム（ドルミカム）2.5 mg（10 mg × 1/4 筒）の静注を導入に用いている．
- ペンタジンは静注での保険適応がある 30 mg の製剤を使用し，ドルミカムとともに麻酔深度により適宜追加を行う．
- ドルミカムは1筒2 mLを生理食塩液18 mLに溶解し計20 mLに希釈して用いている．
- ドルミカムの拮抗薬としてフルマゼニル▶（アネキセート）がある．半減期は約50分でドルミカムの半減期より短く，経過により再び意識レベルが低下することがあるので注意が必要である．治療が終了し病棟に戻る際には，必ず申し送りをしておくこと．

▶鎮静と鎮痛はどう違う？
sedation（鎮静）：
投薬により意識レベルの低下をもたらされること．
analgesia（鎮痛）：
意識レベルの低下をきたさず痛みを軽減すること．

▶フルマゼニルの使用法
0.2 mg を投与．投与後4分以内に覚醒が得られなければ 0.1 mg を追加．以後必要に応じて 0.1 mg ずつを追加．

22 モニタリング

- PEG造設においては術中のモニタリングは不可欠で全例にモニタリングを行う．

a モニタリングの方法

- 日本消化器内視鏡学会のリスクマネジメント委員会による推奨されるモニタリングの方法▶を右に示した．
- 血圧が高いときには出血が止まりにくい傾向があるといわれており，あまりに高いようであれば静注で降圧剤を使用することがある．

▶モニタリングの方法
①血中酸素飽和度および脈拍数（パルスオキシメーターの装着）
②血圧測定
③心電図
④モニタリング装置

b 救急時に対する構え

- 患者の顔色，呼吸状態の観察は術者以外のものに依頼する方が，急変を早期に発見する上で確実である．
- 全例で血管を確保しておく．
- 緊急薬品や挿管セットなど救急救命に必要な装備は，内視鏡室内あるいはその近くに常備し，すぐに使用できるようにあらかじめ準備しておく．
- 救急セットとして常備すべき機材と薬剤を表7に示した．

表7 内視鏡室に救急セットとして常備しておくとよい機材と薬剤

機材	酸素	酸素配管または酸素ボンベ，酸素湿潤装置，カテーテル，マスク，アンビューバッグ
	挿管セット	喉頭鏡，エアウェイ，スタイレット，挿管チューブ
	点滴セット	静脈内留置針，輸液セット，三方活栓，延長チューブ
	縫合セット	メス，クーパー，鉗子，持針器，縫合針，縫合糸，滅菌手袋
		吸引装置，血圧計，心電図，パルスオキシメーター，除細動装置
薬剤	輸液製剤	生理食塩液，乳酸加リンゲル液，開始液，ブドウ糖液
	心肺蘇生剤	エピネフリン，ノルエピネフリン，重炭酸ナトリウム
	抗不整脈薬	リドカイン，硫酸アトロピン，プロカインアミド，イソプロテレノール
	昇圧薬	ドパミン，ドブタミン
	気管支拡張薬	キサンチン系製剤
	ステロイド薬	コハク酸ヒドロコルチゾンナトリウム

（循環動態モニタリングガイドライン，2006[4]より）

文献

1) 熊井浩一郎ほか：インフォームド・コンセントガイドライン．日本消化器内視鏡学会（監修）：消化器内視鏡ガイドライン（第3版）．医学書院，2006
2) 岩永 剛ほか（編）：インフォームドコンセントの基本と実際．医薬ジャーナル社，1997
3) 藤本一眞ほか：抗血栓薬服用者に対する消化器内視鏡診療ガイドライン．Gastroenterol Endosc 54: 2073-2102, 2012
4) 乾 和郎ほか：循環動態モニタリングガイドライン．日本消化器内視鏡学会（編）：消化器内視鏡ガイドライン（第3版）．医学書院，2006

7　PEG造設の基本的手技

- 23　穿刺部位の同定
- 24　穿刺
- 25　皮膚切開と皮膚剥離
- 26　胃壁固定
- 27　シャフト長の決定とPEGカテーテルの選択

- PEG造設手技にはpull法，push法，introducer原法，introducer変法の4種の術式があるが，ここではそれらに共通する基本的手技について述べる．

23　穿刺部位の同定

- PEG造設を行う際には，いずれの手技を用いても穿刺部位の同定基準は同一で，腹腔内の他臓器や主要血管を穿刺しないことが大切である．

手順

1 腹部単純レントゲン撮影を行う
- 仰臥位で撮影する．
- 腸管ガスが多いと胃が上方に圧排され穿刺部位の同定が難しくなるのであらかじめ下剤の投与，浣腸を行っておく．
- 横行結腸に胃が重なっている場合には，腹部CT検査で胃と横行結腸の位置関係を確認しておく．

2 体位をかえ腹部の視診，触診を行う
- 表1のような状態があれば中止をも考慮して適応を検討する．
- PEG造設が困難であると考えられた場合は他の方法（開腹下の胃瘻・腸瘻，経鼻胃管，PTEGなど）を検討する．
- 仰臥位，側臥位，座位などで生じる皮膚のくぼみやしわのある所にPEG造設を行うとケアが困難で湿潤状態となり瘻孔周囲炎などを発症しやすくなるので避けた方がよい．

表1　PEGの中止を検討すべき状態

- 腹部の手術歴
- 胃の前面に他の臓器がある場合
- 極度の肥満
- 腹水（少量であれば腹壁固定を行えば可能）
- 著明な肝腫大（特に左葉）
- 胃内からの内視鏡による透過光が腹壁で確認できない場合
- 胃静脈がある場合

略語
PTEG＝percutaneous trans-esophageal gastro-tubing
（経皮経食道胃管挿入術）

3 内視鏡を挿入し，送気により胃を十分に膨らまし，胃内を観察する．
- 胃を十分に膨らませることで，周囲の臓器（特に横行結腸）を押しのけ，胃壁と腹壁を密着させることができる．
- 胃内を観察して腫瘍性病変がある場合には，PEG造設は困難であり，他の方法を検討する必要がある．
- 急性胃粘膜病変を認める場合は，軽快を確認した後に再度造設を検討するべきである．
- 実際の穿刺部位同定には指サイン（finger push test），イルミネーション・テスト（illumination test）を用いる．

4 胃での穿刺部位を選択する
- 穿刺部位としては胃体部〜前庭部の前壁が望ましい．胃の小弯・大弯には太い血管が走行しており（図1），これらの部位の穿刺は術中出血の原因となるため避けるべきである．
- 胃角部を選択した場合には留置した内部ストッパーが粘膜に接触し潰瘍が生じることがあるため避ける．
- 将来的にPEG造設によりできた瘻孔を用いて空腸内にカテーテルを挿入するPEG-Jを考慮する場合は，穿刺部位は胃角部〜前庭部前壁が望ましい．

図1 胃周囲の血管

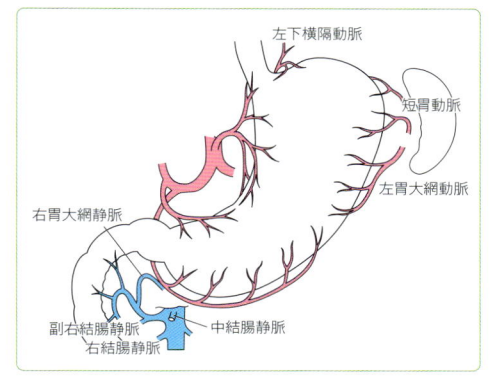

（胃癌取扱い規約（第14版），2010[1]より改変）

略語 PEG-J＝percutaneous gastrojejunostomy（経胃瘻的空腸チューブ留置術）

5 「指サイン」と「イルミネーション・テスト」を用い，腹壁と胃壁の間に介在する他臓器（肝臓，小腸，大腸）がないことを確認し，穿刺部位を同定する
- 両方のサインが確認できた部位を同定することにより，誤穿刺を回避できる．

　ⓐ 指サイン（finger push test）（図2）
- 内視鏡下に胃を十分伸展させ，胃壁と腹壁を密着させた状態で腹壁側から穿刺部を指で押す（図2a）と胃壁が粘膜下腫瘍様に隆起することを内視鏡下に確認する（図2b，c）ことを「指サイン（finger push test）」と呼ぶ．
- 腹壁を指で圧迫しても粘膜下腫瘍様隆起の認められない場合，または指での圧迫と胃の隆起の程度に乖離がある場合，すなわち「指サイン」を認めない場合は，胃と腹壁の間に他臓器が存在している可能性があり，穿刺部を変更する必要がある．

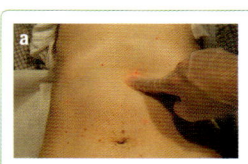

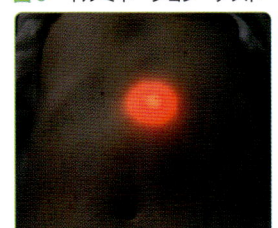

　ⓑ イルミネーション・テスト（illumination test）
- 検査室の照明を暗くして内視鏡先端を胃壁に接近させ，内視鏡の透過照明を腹壁から確認することを「イルミネーション・テスト」と呼ぶ（図3）．
- 「イルミネーション・テスト」で透過照明が確認できない場合も，他臓器穿刺の危険があるため穿刺部位を変更することが望ましい．
- 同時に腹壁の太い皮下血管の走行も観察し太い血管の穿刺を避ける．

図2 指サイン
 a　腹壁を指で圧迫
 b　内視鏡像：圧迫前
 c　圧迫後：粘膜下腫瘍様に隆起

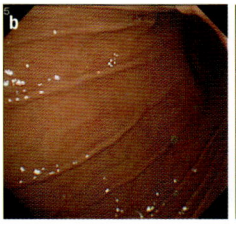

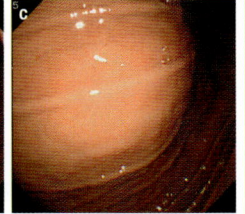

図3 イルミネーション・テスト

6 穿刺部位が同定できなかった場合
- 「指サイン」「イルミネーション・テスト」が確認できなかった場合や腹部の手術歴のある場合には，超音波・CT・MRI検査などで胃壁と腹壁との間に他臓器や主要血管が介在していないかを確認する必要がある．
- 内視鏡挿入時は左側臥位で施行し，胃拡張後仰臥位にすると横行結腸が胃の尾側となり腹壁直下に胃が位置することがある．
- 胃腹壁間に横行結腸が介在する場合には，大腸鏡を併用し結腸を下方へ索引する方法や腹腔鏡補助下での造設を考慮する．

24 穿刺

手順

1. 内視鏡を穿刺予定部が十分観察できる位置に移動させる
2. 局所麻酔を施行後，23G カテラン針などで試験穿刺を行う
   - 穿刺は腹壁に対し垂直に行い，胃壁に達したら粘膜を一気に貫く（図4）．
   - 穿刺針が胃の後壁に達しないように注意する．
3. 針を数 cm 刺入したにもかかわらず胃内に針の先端が確認できない場合は他臓器の誤穿刺の可能性があり，穿刺部位・方向を変更する必要がある（図5）
   - 試験穿刺時に，刺す方向，胃内までの距離を確認することが重要である．
4. 試験穿刺の際に introducer 変法でボタン型のカテーテルを造設する場合は，カテーテルのシャフト長を決定するため，腹壁表面から胃内までの距離（胃壁腹壁長）を計測する

関連 誤穿刺 ☞ 84 144頁

図4 穿刺
穿刺は腹壁に対し垂直に行う

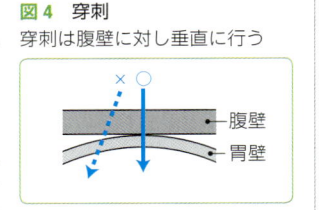

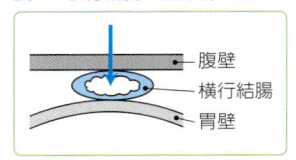

図5 横行結腸の誤穿刺

25 皮膚切開と皮膚剥離

- 皮膚切開が不十分な場合スキントラブルが起こりやすい．
- 十分にドレナージができるように皮膚切開・剥離を確実に行うことが大切である（ドレナージが十分に行えないと皮下膿瘍を作る）．
- 穿刺部位を同定し局所麻酔を行い，pull/push 法では皮膚切開を行うが，introducer 原法・変法では胃壁固定を行った後に皮膚切開を行う．

手順

1. 局所麻酔後，真皮まで十分に切開する
   - 切開はメスで約 1.5 cm の T 字切開を行う（図6）．切開幅が狭いとカテーテルが腹壁を通過する際に抵抗となる可能性がある．
   - T 字切開以外には，I 字切開，十字切開などが報告されている．コンセンサスは得られていないが，T 字切開または十字切開の方がドレナージに有利との意見が多い．
   - 真皮まで十分に切開が行われていないと，瘻孔感染のリスクとなるので注意する（図7）．

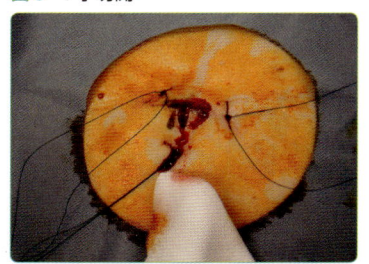

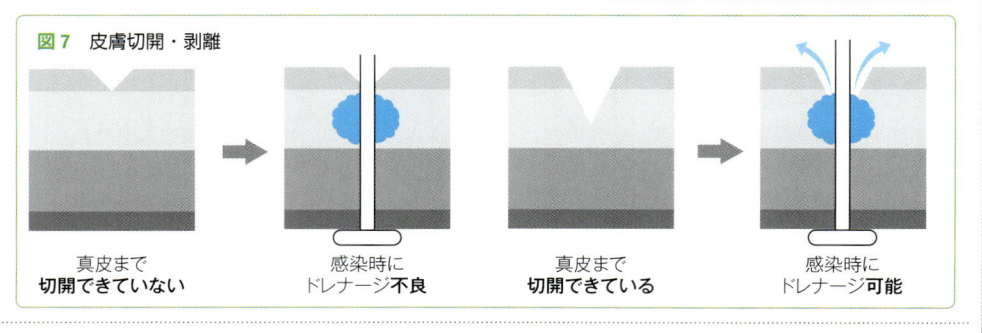

図6 T字切開

図7 皮膚切開・剥離

真皮まで**切開できていない** → 感染時に**ドレナージ不良**

真皮まで**切開できている** → 感染時に**ドレナージ可能**

2 鉗子で皮下組織を十分に広げ剥離する（図8）
  ▶ ペアンを閉じたまま腹壁に対して垂直に立て，正しい位置にあることを内視鏡で確認の上ゆっくり開き剥離する．
  ▶ 正しい剥離を行わなければ感染巣のスペースを作ることになる．

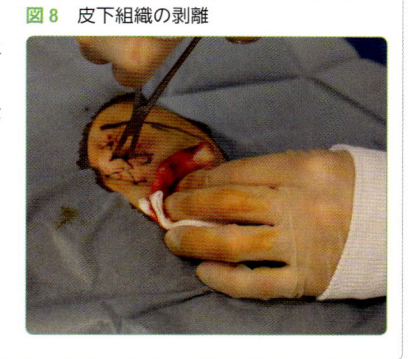

図8 皮下組織の剥離

26 胃壁固定

- 胃壁固定は，introducer 原法・変法ではカテーテル挿入を安全に行うために必須の処置である．一方，pull/push 法では必須であるとはされていないが，PEG 造設により安全性を求めるのであれば効果的であるとされている．
- 胃壁固定により，瘻孔形成前に胃壁と腹壁が解離することを防ぎ，強固な瘻孔形成が期待できる．

26.1 胃壁固定の利点と弱点（表2）

- 事故抜去の危険性の高い症例，少量の腹水を認める症例では胃壁固定は必須と考えられる．
- 胃壁固定のデメリットとしては手術時間の延長，穿刺回数増加による出血の危険性の増加などが挙げられ，胃壁固定の有用性を否定するものではないが，注意が必要である．

表2 胃壁固定の利点と弱点

利点	・胃壁と腹壁を「面」として固定できるので強固な瘻孔形成が期待できる ・事故抜去時や腹水時の安全性が向上する
弱点	・手術時間の延長や穿刺回数の増加による出血のリスクが高まる ・結紮が強すぎると虚血・縫合糸膿瘍を生じる

26.2 胃壁固定の固定数（表3）

- 固定数：造設方法によっても異なる．少ない場合は2カ所，多くても4カ所までである．
- introducer 原法では胃壁固定は2カ所，introducer 変法のうち Direct イディアル PEG キットは2カ所以上，他の2つ（EndoVive セルジンガー PEG キット，カンガルーセルジンガー PEG キット）では位置決めのためのプレートが付属しており，3カ所もしくは4カ所での固定を推奨している．

表3 造設法と固定数

造設法	固定数
introducer 原法	2
introducer 変法 ① Direct イディアル PEG キット ② EndoVive セルジンガー PEG キット ③ カンガルーセルジンガー PEG キット	 2以上 3～4 3～4
pull/push 法	2

関連 PEG 造設の実際
introducer 変法 ☞ **28** 44頁，**29** 50頁
introducer 原法 ☞ **30** 56頁
pull/push 法 ☞ **31** 60頁

26.3 固定部位（図9）

- 血管損傷を予防するため2点固定では腹直筋に平行して2カ所行い，4点固定では腹直筋に垂直方向2カ所を追加する．
- カテーテル挿入時に約1.5 cm程度の皮膚切開を加えるため，穿刺部位より2.0 cm程度離した場所を固定部位とすることが望ましい．

図9 胃壁固定の例（T字切開を行った場合）

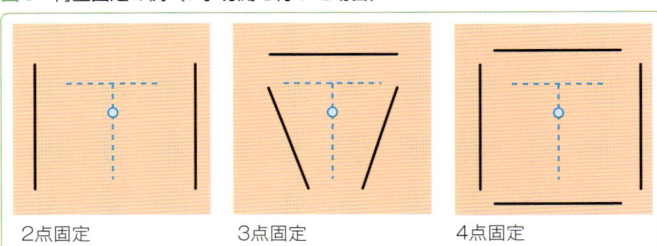

2点固定　　3点固定　　4点固定

26.4 手技の実際

- 胃壁固定を行うために，固定具の付属しているPEGキットもあるが，ここではその基本となる鮒田式胃壁固定具Ⅱの使用方法について説明する．

関連
introducer原法 経皮的瘻用カテーテルキット（鮒田式胃壁固定具Ⅱ付）によるPEG造設 ☞ 30 56頁

手順 1 鮒田式胃壁固定具Ⅱでは，穿刺針が並んで固定されており，青色，黄色のスタイレットがそれぞれ挿入されている
まず黄色のスタイレットを抜去し，縫合糸挿入口から縫合糸を挿入し，糸送りローラーを回し針先端の直前まで送り込む

鮒田式胃壁固定具Ⅱの形状

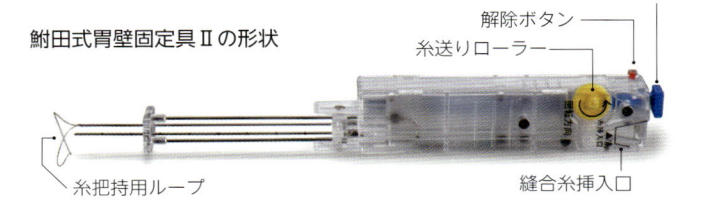

ループ挿入ロッド
解除ボタン
糸送りローラー
糸把持用ループ
縫合糸挿入口

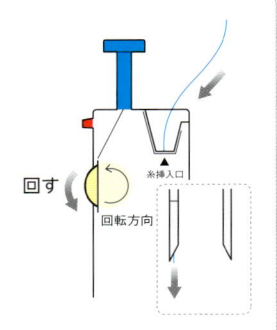

回す　回転方向　糸挿入口

2 マーキングした穿刺部位に両方の針を垂直に刺入する

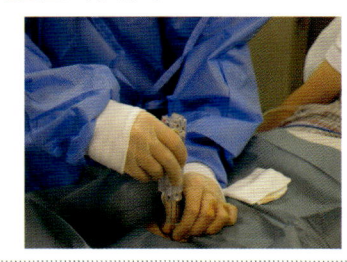

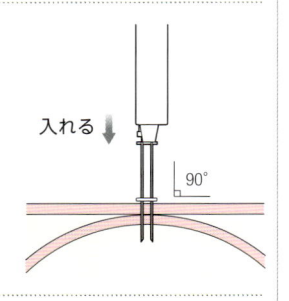

入れる　90°

3 内視鏡で穿刺針が胃内に刺入されたことを確認して，青色のスタイレットを下方に押し込んでいく

4 青色のスタイレットの先端には糸把持用ループが付いており，スタイレットを押し込み糸把持用ループを形成する

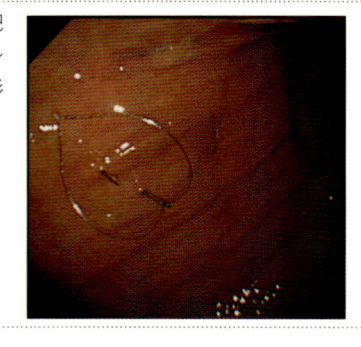

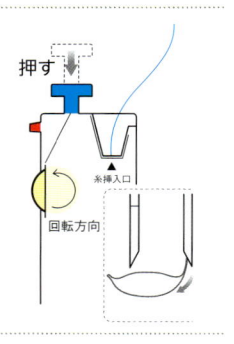

押す　糸挿入口　回転方向

5 内視鏡直視下に糸送りローラーを回して縫合糸を送り込みながら，ループ内に対側の穿刺針から挿入した縫合糸を通す

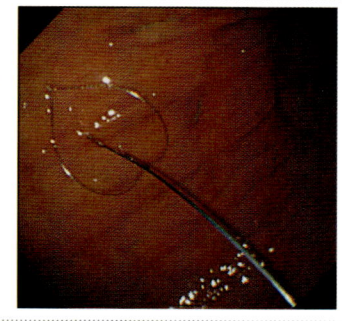

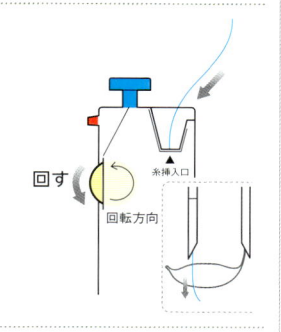

6 ループ内に縫合糸が通ったことを確認後，解除ボタンを押して糸把持用ループを針の中に収納し，青色のスタイレットを引き上げ，ループで縫合糸を把持する
  ▶ このとき，青色のスタイレットを強く引っ張ると縫合糸が切断されることがあるため注意を要する．

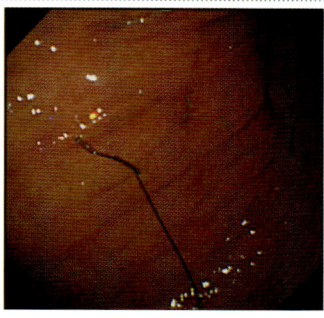

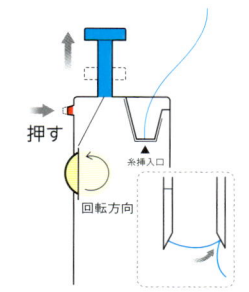

7 青色のスタイレットの位置を固定して固定具を引き上げ，縫合糸を把持したまま静かに体外へ抜去し，それぞれの穿刺部位から縫合糸を誘導する

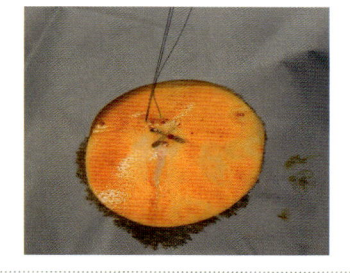

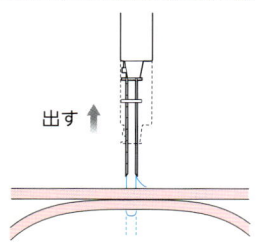

8 青色のスタイレットを再度押し込み，ループを開き縫合糸を解放し，体外に誘導された縫合糸を腹壁外で結紮する
  ▶ この際に過剰に強く結紮すると，局所の疼痛，虚血を引き起こすため注意が必要である．

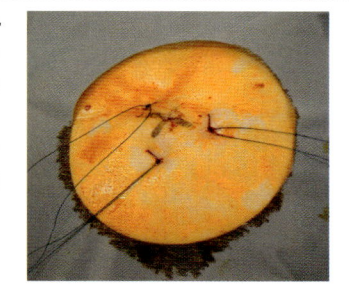

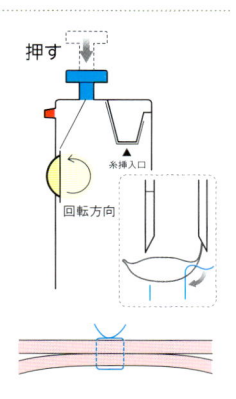

9 同様の方法で残りの部位の固定を行っていく
  ▶ 縫合糸は，2-0または3-0ナイロン糸を用いることが推奨される．
  ▶ 結紮は胃壁に虚血を起こさせない（皮膚が軽くくぼむ）程度にする

10 胃壁内の血管損傷がなければ，腹直筋に垂直方向の2カ所の固定糸はPEG造設後に抜糸し，平行方向の2カ所は1週間後に抜糸する

（イラスト：クリエートメディック提供資料より作成）

7 PEG造設の基本的手技

memo 手技　低コストに抑えた胃壁固定法―北信式―[2)]

- PEGキットに含まれているセルジンガー針と血管留置針のスーパーキャスのみを使用する．

手順

1. セルジンガー針（18G）とスーパーキャスを胃壁固定部位に穿刺し，セルジンガー針とスーパーキャスの内筒を抜く 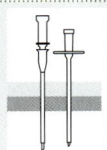
2. セルジンガー針に固定糸（2-0ナイロン糸）を通し，スーパーキャスには半分に折ったナイロン糸を通し胃内にループを作る 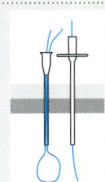
3. ループ内に固定糸を通す 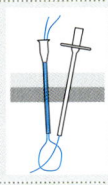
4. ループで固定糸を把持する 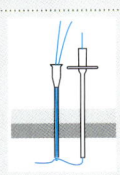
5. そのままスーパーキャスごと腹壁外に引き抜く 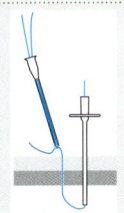
6. 固定糸を結紮する
7. 2カ所に固定を行う

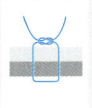

- セルジンガー針は幽門側におくとその後の処置がやりやすい．
- ループ内に固定糸が通らないときには，口側よりスネアーをループ内に通し固定糸を把持して手前に引き抜く．

（柴田早苗ほか，2005[2)]）

memo 手技　カテラン針胃壁固定法[3)]

- カテラン針とナイロン糸を用いる方法．
- 特殊な器具，手技を必要とせず安全・容易に施行できる．
- 低コスト．

準備

1. 第1針（22G，70 mm）：先端から約2 cmのところを指で約15°にゆるやかに折り曲げ，針穴に4.0ナイロン糸を通す
2. 第2針（22G，70 mm）：1と同様に折り曲げ，針先から1.0ナイロン糸を通す．糸が針先から出ないようにする

手順

1. 第1針の針先で糸を半分に折り，針先を起点に糸を緊張させながら針を保持し，腹壁に垂直に穿刺する 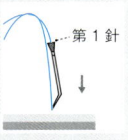
2. 針の屈曲部を十分に胃内に入れ，屈曲した針と糸でループを形成する 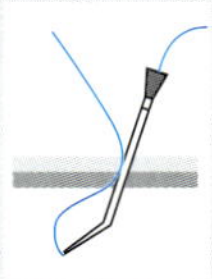
3. 第2針を第1針より数cm離して穿刺し，ループ内に入るよう針先を誘導し，第2針よりナイロン糸を出し，ループ内に十分に通す 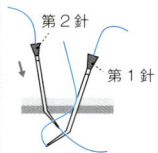
4. 糸を残したまま第2針を引き抜き，第1針とナイロン糸を把持し引き抜く 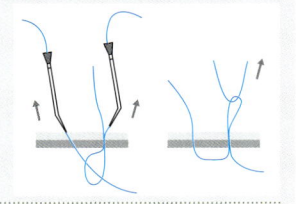
5. 腹壁・胃壁に2点で架かった糸を結紮する

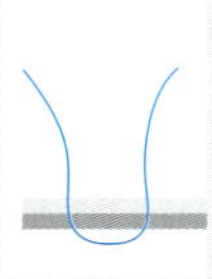

- 第2針を第1針のループ内に通しにくいときには，内視鏡よりスネアを出し第2針の糸をスネアでつかみ引き抜くとよい．

（森　昭裕ほか，2007[3)]）

27　シャフト長の決定とPEGカテーテルの選択

- PEG造設後のトラブルを予防するためには適切なシャフト長（図10）のカテーテルを選択することが大切である．
- ボタン型カテーテルではカテーテル交換をしないとシャフト長が変更できない．
    - ▶ したがって，introducer変法ではボタン型のカテーテルを留置するが，シャフト長は0.5cmごとにキット化されており，カテーテル挿入時に適切なシャフト長のカテーテルを選択する必要がある．
- pull/push法，introducer原法では造設時にはチューブ型のカテーテルを造設し，造設後に内部ストッパー（バンパー／バルーン）を外部ストッパーで圧迫するため，具体的なシャフト長の確認は不要である．
- 現在，市販されている造設キットにはカテラン針に目盛りの付いているものが多く（図11），胃壁固定前の試験穿刺の際にカテラン針を用いて皮膚から胃粘膜までの厚さ（胃壁腹壁長）を測定する．胃壁固定後に胃壁腹壁長を測定すると不正確となる可能性があるため，胃壁固定前に測定する．内視鏡観察下に胃内でカテラン針の先端を確認した時点での，針先から皮膚の刺入点までを胃壁腹壁長とする．

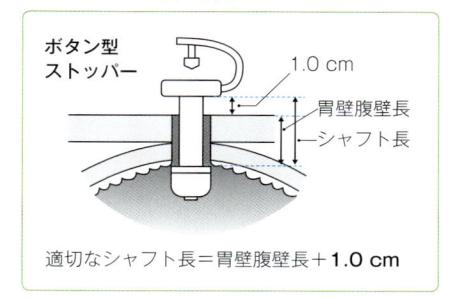

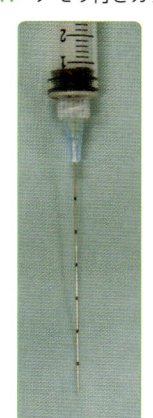

図10　シャフト長の決定

適切なシャフト長＝胃壁腹壁長＋1.0cm

図11　メモリ付きカテラン針

a 適切なシャフト長の決定
- 適切なシャフト長は，胃壁腹壁長＋1.0cm程度である（図10）．

b シャフト長が長すぎる場合
- 胃壁・腹壁間にすきまを生じ，瘻孔形成が遅れたり胃内容物が漏れるリスクが高い．
- 内部ストッパーが胃後壁に接触し，潰瘍を生じやすい．

c シャフト長が短すぎる場合
- 皮膚の圧迫，虚血により皮膚潰瘍，瘻孔周囲感染を生じる．
- バンパー埋没症候群のリスクが高くなる．

文献
1) 日本胃癌学会（編）：胃癌取扱い規約（第14版）．金原出版，2010
2) 柴田早苗ほか：経皮内視鏡的胃瘻造設術における早期合併症減少のための胃壁固定併用の有効性とコストを抑える工夫．Gastroenterol Endosc 47: 2146-2152, 2005
3) 森　昭裕ほか：経皮内視鏡的胃瘻造設術における新しい胃壁固定法—カテラン針固定法—の開発．Gastroenterol Endosc 49: 1848-1853, 2007

8 PEG造設の実際

28	introducer 変法（direct 法）EndoVive Seldinger PEG Kit による PEG 造設
29	introducer 変法（direct 法）Direct イディアル PEG Kit による PEG 造設
30	introducer 原法　経皮的瘻用カテーテルキット（鮒田式胃壁固定具II付）による PEG 造設
31	pull/push 法　Safety PEG Kit による PEG 造設
32	術後胃に対する PEG 造設

28　introducer 変法（direct 法）
EndoVive Seldinger PEG Kit による PEG 造設

28.1　準備するキット

EndoVive Seldinger PEG Kit（ボストンサイエンティフィック）

造設準備キット	胃壁固定具	造設ボタンキット
□ ガイドワイヤー	□ 縫合糸導入針	□ エクステンダー
□ ダイレーター	□ ループ導入針	□ 造設ボタン
□ 穿刺針	□ 穿刺マーカー	□ グリップスター
□ 目盛付注射針	□ 縫合糸（2-0号）　など	□ スペーサー
□ 鉗子　　　　など		

関連 introducer 変法の造設キット ☞ 35 64頁

28.2　手順

手順		関連	
1	インフォームド・コンセント	関連	IC の取り方 ☞ 15 25頁
2	術前検査の施行	関連	腹部・胸部レントゲン検査，凝固機能検査など ☞ 16 26頁
3	術前の確認	関連	確認事項 ☞ 17 28頁
4	抗血小板薬・抗凝固薬の中止	関連	抗血小板薬・抗凝固薬の取り扱い方 ☞ 18 28頁
5	術前処置	関連	口腔ケアなど ☞ 19 33頁
6	咽頭麻酔	関連	リドカイン（キシロカイン）に注意 ☞ 20 34頁
7	セデーションとモニタリング	関連	セデーションの仕方 ☞ 21 34頁　モニタリングの仕方 ☞ 22 35頁

8　穿刺部位の同定
▶ 内視鏡を挿入し，送気して胃を膨らませ，腹部触診および内視鏡で胃壁が隆起するのを確認（指サイン）した後，室内を暗くし，腹壁を通して内視鏡からの透過光がはっきりしている部位を確認（イルミネーション・テスト）しながら穿刺部位を同定する。

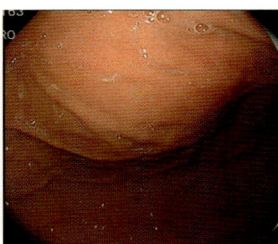

指サイン　　　　　　　　　　　　　　　　　　　　イルミネーション・サイン

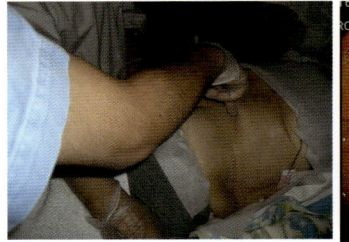

注意
▶ 太い血管が走行している胃の大弯側は避け，点ではなく，面として穿刺部位を選ぶ。

関連 穿刺部位の同定 ☞ 23 36頁

9 処置具セットの準備
- EndoVive Seldinger PEG Kit を準備.
- 処置具セットを開封し,清潔エリアを確保する.
- 中に入っている消毒液容器にイソジンを入れ,ダイレーターを生理食塩液にひたし,ガイドワイヤーを準備する.

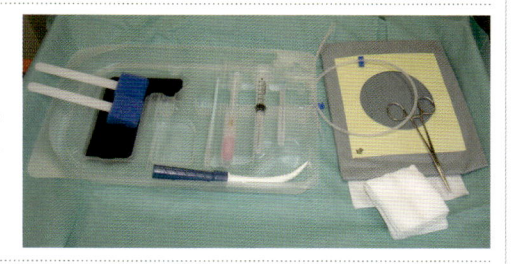

10 術野の消毒
- スポンジスティックで術野の消毒を行い,穴あきドレープで覆う.

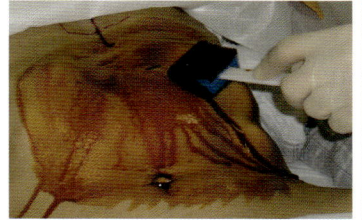

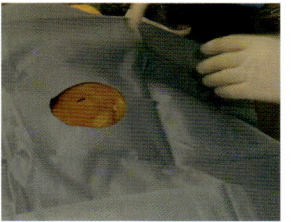

11 局所麻酔
- PEG造設部位周辺にキシロカインで局所麻酔を行う.

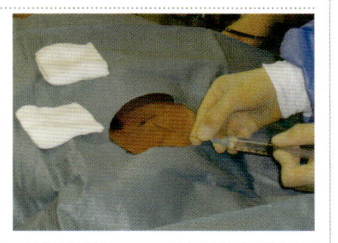

12 試験穿刺・シャフト長の決定
- 試験穿刺を行い,注射針で測った胃壁腹壁長+1.0 cm程度のボタンを選ぶ.

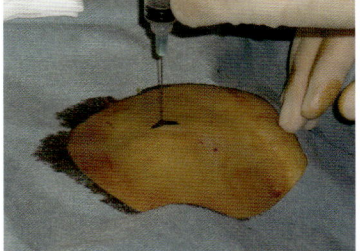

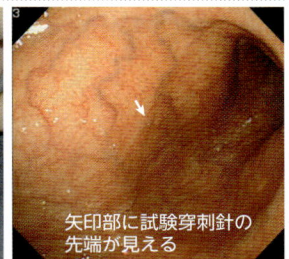

関連　試験穿刺 ☞ 24 38頁
　　　シャフト長の決定 ☞ 27 43頁

矢印部に試験穿刺針の先端が見える

13 胃壁固定:縫合糸の挿入
- 胃壁固定具の縫合糸挿入口から縫合糸を挿入し,糸送りローラーを回して針先端の直前まで送り込む.

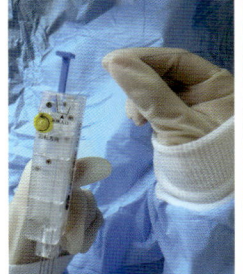

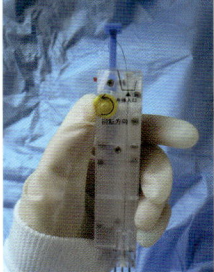

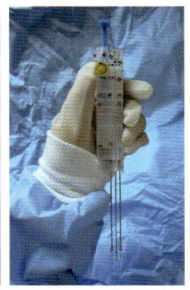

関連　胃壁固定の仕方 ☞ 26 39頁

14 胃壁固定:胃壁固定具の穿刺
- 胃壁固定具の両方の針を胃壁固定部位に垂直に穿刺する.

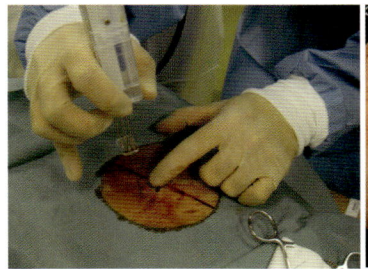

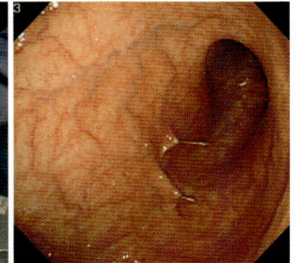

(➡ 46頁に続く)

46　8　PEG造設の実際

15 胃壁固定：糸把持用ループの形成
- ループ挿入ロッドを押し込み，糸把持用ループを形成する．

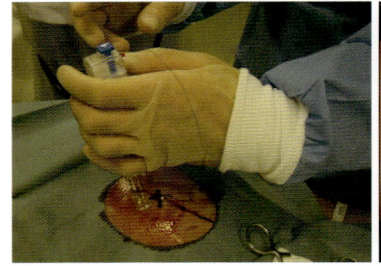

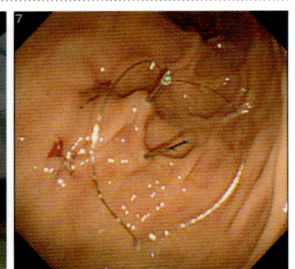

16 胃壁固定：縫合糸を糸把持用ループに通す
- 糸送りローラーを回して縫合糸を送り込み，糸把持用ループを通過させる．

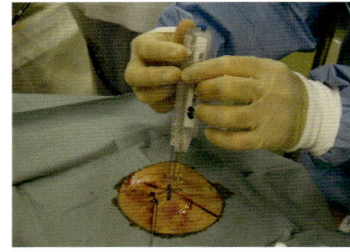

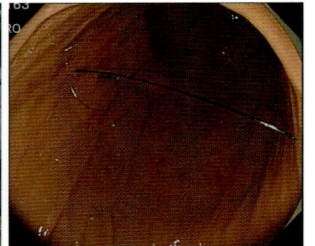

17 胃壁固定：穿刺針先端での縫合糸の把持
- 解除ボタンを押して，糸把持用ループを針の中に戻し，穿刺針先端で縫合糸を把持する．

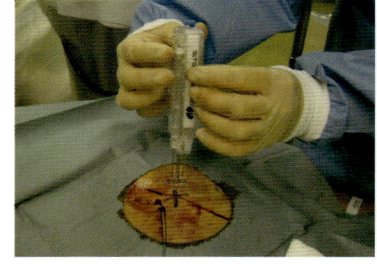

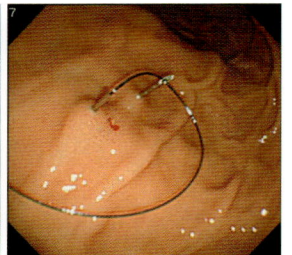

18 胃壁固定：縫合糸の体外への誘導
- 縫合糸を把持したまま，穿刺針を静かに体外へ抜去し，それぞれの穿刺部位から縫合糸を体外へ誘導する．

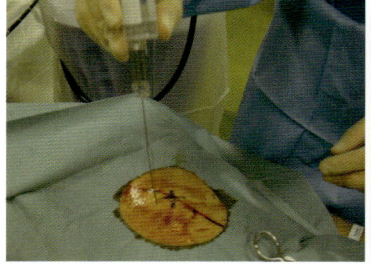

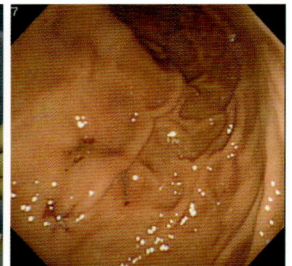

19 胃壁固定：縫合糸の結紮
- ループ挿入ロッドを押し込み，スネアより縫合糸を開放し，結紮する．

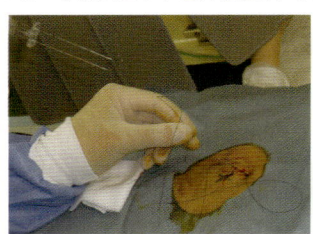

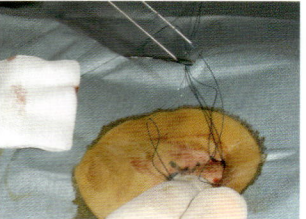

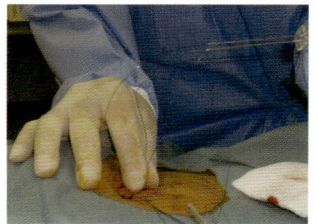

20 胃壁固定：3カ所固定

- 引き続き，縫合糸を胃壁固定具にセットし，胃壁固定を合わせて3回繰り返す．内視鏡画像で見て，3点の固定が3.0 cm～4.0 cmくらいの三角形になるようにする．
- 狭すぎると拡張や留置に困難を生じたり，皮膚虚血の原因になったりする． 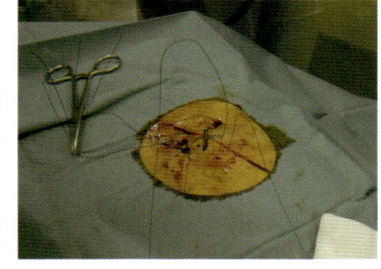 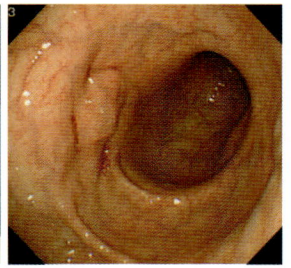
- 胃壁固定の回数は必要に応じて行うが，何度も刺し直しを行わないことが，出血，特に腹腔出血の予防になる．

関連 胃壁固定の利点と弱点 ☞ 26.1 39頁

21 皮膚切開

- メスで約1.0 cmの皮膚切開を行う．深さは真皮まで十分に行う．必要があれば，皮下組織筋膜の剥離を行う．

注意
- ドレナージが十分できるよう真皮まで切開する．

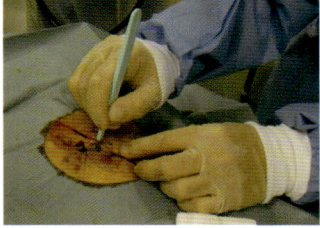

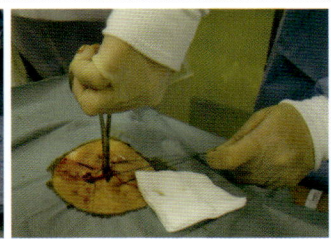

関連 皮膚切開と皮膚剥離・ペアンによる剥離時の注意 ☞ 25 38頁

22 瘻孔予定部の穿刺

- 内視鏡にて胃内を確認しながら，15Gの穿刺針を瘻孔予定部に穿刺する．

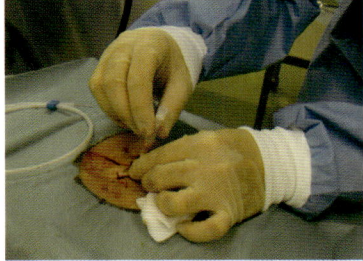

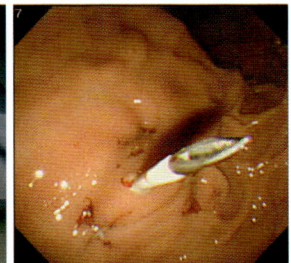

23 ガイドワイヤー挿入

- 内視鏡にて確認しながら，15Gの穿刺針の内針を抜き，外筒にガイドワイヤーを挿入する．

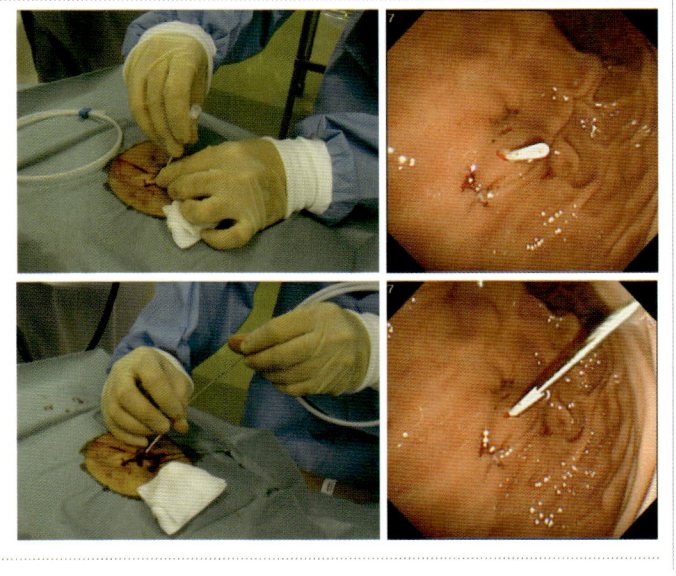

(➡ 48頁に続く)

8 PEG造設の実際

24 外筒の抜去
- ガイドワイヤーを胃内まで挿入したことを確認し，外筒を抜く．

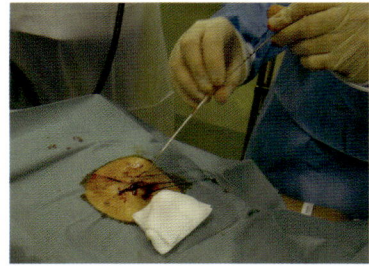

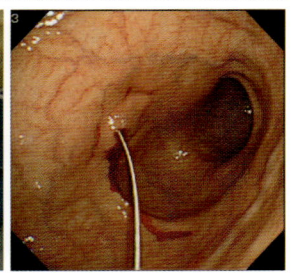

25 ダイレーターの挿入
- ダイレーターをガイドワイヤーに沿わせてひねりながら瘻孔に挿入する．

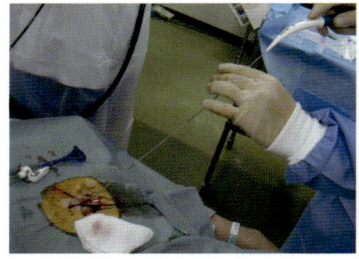

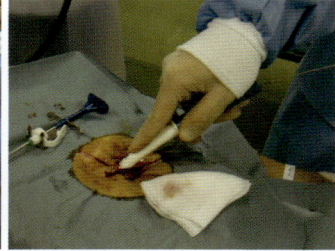

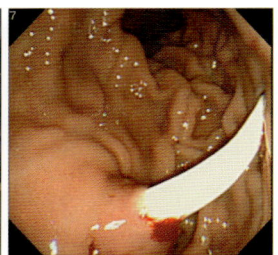

注意
- ガイドワイヤーを固定しダイレーターのみを進める．

26 ダイレーターの目盛の確認
- 内視鏡にてダイレーターの目盛を確認する．

注意
- 胃後壁を損傷する可能性があるときは，ダイレーターの先端を口側へ向けるようにする．

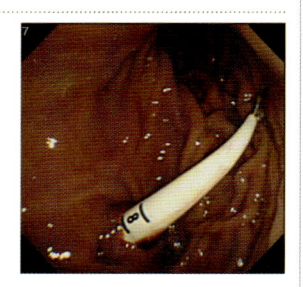

27 造設ボタンの準備
- グリップスターを造設ボタンの体外固定具に装着する．
- エクステンダーを体外固定具の内腔に挿入してバンパー先端の穴にはめる．
- エクステンダーのグリップにあるリングをグリップスターのフックに固定する．

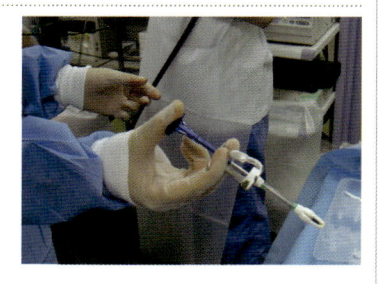

28 ダイレーターの抜去
- ガイドワイヤーを留置したまま，ダイレーターを抜去する．

注意
- このとき，瘻孔から胃内の空気が出ないようにガーゼで瘻孔をふさぐ．

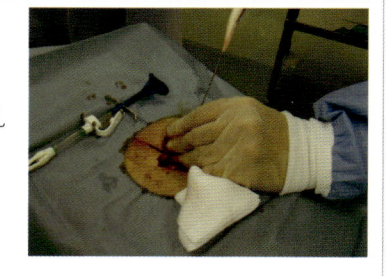

29 造設ボタンの挿入

▶ 造設ボタンをエクステンダーのチップ側からガイドワイヤーに沿わせて挿入し，バンパー部にキシロカインゼリーもしくはKYゼリーを塗布する．
▶ グリップスターが軽く皮膚に接触するまで造設ボタンを瘻孔に挿入し，内視鏡で造設ボタンが胃内に入ったことを確認する．

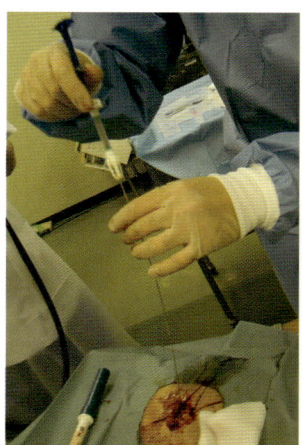

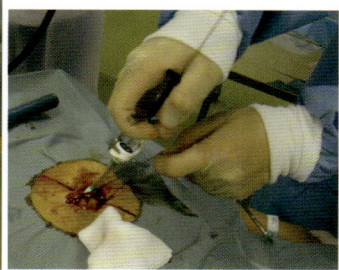

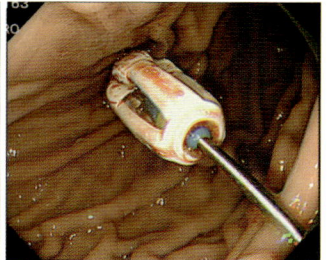

30 エクステンダーのリングをはずす

▶ エクステンダーを少し押し込み，グリップスターのフックからエクステンダーのリングを外す．

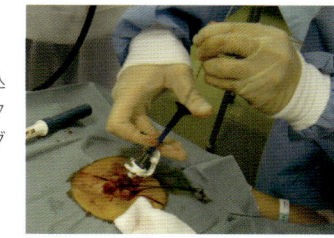

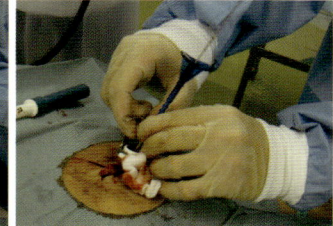

31 エクステンダー，ガイドワイヤーの抜去

▶ エクステンダーとガイドワイヤーをボタンから抜去する．

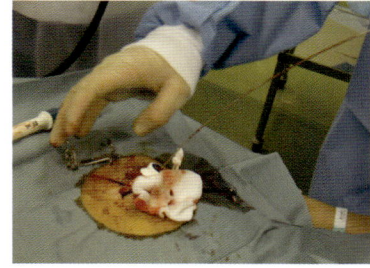

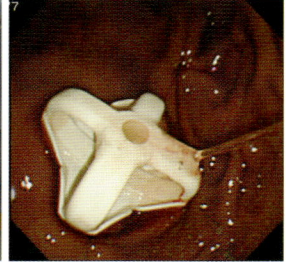

32 PEGカテーテルの留置

▶ ボタンを上下に動かし，体表部からゆとりがあることを確認する．
▶ ボタンと体表の間に止血目的でT字ガーゼを挟み，圧迫する．
▶ 胃壁固定した縫合糸の余分な糸を体表から1.0〜2.0 cm余裕をもって切る．

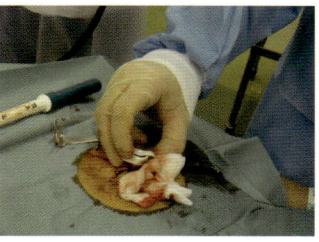

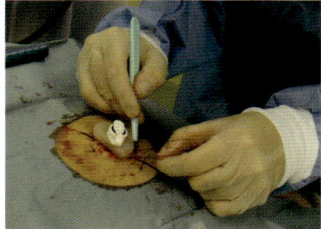

29 introducer 変法（direct 法）
Direct イディアル PEG Kit による PEG 造設

29.1 準備するキット

Direct イディアル PEG キット
（オリンパスメディカルシステムズ）
- □ オブチュレータ
- □ 接続チューブ（栄養用／減圧用）
- □ 胃壁固定具
- □ ガイドワイヤー
- □ ダイレータ（8Fr, 27Fr）
- □ シース

イディアルリフティング
（一本穿刺式胃壁固定具）

処置セット（Iセット）
- □ カテラン針（23G）
- □ 留置針（18G）
- □ 定規
- □ 2-0 ナイロン縫合糸

関連 introducer 変法の造設キット ☞ 35 64頁

29.2 手順

手順 1 インフォームド・コンセント
関連 IC の取り方 ☞ 15 25頁

2 術前検査の施行
関連 腹部・胸部レントゲン検査，凝固機能検査など ☞ 16 26頁

3 術前の確認
関連 確認事項 ☞ 17 28頁

4 抗血小板薬・抗凝固薬の中止
関連 抗血小板薬・抗凝固薬の取り扱い方 ☞ 18 28頁

5 術前処置
関連 口腔ケアなど ☞ 19 33頁

6 咽頭麻酔
関連 リドカイン（キシロカイン）に注意 ☞ 20 34頁

7 セデーションとモニタリング
関連 セデーションの仕方 ☞ 21 34頁
モニタリングの仕方 ☞ 22 35頁

8 穿刺部位の同定
▶ 指サイン・イルミネーション・テストにより穿刺部位を同定する．

注意
▶ 太い血管の走行を同定しておき穿刺しないよう心がける．

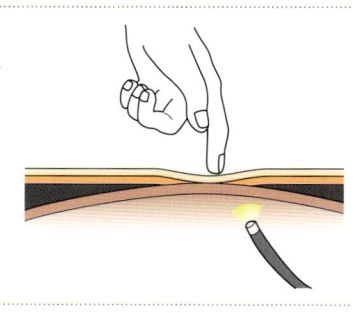

関連 穿刺部位の同定 ☞ 23 36頁

9 皮膚消毒・局所麻酔・試験穿刺・シャフト長の決定
▶ イソジンで術野の消毒を行い穴あきドレープで覆う．
▶ リドカイン（キシロカイン）で局所麻酔を行い試験穿刺する．
▶ 目盛付きカテラン針にて試験穿刺を行い，皮膚から胃粘膜までの厚さ（胃壁腹壁長）を測定し，シャフト長（＝胃壁腹壁長＋1.0 cm 程度）を決定．

関連 穿刺の仕方と注意 ☞ 24 38頁
シャフト長の決定とカテーテルの選択 ☞ 27 43頁

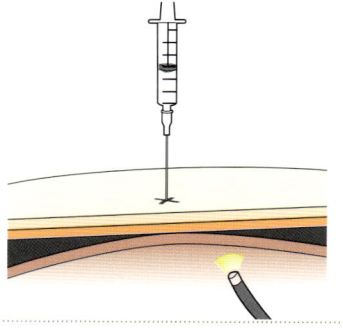

51

10 胃壁固定
▶ イディアルリフティングを用い胃壁固定を行う．

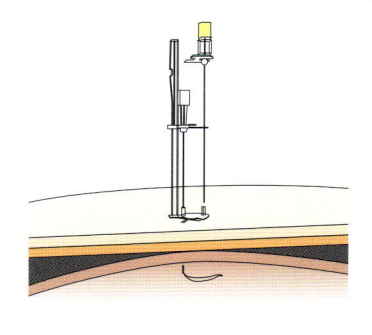

イエローグリップ — 簡単にスネアの向きが合わせられる
ブルーウイング
針先保護ロック
イエロー針挿入口
ホワイトグリップ
イエロー針
ホワイトウイング
スライダー
ホワイト針
スネア

イディアルリフティングの形状

関連 胃壁固定の仕方 ☞ 26 39頁

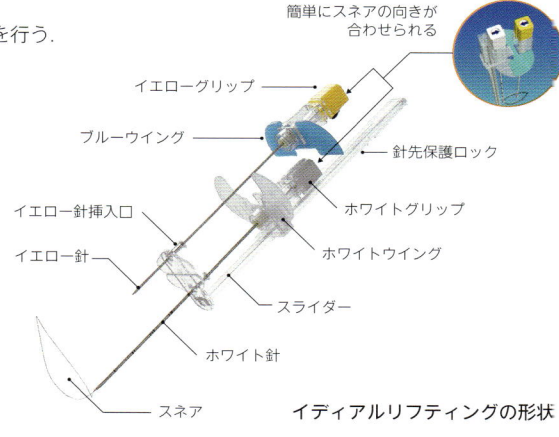

11 スネアの収納
▶ スネアをホワイト針の中に収め，スライダーを浮かせる．

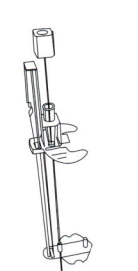

12 ホワイト針を穿刺
▶ ホワイト針を穿刺し，ホワイトグリップを押し込み，スネアを形成させ，2針目の穿刺位置を選定する．

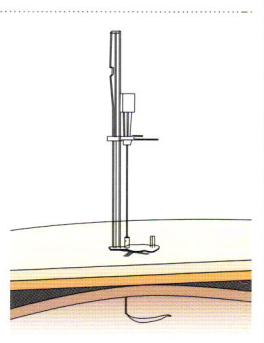

29

13 イエロー針を穿刺
▶ イエロー針をホワイト針に対し平行に穿刺する．
▶ このとき，矢印が内側に向き合っていることを確認する．

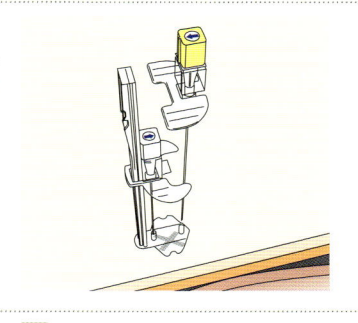

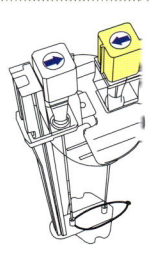

14 内針を抜去
▶ 内視鏡にて，胃内にイエロー針が挿入されたことを確認し，イエローグリップを持ち上げ，内針を抜去する．

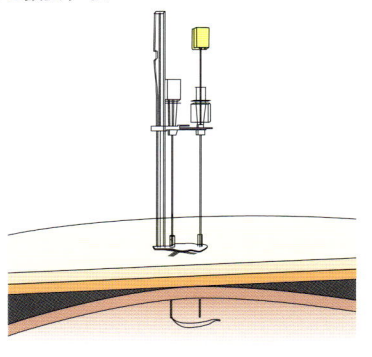

15 縫合糸をスネアに通過
▶ 糸挿入部から縫合糸を入れ，胃内で待機するスネアに通過させる．

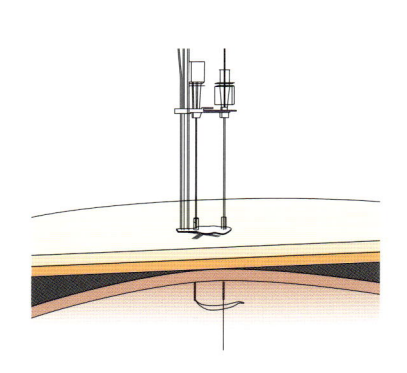

（➡ 52頁に続く）

8　PEG造設の実際

16　縫合糸を把持
▶ スネアをホワイト針内に収納し，縫合糸を把持する．

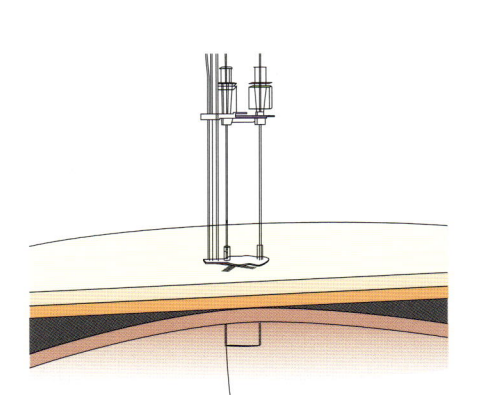

17　縫合糸を体外へ誘導
▶ 胃壁固定具全体を腹壁外へ抜去し，縫合糸を体外へ誘導する．

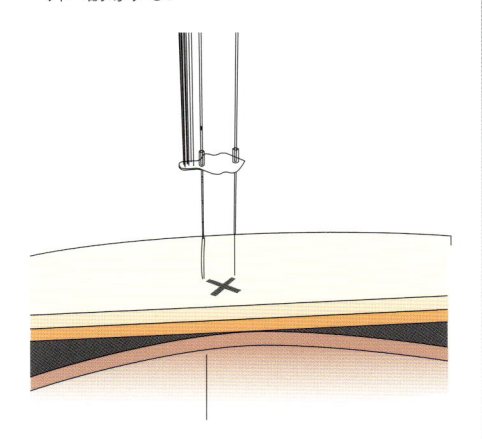

18　縫合糸を結紮
▶ ホワイトグリップを再度押し込み，スネアより縫合糸を解放し，結紮する．

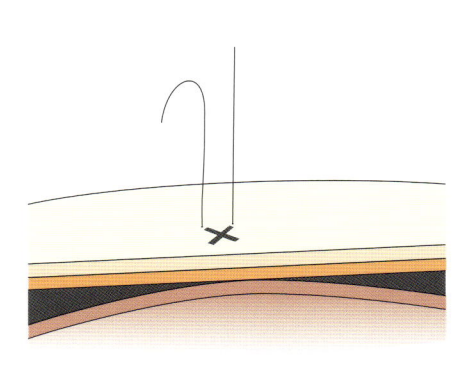

19　2回胃壁固定を繰り返し，胃壁固定を終了する
▶ 胃壁固定の回数は必要に応じて実施．

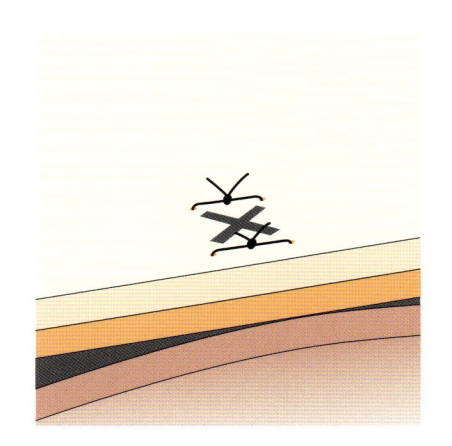

20　皮膚切開と剥離
▶ メスで皮膚切開を約1.0～2.0 cm，真皮まで十分に行う．
▶ ペアンにて剥離する．

注意
▶ ドレナージが容易に行えるよう真皮まで十分切開する．
▶ ペアンによる正しい剥離が行われない場合には感染のリスクが高まる．

関連　皮膚切開の仕方とペアンの使い方　☞ 25　38頁

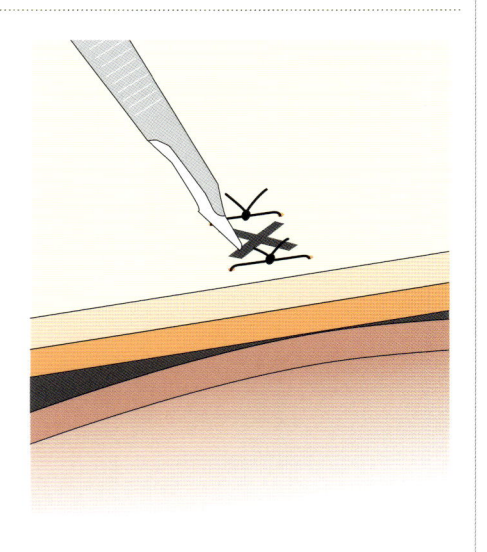

21 穿刺
- ペアンにて剥離後，18G の留置針を瘻孔予定部に穿刺する．

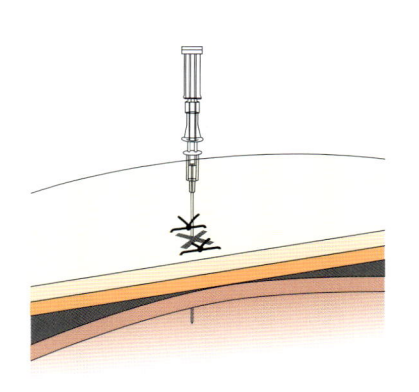

22 ガイドワイヤーの挿入
- 内針を抜き，外筒からガイドワイヤーを 200 mm の目盛あたりまで挿入する．

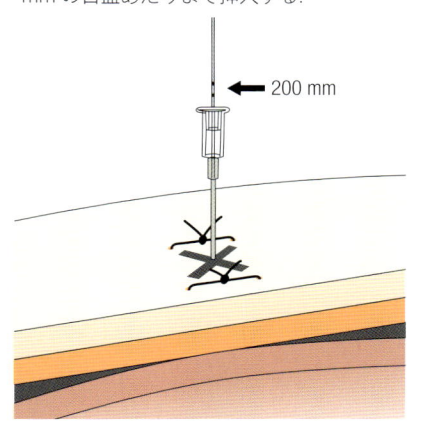

← 200 mm

23 シースダイレータの組み立て
- シースダイレータを組み立てる．

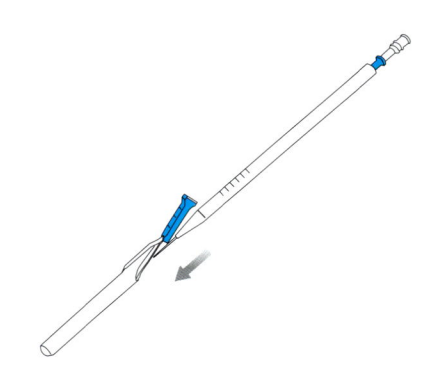

24 シースダイレータの挿入
- 体表挿入部，シースダイレータに潤滑剤を塗布し，ガイドワイヤーに沿って，シースダイレータを捻りながら挿入する．

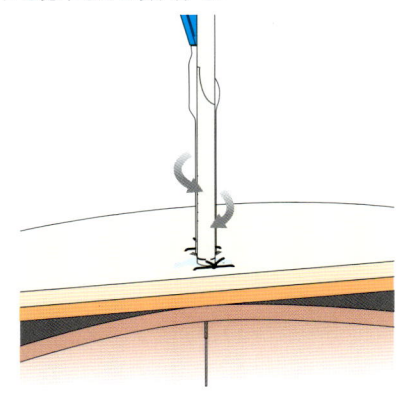

25 留置ボタンの決定
- シースダイレータが胃内に挿入されたことを確認し，胃壁腹壁長を再測定した後，留置ボタンを決定する．

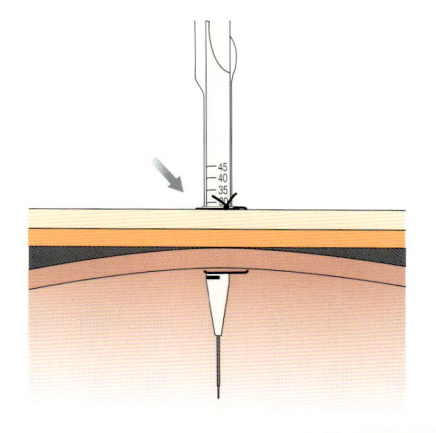

26 シース先端が確認できるまで挿入
- 胃後壁との位置関係を確認しながら，シース先端がしっかりと確認できる位置まで挿入する（シース有効長全てが体内留置されていることが望ましい）．

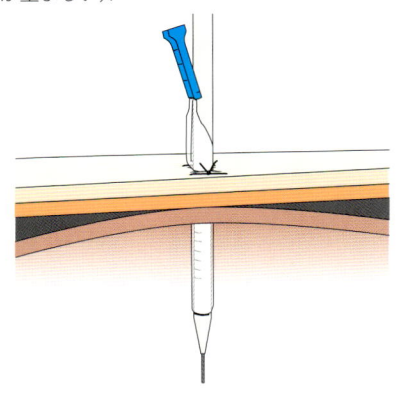

29

（→ 54 頁に続く）

54　8　PEG造設の実際

27　ダイレータ・ガイドワイヤーの抜去
▶ コネクタを固定把持しながら，ダイレータとガイドワイヤーを蓋が飛び出さないようにシースに対して捻らず真っ直ぐに抜去する．

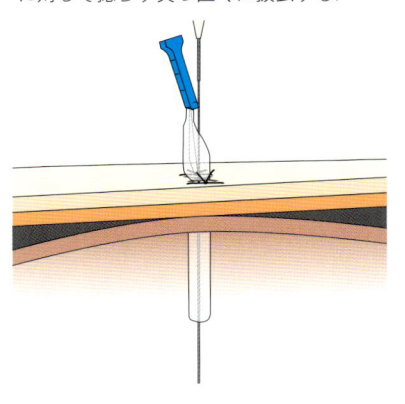

28　シース有効長が全て体内留置されていることを確認
▶ シース有効長全てが体内留置されていることを確認する．また必要により追加送気する．

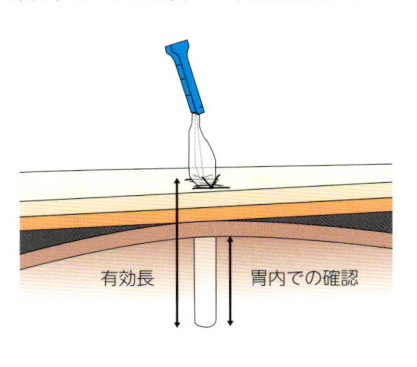

有効長　胃内での確認

29　ボタンをオブチュレータにセット
▶ ボタンをオブチュレータにセットし，内部バンパーに潤滑剤を塗布する．

オブチュレータの形状

ストッパー
グリップ
インナー
インナーロック
ガイドワイヤー挿入口
Uフック

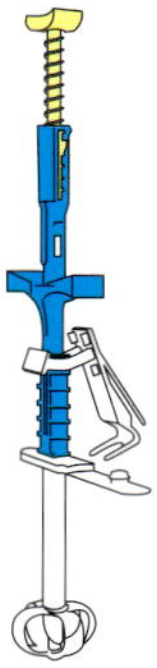

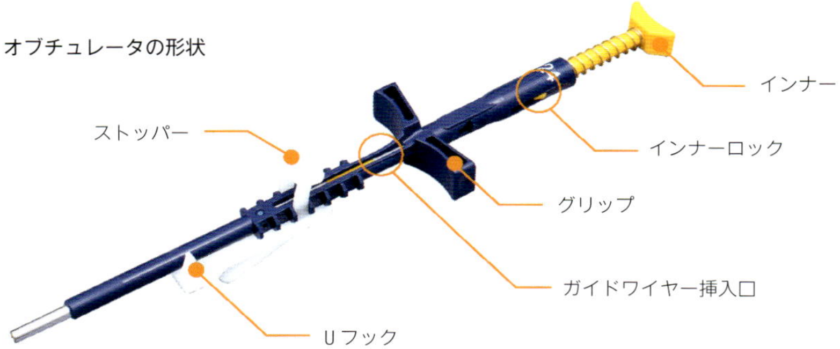

30　ボタン先端を挿入
▶ コネクタを片手で固定把持し，ボタン先端をスリットと反対側（コネクタ側）に向け，蓋を押し開けるように挿入する．

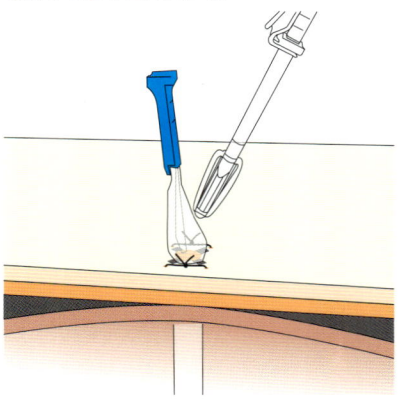

31　内部バンパーの確認
▶ 内視鏡下でボタンの内部バンパー全てが胃内に挿入されたことを確認する．

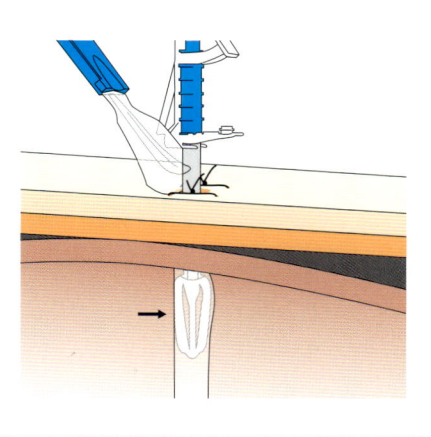

32　シースを体外に抜去
▶ オブチュレータを固定把持し，シースのコネクタを上方向に引っ張り，スリットを裂きながらシースを体外へ抜去する．

33　ボタンを留置
▶ オブチュレータのストッパーを解除し，ボタンを留置する．

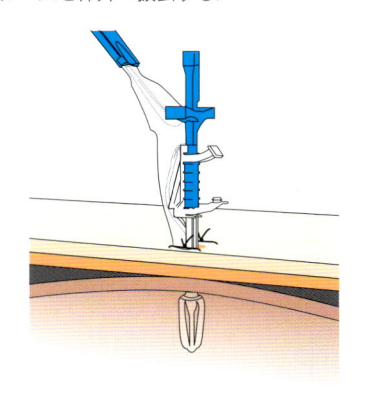

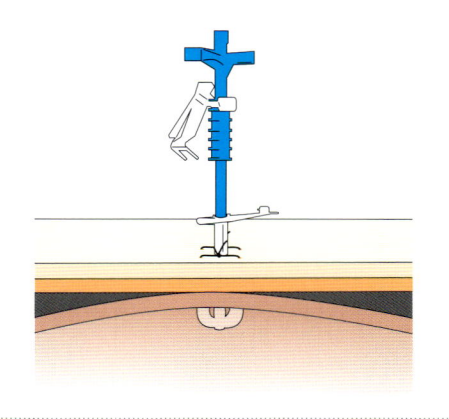

34　オブチュレータの抜去
▶ オブチュレータをボタンから抜去する．

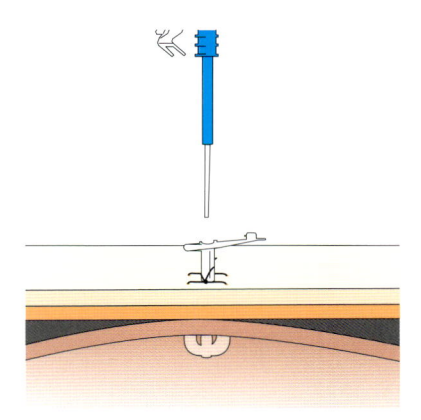

35　ボタンと体表との間のゆとりを確認
▶ ボタンを上下に動かして，体表との間にゆとりがあることを確認する．

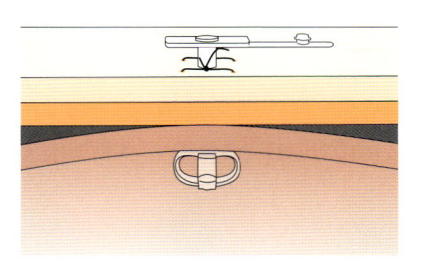

36　ガーゼを挟み，PEG造設を終了する
▶ ボタンと体表の間にガーゼを挟み，圧迫する．

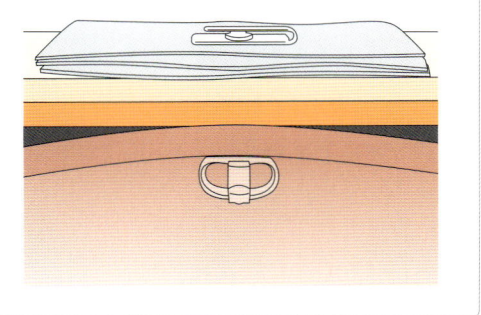

（イラスト：オリンパスメディカルシステムズ提供資料より作成）

30 introducer 原法
経皮的瘻用カテーテルキット（鮒田式胃壁固定具Ⅱ付）による PEG 造設

30.1 準備するキット

経皮的瘻用カテーテルキット（クリエートメディック）
- ☐ 胃瘻カテーテル（11Fr, 13Fr, 15Fr）
- ☐ PS 針
- ☐ 固定板
- ☐ タイ
- ☐ 鮒田式胃壁固定具Ⅱ

関連 introducer 原法の造設キット ☞ 34 63頁

30.2 手順

手順 1 インフォームド・コンセント
　　　　　　　　関連 IC の取り方 ☞ 15 25頁

2 術前検査
　　　　　　　　関連 腹部・胸部レントゲン検査，凝固機能検査など ☞ 16 26頁

3 術前の確認
　　　　　　　　関連 確認事項 ☞ 17 28頁

4 抗血小板薬・抗凝固薬の中止
　　　　　　　　関連 抗血小板薬・抗凝固薬の取り扱い方 ☞ 18 28頁

5 術前処置
　　　　　　　　関連 口腔ケアなど ☞ 19 33頁

6 咽頭麻酔
　　　　　　　　関連 リドカイン（キシロカイン）に注意 ☞ 20 34頁

7 セデーションとモニタリング
　　　　　　　　関連 セデーションの仕方 ☞ 21 34頁
　　　　　　　　モニタリングの仕方 ☞ 22 35頁

8 穿刺部位の同定
　▶ 指サイン（a），イルミネーション・テスト（b）により適切な穿刺部位を同定する．
　関連 穿刺部位の同定，指サイン，イルミネーション・テスト ☞ 23 36頁

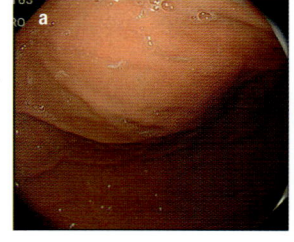

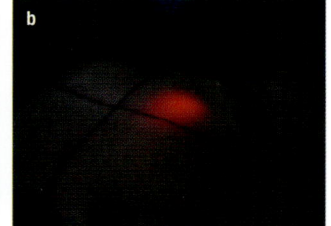

9 術野の消毒と局所麻酔
　▶ 術野を消毒し，穴あきドレープで覆う．

10 胃壁固定を施行
　　　　　　　　関連 鮒田式胃壁固定具Ⅱによる胃壁固定 ☞ 26.4 40頁

11 胃壁固定後，皮膚切開しPS針を胃内に刺入
▶ マーキングした穿刺部位の腹壁皮膚にNo.11のメスで約5 mmの皮膚切開を行い，"T"PAシースを装着したPS針を垂直に刺入しそのまま胃内に到達させる．

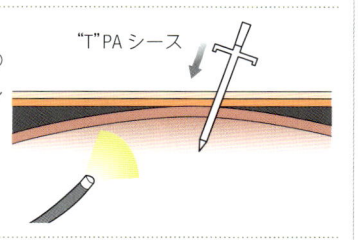

12 PS針を抜去し空気の漏れを防ぐ
▶ 一連の作業を内視鏡で確認しつつ，"T"PAシースを残してPS針のみを抜去する．
▶ 直ちに外筒を指で蓋をして空気の漏れを防ぐ．

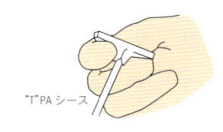

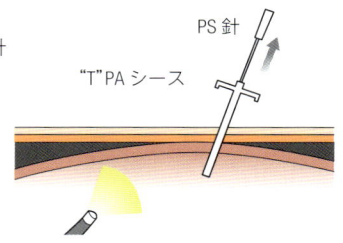

13 バルーン型カテーテルを挿入
▶ バルーン型カテーテルをシャフト部のラテックスコーティングが見えなくなるまで挿入する．

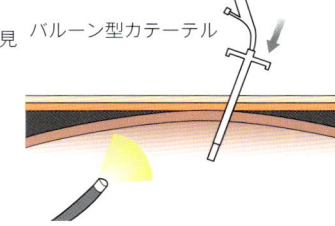

14 バルーンを拡張
▶ カテーテルのバルブ部から規定量の滅菌蒸留水を注入し，バルーンを拡張させる．

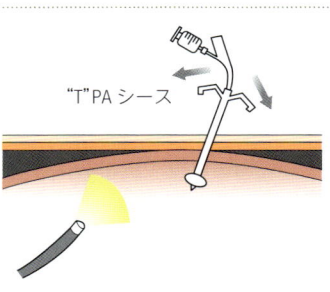

15 PAシースを引き裂きピールアウト
▶ "T"PAシースを徐々に引き裂きながらハンドルを左右に軽く引いてシースをピールアウトする．

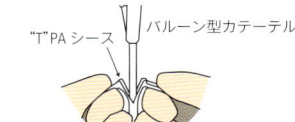

16 PEGカテーテルを固定し終了
PEG11，13キット使用時
▶ バルーンが軽く胃壁に接触する程度にカテーテルを牽引し，カテーテルを付属の固定板のカテーテルガイドに押し込む．付属のタイで2カ所しばり，終了する．

注意
▶ 一度しばったタイは緩めることができないので慎重に操作すること．

PEG15キット使用時
▶ 固定板を体表面側にスライドさせて，終了する．

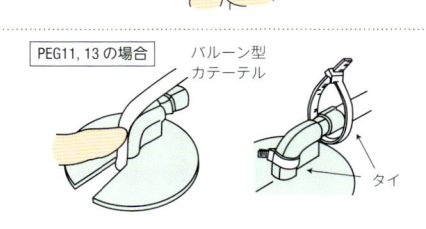

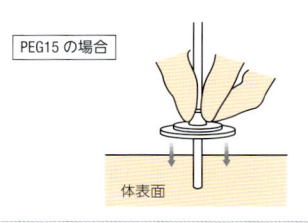

（イラスト：クリエートメディック提供資料より作成）

31 pull/push法 Safety PEG Kit による PEG 造設

31.1 準備するキット

Safety PEG Kit（ボストンサイエンティフィック）	
pull 法用	□ シリコーン・ガストロストミー・チューブ（pull 法用） □ ループワイヤー（pull 法用）
push 法／guidewire 法用	□ シリコーン・ガストロストミー・チューブ（push 法／guidewire 法用） □ ガイドワイヤー（push 法／guidewire 法用）
共通	□ 外部バンパー □ アダプター □ C-クランプ □ スネア　など

関連　pull/push 法の造設キット ☞ 33 62頁

31.2 手順

- pull 法について述べる．

手順			
1	インフォームド・コンセント	関連	IC の取り方 ☞ 15 25頁
2	術前検査	関連	腹部・胸部レントゲン検査，凝固機能検査など ☞ 16 26頁
3	術前の確認	関連	確認事項 ☞ 17 28頁
4	抗血小板薬・抗凝固薬の中止	関連	抗血小板薬・抗凝固薬の取り扱い方 ☞ 18 28頁
5	術前処置	関連	口腔ケアなど ☞ 19 33頁
6	咽頭麻酔	関連	リドカイン（キシロカイン）に注意 ☞ 20 34頁
7	セデーションとモニタリング	関連	セデーションの仕方 ☞ 21 34頁 モニタリングの仕方 ☞ 22 35頁
8	穿刺部位の同定 ▶ 内視鏡挿入後十分に送気して胃を拡張させ，指サイン，イルミネーション・テストにより穿刺部位を同定．	関連	穿刺部位の同定，指サイン，イルミネーション・テスト ☞ 23 36頁
9	局所麻酔，試験穿刺 ▶ 22G 針で試験穿刺を行い，内視鏡で位置・角度・長さを確認する．		
10	皮膚切開，剥離 ▶ 術後早期の創部感染予防のため，ドレナージの促進を考慮し，付属の安全メスで 1.2 cm 程度切開する． ▶ 手技中のカテーテルの引き上げをスムーズにするため，筋膜前鞘を鈍的に剥離する．		

関連　皮膚切開・剥離 ☞ 25 38頁

11 本穿刺を行い内針を抜去
- ▶ 付属の安全穿刺針を用いて本穿刺を行う．
- ▶ 穿刺後，外筒を残したまま内針を抜去する．

関連 穿刺 ☞ **24** 38頁

12 ループワイヤーを挿入
- ▶ ループワイヤーを安全穿刺針の外筒に挿入する．あらかじめ内視鏡下で胃内に待機させたスネアでループワイヤーを把持する．

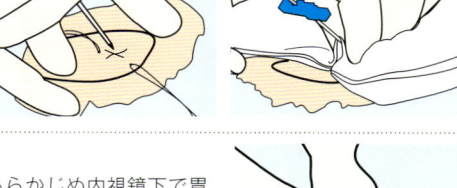

13 シリコーン・ガストロストミー・チューブの口腔内への引き込み
- ▶ 口腔外へ引き出したループワイヤーの先端を，チューブの末尾にあるリングの中に通し，しっかりと接続する．ループワイヤーごとチューブを口腔内に引き込む．

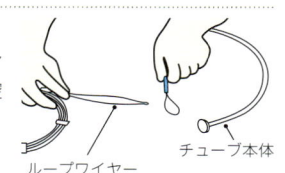

ループワイヤー　チューブ本体

14 シリコーン・ガストロストミー・チューブを留置
- ▶ 術者が一方の手で腹壁をしっかりとおさえ，チューブの 3 〜 5 cm の目盛を目安に，ゆっくりと引き上げる．

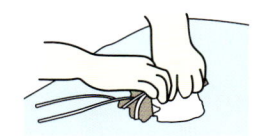

15 外部バンパーの位置の決定
- ▶ このとき，再び挿入した内視鏡からの画像を見ながら，胃壁腹壁長を確認し外部バンパーの位置を決める．

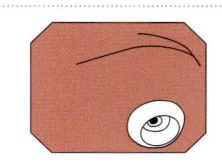

関連 シャフト長の決定 ☞ **27** 43頁

16 外部バンパーの取り付け
- ▶ シリコーン・ガストロストミー・チューブは少し長めに残してカットする．このときチューブを斜めにカットすると，外部バンパーが装着しやすくなる．

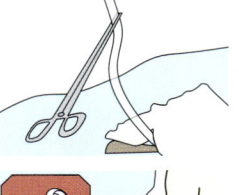

- ▶ ペアンを用いて外部バンパーを押し広げ，腹壁から 1.0 〜 1.5 cm の位置までゆっくりと押し下げる．チューブを軽く回転させ，正しく留置されていることを確認する．

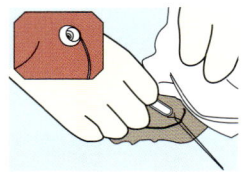

17 アダプターを取り付け終了する
- ▶ 付属のクランプを，向きを確認して装着する．切り口を水平に，適切な長さでチューブを切断し，アダプターを取り付ける．
- ▶ 腹壁と外部バンパーの間に被覆材を 1 枚差し込み，付属の Y ガーゼを外部バンパーと被覆材の間に数枚差し込み圧迫する．過度の圧迫による偶発症を予防するため，翌日にはガーゼを取り除く．1.0 cm 程度のゆとりがないときは外部バンパーも緩める．

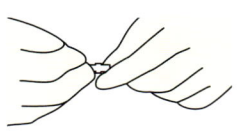

（イラスト：ボストンサイエンティフィック提供資料より作成）

32 術後胃に対する PEG 造設

- 残胃の一部が肋骨弓より足側に出ているか否かにより造設の難易度が異なる．Billroth Ⅰ法の方が Billroth Ⅱ法より肋骨弓下に出てる部分が多くやりやすい．
- 横行結腸の走行に注意が必要である．結腸後胃空腸吻合では PEG 造設はできない．
- 癒着により走行が異なったり可動性が失われていることもあるので PEG 造設は慎重に行う．
- 大阪府立成人病センターでは術後胃には空腸瘻（GB ジェジュナルボタン（富士システムズ））を用いることが多い．

32.1 準備すべきキット

- □ pull/push 法用キット
- □ 胃壁固定具

関連
pull/push 法の造設キット ☞ 32 62頁
胃壁固定の仕方 ☞ 26 39頁

32.2 手順

a 幽門側胃切除 Billroth Ⅰ法再建の場合
- 穿刺は残胃あるいは十二指腸・吻合部に近い部位で行う．

手順
1. 内視鏡にて Billroth Ⅰ法再建であることを確認
2. 指サイン，イルミネーション・テストにて穿刺部位を同定
3. PEG 造設は pull/push 法にて行う（胃壁固定が必要）

関連
穿刺部位の同定 ☞ 23 36頁

関連
pull/push 法の PEG 造設は？ ☞ 9 18頁, 31 58頁

b 幽門側胃切除 Billroth Ⅱ法再建の場合
- Billroth Ⅱ法では残胃は空腸と吻合されるため肋骨弓に隠れていることが多い．
- PEG 造設は無理なことが多く空腸瘻となることが多い．
- 結腸前胃空腸吻合なら PEG 造設は可能であるが結腸後胃空腸吻合では断念した方がよい．

手順
1. 内視鏡で輸入脚，輸出脚を確認
2. 輸出脚にて内視鏡を反転させ，残胃と輸入脚を観察
3. この位置にて指サイン，イルミネーション・テストで輸出脚に穿刺部位を同定
4. pull/push 法にて胃瘻（空腸瘻）を造設する

図1 左肋骨弓から出た残胃を穿刺する

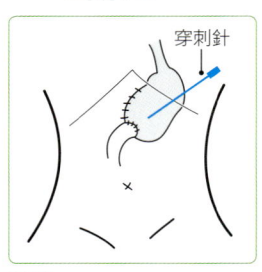

関連
pull/push 法の PEG 造設は？ ☞ 9 18頁, 31 58頁

memo 工夫　残胃のPEG造設[1]

- レントゲン透視を併用し，穿刺針を斜め頭側に向け穿刺すれば造設は可能である．
- 穿刺針が短い場合にはロングエラスター針を用いる．
- 残胃に対しては，穿刺針が細いpull/push法がより安全．
- introducer法ではトロカール針が太く肝左葉などの損傷を引き起こしやすい．
- 食道裂孔ヘルニアにて胃の大部分が縦隔内に変位している場合にはPEG造設は困難である．

残胃が肋骨弓より頭側にある場合のPEG造設

（嶋尾 仁, 2003[1]）

c 胃全摘結腸前食道空腸吻合術再建の場合

手順 1 内視鏡にて再建術式を確認
- 内視鏡をY吻合まで挿入し再建術式を確認することが重要である．

手順 2 結腸前食道空腸吻合を確認し，穿刺部位を指サイン，イルミネーション・テストで確認する
- 空腸からの透過光がY吻合近くまで十分に確認できない場合は結腸後食道空腸吻合のことが多いので内視鏡による造設は断念する．

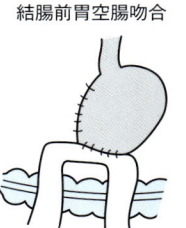

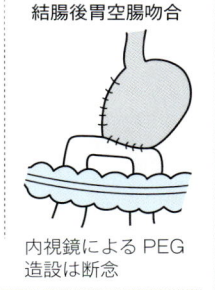

手順 3 穿刺部位が同定できたら空腸腹壁固定を行い空腸瘻を造設する

結腸前胃空腸吻合　結腸後胃空腸吻合

内視鏡によるPEG造設は断念

関連 胃壁固定の仕方 ☞ 26 39頁

memo 手技　PEG造設への経鼻内視鏡の応用

- 経鼻内視鏡は苦痛が少なく，より安全にPEG造設ができるとの報告が散見される．
- 交換後のカテーテルの胃内留置確認にも有用である．特に初回のバンパー交換時には経鼻内視鏡観察下が推奨される．
- 経口内視鏡使用に比べ鎮静薬の使用頻度，呼吸・循環動態の変動，嘔吐反射の回数の減少がみられた．
- 経鼻内視鏡の使用により，嘔吐反射に伴う分泌物の減少や潜在性誤嚥の減少により誤嚥性肺炎の併発が減少したとの報告もある[2]．

文献
1) 嶋尾 仁：内視鏡的胃瘻造設術の現況. Gastroenterol Endosc 45: 1217-1224, 2003
2) 中谷吉宏ほか：PEG手技のトラブルシューティング. Gastroenterol Endosc 53: 1650-1663, 2011

9 市販のPEGキット

PEG 造設キット
- **33** pull/push 法
- **34** introducer 原法
- **35** introducer 変法（direct 法）

交換用 PEG カテーテル
- **36** バンパー・ボタン型
- **37** バンパー・チューブ型
- **38** バルーン・ボタン型
- **39** バルーン・チューブ型

33 PEG 造設キット　pull/push 法

製品名（市販会社）	適応 push法	適応 pull法	タイプ	主な構成	サイズ	特徴
カンガルー PEG キット〔セイフティチューブ付〕（日本コヴィディエン）EndoVive PEG Kit（ボストンサイエンティフィック）		○	バンパー・チューブ型	□PEG チューブ（20Fr）－セイフティチューブ付 □ロックワイヤ □スネア □穿刺針（針先保護型セイフティタイプ） □注射針（シールドロックセイフティタイプ）0.71 mm（22G） □注射針（プラスチック製セイフティタイプ）6 mL 注射筒付 □スカルペル（セイフティタイプ） □鉗子 □誤接続防止アダプタ □6mL 注射筒（18G 注射針付） □保持バンド □体外固定具 □穴あきドレープ □ガーゼ □スポンジスティック □クランプ □抜去用デバイス	20	●セイフティチューブ付感染防止 PEG セット（咽頭の細菌がチューブに付着しにくくする感染防止セイフティチューブの採用） ●ロープロファイルで丸いバンパー形状は胃壁の損傷を防ぐ
Safety PEG Kit（ボストンサイエンティフィック）	○	○	バンパー・チューブ型	□ガストロストミーチューブ（pull 法用，push 法／guidewire 法用） □外部バンパー □アダプター □ループワイヤー（pull 法用） □ガイドワイヤー（push 法／guidewire 法用） □スネア □C クランプ	20 24	●柔らかいカテーテル部（目盛付） ●pull 法にはループタイプ，push 法にはガイドワイヤータイプを採用

62

製品名(市販会社)			タイプ	主な構成	サイズ	特徴
One Step Button (ボストンサイエンティフィック)	○	○	バンパー・ボタン型	□ OSBチューブ(pull法用,push法/guidewire法用) □ メジャリングデバイス □ スネア □ ループワイヤー(pull法用) □ ガイドワイヤー(push法/guidewire法用) □ アダプター(直角/ストレート/減圧用)	18 24	● 手技にあわせてpull法/push法の選択が可能 ● カテーテルの抜去時には専門の器具は必要なし
バードPEGキット 〔セーフティシステム〕(メディコン)	○	○	バンパー・チューブ型	□ 胃瘻カテーテル □ T字ストッパー,スターボルスター □ フィーディングアダプター □ ループワイヤ □ シース付セーフティ穿刺針 □ セーフティスカルペル □ セーフティニードル □ スネアワイヤ	20	● 胃瘻造設時の針刺し切創を予防するため,麻酔用穿刺針,スカルペル,シース付き穿刺針にセーフティ機能を採用 ● シース外径1.8mmのスネアワイヤをセット化
MIC胃瘻造設キットPushタイプ (キンバリークラーク)	○		バンパー・チューブ型	□ PEGチューブ(プッシュタイプ) □ 体外固定板 □ ボーラスフィーディングアダプター □ イントロデューサーニードル □ ガイドワイヤー □ ユニバーサルアダプタールアー		● シンプルで扱いやすい

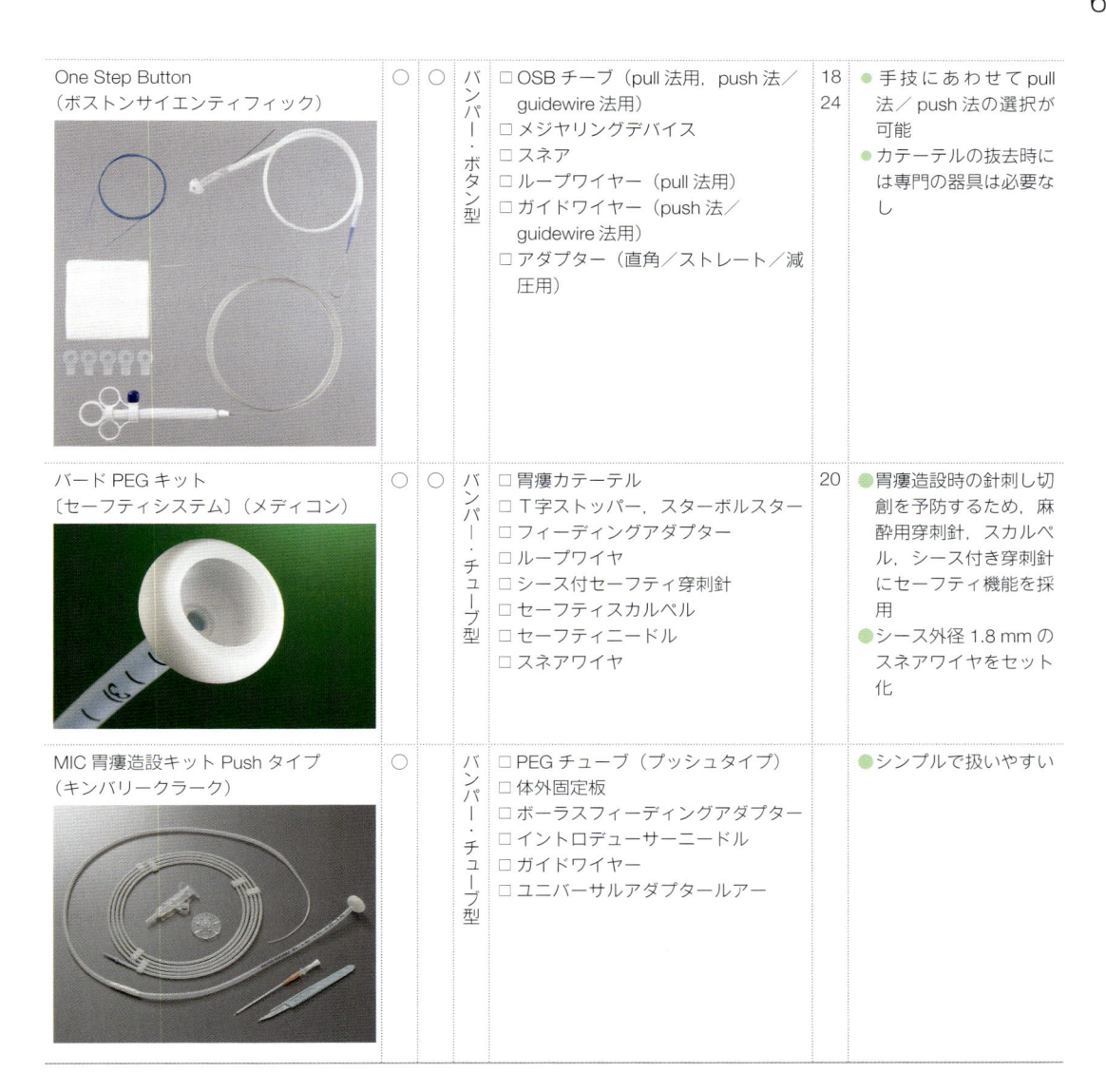

34 PEG造設キット
introducer原法

製品名(市販会社)	タイプ	主な構成	サイズ	特徴
経皮的瘻用カテーテルキット 〔鮒田式胃壁固定具Ⅱ付〕 (クリエートメディック)	バンパーチューブ型	□ 胃瘻カテーテル □ PS針(シース付) □ 固定板 □ 鮒田式胃壁固定具Ⅱ	13 15	● 胃壁固定具に特徴がある

9 市販のPEGキット

35 PEG造設キット
introducer 変法（direct 法）

製品名（市販会社）	主な構成	サイズ	特徴
Direct イディアル PEG Kit（オリンパスメディカルシステムズ）	**イディアルボタンAセット** □ イディアルボタン □ オブチュレータ □ 接続チューブ（栄養用／減圧用） **イディアルダイレータセット** □ ダイレータ（8Fr, 27Fr） □ ガイドワイヤー **胃壁固定具** □ イディアルリフティング **処置セット** □ 穿刺針 □ カニューレ型穿刺針	24	● ダイレータは8Frに27Frを被せて使用する
カンガルーセルジンガー PEGキット（日本コヴィディエン） EndoVive Seldinger PEG Kit（ボストンサイエンティフィック）	**造設準備キット** □ ダイレータ □ ガイドワイヤ □ 目盛付注射針 □ スカルペル □ 針付注射筒 □ 穿刺針 □ 鉗子 □ ガーゼ □ 穴あきドレープ □ ガーゼ □ スポンジスティック **造設ボタンキット** □ 造設ボタン □ エクステンダー □ グリップスター □ スペーサー **胃壁固定具** □ 穿刺補助具 □ 穿刺マーカ □ 縫合糸導入針 □ ループ導入針 □ 縫合糸導入針 □ インサータ **アクセサリー** □ 持続投与セット □ ボーラス投与セット □ カテーテルチップシリンジ	20 24	● 経鼻内視鏡でも造設が可能 ● 腹壁からの直接アプローチが可（カテーテルは口腔咽頭・消化管を通過しない） ● 太径のバンパー型ボタンが一期的に造設できる ● ダイレーターが胃後壁を損傷しないようにユニコーン型をしている

36 交換用 PEG カテーテル
バンパー・ボタン型

製品名（市販会社）	主な構成	カテーテルサイズ(Fr)	特徴
イディアルボタン（オリンパスメディカルシステムズ）	□ イディアルボタン □ オブチュレータ □ メジャリングデバイス □ 接続チューブ（栄養用／減圧用）	24	● オブチュレータによりドーム形状を直線化し，低侵襲な変換が可能 ● 半固形栄養剤注入も可
カンガルーボタンⅡ（日本コヴィディエン）	□ カンガルーボタンⅡ □ ガイドワイヤ □ グリップスター □ エクステンダー □ 持続投与セット □ ボーラス投与セット □ クリップ □ カテーテルチップシリンジ	20 24	● エクステンダー・グリップスターでの伸展ロックによりバンパーの抜去・挿入がスムース ● 投与セットで減圧が可能
Button〈ボタン〉（ボストンサイエンティフィック）	□ 胃瘻カテーテル □ オブチュレーター □ 直角・ストレートアダプター □ 減圧用チューブ □ 瘻孔メジャー	18 24 28	● ロープロファイルのため自己抜去が防げる
EndoVive Button Ⅱ（ボストンサイエンティフィック）	□ エンドビブボタンⅡ □ グリップスター □ エクステンダー □ 投与セット（接続用／ボーラス用）	20 24	● ロープロファイルで丸みのあるバンパーにより胃壁損傷を軽減 ● 大口径グロメットにより素早い交換が可能 ● 5 cm チューブ以外では半固形栄養剤の注入がしにくい

9 市販のPEGキット

37 交換用PEGカテーテル
バンパー・チューブ型

製品名（市販会社）	主な構成	カテーテルサイズ(Fr)	特徴
ガストロストミーキット（トップ）	□ フィーディングコネクター □ オブチュレーター □ 固定板	16 20 24	● オブチュレーターによりバンパーを流線型にできる
カンガルーバンパーGチューブ（日本コヴィディエン）	□ 交換用チューブ（20Fr） □ 挿入用エクステンダー □ 保持グリップ □ 体外固定具 □ 挿入用グリップスター □ クランプ □ 誤接続防止アダプタ □ はさみ □ 鉗子 □ 挿入用ガイドワイヤ □ ガーゼ	20	● ガイドワイヤーを使用 ● 折りたたみ・伸展ロック式バンパーによりバンパー径を細くできる ● ガイドワイヤー誘導下の変換が可能
ポンスキー N.B.R. カテーテル（メディコン）	□ 胃瘻カテーテル □ オブチュレータ	20	● ドーム部はX線不透素材を使用しており，留置後の位置確認や状態観察が容易 ● 胃瘻カテーテルの内部バンパーは，胃内留置に最適なドーム型形状
Securi-T〈セキュリーティー〉交換用キット（ボストンサイエンティフィック）	□ カテーテル本体 □ オブチュレーター	15 20 24	● T字バンパーでシャフト先端を直線化しスムーズな挿入可 ● 抜去時はそのままで抜くだけで瘻孔内を通過できる
交換用バンパーカテーテルガイドワイヤーセット（クリエートメディック）	□ ガイドワイヤー □ バンパー挿入用補助具 □ バンパーカテーテル	18 20	● ガイドワイヤー誘導下の変換が可能

38 交換用PEGカテーテル
バルーン・ボタン型

製品名（市販会社）	主な構成	カテーテルサイズ(Fr)	特徴
MIC-KEY バルーン・ボタン（キンバリークラーク）	□ MIC-KEY チューブ □ 接続チューブ（持続注入用／ボーラス注入用） □ ユニバーサルアダプター	14 16 18 20 24	● 外部ストッパー部分が，小さく低侵襲 ● 多彩なサイズバリエーション全62サイズ ● 瘻孔に挿入しやすいテーパー形状 ● 接続チューブ，シリンジなどが付属したキット ● より安全に配慮したDEHP Freeに移行中 ● 先端埋没型 略語 DEHP＝Di（2-ethylhexyl）phthalate（フタル酸ジ-2-エチルヘキシル）
GB胃瘻バルーンカテーテルボタン（ファイコン）	□ GBバルーンボタン □ アダプタ（逆止弁開口用） □ スタイレット □ フィーディング減圧チューブ（ストレート型／L字型）	12 14 16 18 20 22 24	● バルーンがリンゴ型に膨らみ，胃壁損傷を軽減 ● バルーンの水抜けが少ない ● 18Fr以上なら外径24.4 mm以下の内視鏡の挿入可
GB胃瘻バルーンカテーテルボタン型（ニプロ）	□ GB胃瘻カテーテル □ スタイレット □ フィーディング減圧チューブ（ストレート型／L字型） □ アダプタ（逆止弁開口用）	12 14 16 18 20 22 24	● リンゴ型バルーンのため胃壁損傷が軽減 ● バルーンの水抜けが少ない
胃瘻バルーンカテーテル〔スムーズボタン〕（メディコン）	□ スムーズボタン □ フィーディング・減圧チューブ（ストレート型／L字型） □ スタイレット □ アダプタ	14 16 18 20 24	● スタイレットに沿わせた，胃内へのカテーテル挿入が可能 ● カテーテル先端をテーパーカットしており，カテーテル挿入時にかかる瘻孔への負担を軽減 ● フィーディングチューブおよびカテーテル接続部は大口径に設計されているため，高粘度栄養剤や薬剤投与時の注入抵抗を軽減
CORFLO-CuBBy Button〈コーフロー・カビー・ボタン〉（ボストンサイエンティフィック）	□ カテーテル本体 □ フィーディングチューブ（ライトアングル／ボーラス）	12 14 16 18 20 24	● ペタル（花弁）デザインのカビーボタンにより負担軽減 ● 外部バンパーが点で接するので瘻孔周囲の皮膚への負担の軽減

9 市販のPEGキット

39 交換用PEGカテーテル
バルーン・チューブ型

製品名(市販会社)	主な構成	カテーテルサイズ(Fr)	特徴
イディアルバルーンカテーテル（オリンパスメディカルシステムズ）	□ カテーテル本体	12 14 16 18 20 22 24	●突出しない先端部のため胃壁損傷が軽減
胃瘻交換用カテーテル（クリエートメディック）	□ 胃瘻カテーテル □ 交換用ロッド	12 14 16 18 20 22 24	●バルーン先端が突出しているので胃壁を損傷することあり
胃瘻交換用カテーテル〔コンパクトタイプ〕（クリエートメディック）	□ 胃瘻カテーテル □ 交換用ロッド	14 16 18 20	●専用の固定板が付いている
胃瘻交換用カテーテル〔扁平バルーン〕（クリエートメディック）	□ 胃瘻カテーテル □ 交換用ロッド	12 14 16 18 20 22 24	●バルーン先端が突出しないので胃壁損傷が軽減

製品名	付属品	サイズ (Fr)	特徴
バードガストロストミーチューブ（メディコン）	□ 胃瘻カテーテル □ 潤滑剤	12 14 16 18 20 22 24	● 胃瘻カテーテルに目盛りがついており，円型の外部ストッパをスライドさせることでシャフト長を調整できる
CORFLO-DUAL GT〈コーフロ・デュアルGT〉（ボストンサイエンティフィック）	□ 胃瘻カテーテル □ 接続チューブ	12 14 16 18 20 22 24	● シンプルなデザイン
MIC G チューブ（キンバリークラーク）	□ チューブ本体	14 16 18 20 22 24	● 先端埋没型で胃壁損傷を軽減 ● サイドポートつき
MIC シングルポート G チューブ（キンバリークラーク）	□ バルーン	12 14 16 18 20 22 24	● チューブが広い ● チューブがソフトで患者さんに優しい ● 瘻孔に挿入しやすいテーパー形状 ● 先端埋没型

10 PEG造設後の管理

40	術後早期の管理	45	スキントラブル発生時の対策
41	術後早期の管理 術後早期の観察	46	ストッパーの管理
42	術後早期の管理 術後早期の処置	47	口腔ケア
43	術後早期の管理 感染の予防	48	入浴
44	スキンケア	49	経口摂取・運動など

40 術後早期の管理

● PEG造設術直後から瘻孔完成（2～3週）までの管理を図1に示した．

図1 PEG造設から瘻孔完成までの管理

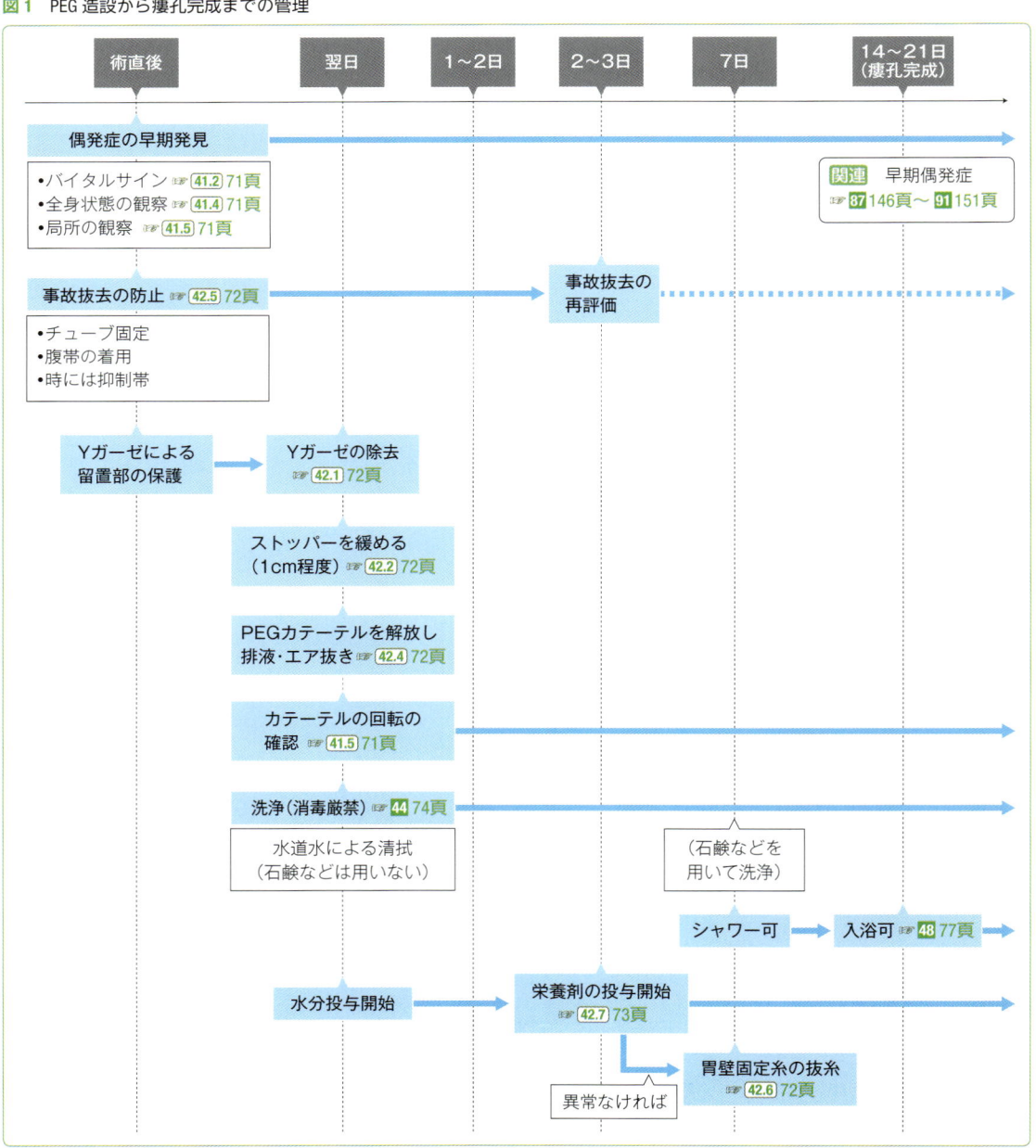

```
タイムライン: 術直後 → 翌日 → 1～2日 → 2～3日 → 7日 → 14～21日（瘻孔完成）

偶発症の早期発見
 ・バイタルサイン ☞ 41.2 71頁
 ・全身状態の観察 ☞ 41.4 71頁
 ・局所の観察 ☞ 41.5 71頁
  関連 早期偶発症 ☞ 87 146頁～91 151頁

事故抜去の防止 ☞ 42.5 72頁 → 事故抜去の再評価
 ・チューブ固定
 ・腹帯の着用
 ・時には抑制帯

Yガーゼによる留置部の保護 → Yガーゼの除去 ☞ 42.1 72頁

ストッパーを緩める（1cm程度）☞ 42.2 72頁

PEGカテーテルを解放し排液・エア抜き ☞ 42.4 72頁

カテーテルの回転の確認 ☞ 41.5 71頁

洗浄（消毒厳禁）☞ 44 74頁
 水道水による清拭（石鹸などは用いない）
 （石鹸などを用いて洗浄）
 シャワー可 → 入浴可 ☞ 48 77頁

水分投与開始 → 栄養剤の投与開始 ☞ 42.7 73頁
 異常なければ → 胃壁固定糸の抜糸 ☞ 42.6 72頁
```

41 術後早期の管理
術後早期の観察

41.1 鎮静後の覚醒状況のチェック
- 鎮静後の覚醒状況を確認する．

41.2 バイタルサイン（血圧，脈拍数，呼吸回数，血中酸素飽和度）
- PEG造設時に鎮静剤を使用しているため呼吸・血圧に注意が必要である．
- 高齢者が多いため鎮静剤を使用していなくとも呼吸停止，心停止などに注意する．

41.3 胸部・腹部所見（腹痛・腹部膨満感，呼吸状態など）
- 術創からの出血，腹膜炎，誤嚥性肺炎，栄養剤による胃食道逆流などによる誤嚥性肺炎の合併をすばやくチェックするため，腹部自発痛・圧痛・膨満感や呼吸状態，肺雑音などを注意深く観察する．

41.4 全身状態の観察
- 発熱の有無，出血，吐気，嘔吐，感染など．

41.5 局所の観察（胃瘻・皮膚・カテーテル）
①胃瘻・皮膚の状態（図2）
- 出血がない
- 発赤がない
- びらんがない
- 湿疹がない
- 痒みがない
- 感染や炎症の兆候がない（発赤・疼痛・熱感・硬結・排膿など）
- 壊死組織がない
- 過度な乾燥や湿潤がない
- 栄養剤や消化液の漏れがない　など

②カテーテルの状態（図3）
- 閉塞がない
- 破損がない
- 変形がない
- 抜けかけていない
- 埋没がない　など

図2　胃瘻と皮膚の状態

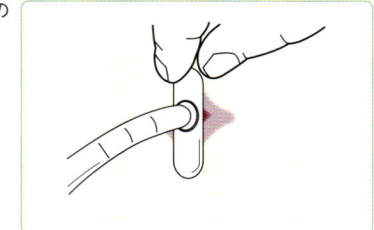

（胃瘻のスキンケアガイド（PEG）[1]より作成）

図3　カテーテルの状態

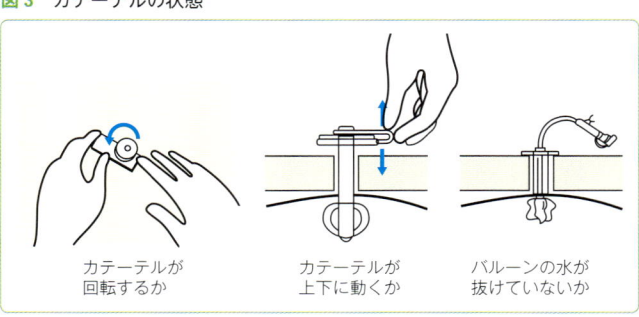

カテーテルが回転するか　　カテーテルが上下に動くか　　バルーンの水が抜けていないか

（胃瘻のスキンケアガイド（PEG）[1]より作成）

41.6 血液検査所見
- 貧血，炎症反応などに注意が必要である．

42 術後早期の管理
術後早期の処置

42.1　Yガーゼの除去
- 術直後は圧迫止血をかねてYガーゼを留置する．
- 留置部に出血所見がなければ術翌日Yガーゼを除去してカテーテルを開放状態とし，微温湯で瘻孔周囲を洗浄する．
- Yガーゼは使い続けると瘻孔部がいつまでも湿潤して清浄化が遅れ，感染を引き起こす恐れがある．
- Yガーゼの厚みのために胃内の内部ストッパーまたはバルーンが胃粘膜に食い込み，圧迫壊死を起こしうるので長期間の使用は禁物である（図4）．

図4　Yガーゼの危険性
- 瘻孔部がいつまでも湿潤していることで感染をまねく恐れがある
- Yガーゼの厚みで胃内のストッパーやバルーンが胃粘膜を押さえつけ圧迫壊死を起こす危険がある
- 外部ストッパー
- Yガーゼ
- 腹壁
- 胃壁
- 内部ストッパー

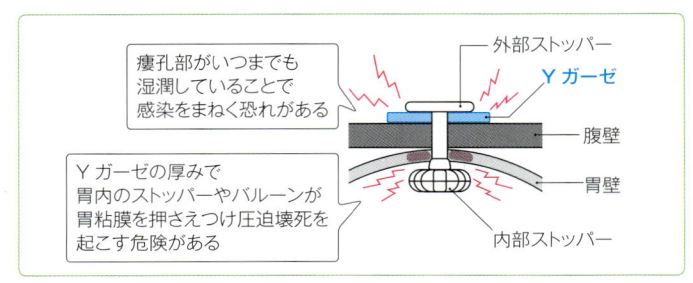

（岡田晋吾, 2010[2]）

42.2　ストッパーをゆるめる
- PEG造設直後には腹壁と胃壁の癒着を促すためにストッパーをきつく締めているが，長期に及ぶと局所の血流障害につながるので，術後1〜2日目にはストッパーと皮膚面が1.0〜1.5 cmになるよう緩める．

42.3　スペーサーディスクの取り外し
- ボタンタイプでリング状のスペーサーディスクが付いている場合は術後1〜2日で順次取り外す．

42.4　PEGカテーテルの開放
- 留置部を観察（止血状態，ガーゼの汚染具合）し，出血がなければPEGカテーテルを翌日開放し必要に応じて排液とエア抜きを適宜行う．
- 開放したPEGカテーテルはドレーン排液バッグに接続しておくとよい（図5）．

図5　ドレーン排液バッグ
- ドレーン排液バッグ 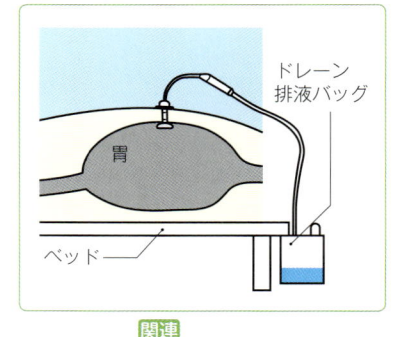
- 胃
- ベッド

42.5　事故抜去の防止
- テープ固定や腹帯の着用（場合によっては抑制帯を使用する）など事故抜去の予防・対策を行う．

関連
事故抜去 ☞ 98 158頁

42.6　胃壁固定糸の抜糸
- 術後7〜10日目ぐらいまでに抜糸．

42.7 輸液・栄養補給

- PEG 造設の際は一時的に絶飲絶食となるため，必要水分量を輸液するが，高カロリー輸液は必要としない．
- PEG 造設翌日から水分の注入を，造設 2～3 日後からは栄養剤の注入を開始し，それに応じて輸液を漸減する．

関連
栄養剤投与の実際
☞ 63 113頁～ 69 123頁

42.8 酸分泌対策

- プロトンポンプ阻害剤（PPI）の投与により PEG 造設後の消化管出血を減少させるというエビデンスはない．制酸剤の投与は不必要と考えられている．
- ただし，逆流性食道炎や潰瘍性病変の発症時やバイアスピリンなどの抗血小板薬，NSAIDs を併用している場合には制酸剤を投与する．
- 潰瘍の予防には粘膜保護薬を使用する．

43 術後早期の管理
感染の予防

43.1 洗浄

- 皮膚の pH は弱酸性であるが瘻孔からの粘液はアルカリ性で，皮膚表面がアルカリ性に傾くと常在菌の繁殖を促し感染をきたすため洗浄が大切である．
- 洗浄は，スキントラブルや感染の予防に有用のため，術後翌日より 1 週間は，少なくとも 1 日 1 回，滲出液の量などの状態に合わせて 1 日数回施行する．
- 発熱や膿がある場合はこまめに洗浄し，壊死物質の除去を早期に行う．
- 圧痛が強く，膿の貯留が疑われるときは，切開・排膿を行う．

関連
PEG カテーテルの洗浄
☞ 69.1 123頁

日常ケア
☞ 44.3 74頁

43.2 局所圧迫の解除

- PEG カテーテルによる圧迫が続くと感染を悪化させるため圧迫を解除する．

関連
ストッパーをゆるめる
☞ 42.2 72頁

43.3 抗生物質の使用

- 抗生物質は PEG 造設前には，ペニシリン系か，あるいは第一世代または第二世代のセフェム系（CEZ，CTM，CMZ など）を予防的に投与する．
- 術後は抗生物質の投与は原則的には不要と考えられるが，術後 2～3 日間創部感染と誤嚥性肺炎の予防のため抗生物質を投与している施設もある．
- 創部に発赤や腫脹があって局所感染が疑われる場合や，発熱や喀痰，気道内分泌物の増量など誤嚥性肺炎が疑われる際には，最小限で用いる．

関連
誤嚥性肺炎 ☞ 93 153頁

44 スキンケア

- 胃瘻・皮膚・カテーテルの状態の観察は術直後より始めスキンケアや栄養注入時などに1日1回以上行う．
- スキンケアは毎日行う．

関連
局所の観察 ☞ 41.5 71頁

44.1 PEG造設直後

- 腫脹，熱感，疼痛があるため1週間程度は石鹸などの洗浄剤は使用せず微温湯で洗浄し，洗浄後は自然乾燥させる．滲出量が多いときは1日数回施行する．

44.2 術後早期

- 瘻孔が胃から皮膚に開口しているため多少の粘液の滲出が認められる．毎日微温湯による洗浄を続ける．

44.3 日常ケア

a スキンケアの実際

手順
1. ガーゼなどに皮膚洗浄剤（弱酸性〔皮膚pHに近いもの〕で低刺激の洗浄剤）をつけ，泡立てておく
2. 瘻孔周囲の皮膚を洗う．特に付着した粘液の滲出液は十分取り除く
3. 皮膚洗浄剤が残らないよう拭き取るか洗い流す
4. 乾いたガーゼで水分を完全に拭き取る
5. スキンケア後，ストッパーを毎日少しずつ回転させる
   ▶ 同一部位への圧迫を防ぐため．
6. 瘻孔部は通常はそのままに放置して可

- ドライヤーなどを用いると低温やけどやスキントラブル，カテーテルの破損の原因となる．
- 消毒はPEG造設時には行うが，術後はむしろ傷の治癒を遷延させるため不要とされる．
- 1日1回が原則（1回以上施行すると皮脂を必要以上に取り去り，スキントラブルとなる）．

b 入浴ができない場合

- 泡立てと洗浄後の洗い流しが不要な弱酸性の洗浄剤（表1）を用いるとよい．

表1 泡立てと洗浄後の洗い流しが不要な洗浄剤の例

商品名	pH	特徴
リモイスクレンズ（アルケア）	5.0〜5.5	・リモイスクレンズの天然オイルで汚れを浮き上がらせ拭き取るだけで洗浄できる ・水を使用する洗浄に比べ短時間で洗浄可
セキューラCL（スミス・アンド・ネフューウンドマネジメント）	5.2	・使いやすいポンプ式容器 ・汚れの付着したところにスプレーし，ガーゼなどで拭き取る．その後濡れタオルで拭き取り乾かす

c 綿棒を用いた洗浄
- 瘻孔とストッパーとの距離が短い場合は綿棒を用い洗浄した後，洗浄用ボトルを用い洗い流す．

44.4 予防的スキンケア

- 毎日の観察により早期に異常・変化を発見し，スキントラブルを防ぐよう予防的ケアを行うことが大切である[1]．

a ストッパーや胃壁固定糸の圧迫による発赤・疼痛がみられる場合
- 放置すると血流障害が進み潰瘍，壊死，感染を惹起する．
  - **対策**
    - 抜糸・ストッパーを緩め圧迫の原因を除去
    - 局所の十分な洗浄
      - ▶ 微温湯・生理食塩液にて毎日洗浄
    - 瘻孔縁や皮膚への刺激を軽減
      - ▶ スポンジなどを用いてチューブを垂直に立てる
      - ▶ ストッパーを一定の方面に倒して固定しない
      - ▶ ストッパーを毎日回転させる

b 発汗による皮膚の湿潤
- 夏季，入浴後などに生じる．瘻孔部をそのままガーゼなどで覆っておくと細菌が繁殖しスキントラブルとなる．
  - **対策**
    - 衣服の取り替え
      - ▶ 通気性・吸収性に富む綿素材の下着を着用する
      - ▶ 発汗後は下着を早目に取り替える
    - スキンケア
      - ▶ シャワー，入浴を頻回にする
      - ▶ ガーゼ使用時は，濡れたガーゼは速やかに交換する

c 粘液付着による汚れ
- 瘻孔から出た粘液を放置すると乾燥し，取り除きにくくなる．無理に取ろうとすると出血することがある．
  - **対策**
    - 湿ったガーゼや白色ワセリンを瘻孔部に付け湿潤させて除去する
    - 入浴・シャワー時に丁寧に洗い除去する

d 滲出液が多い場合
- 滲出液が多いだけであれば，洗浄の回数を増やすだけで十分であるが，その際も水分をしっかり拭き取って，できるだけ乾燥させることに努め，ガーゼでの保護は控える．
- 滲出液が少ない場合は，こより状にしたティッシュペーパーをカテーテルのあそびの部分に巻いておき，汚染の程度を見ながら適宜交換するとよい．

関連 こよりティッシュ 参考 87 図5 147頁

e 栄養剤・消化液の漏れ
87 146頁を参照．

45 スキントラブル発生時の対策

45.1 瘻孔周囲の炎症
88 148頁を参照.

45.2 過剰肉芽
97 156頁を参照.

46 ストッパーの管理

- ストッパーの管理が適切に行われないときや体重増加によりストッパーが埋没したときには，外部ストッパーの圧迫による皮膚潰瘍，内部ストッパーによる胃壁圧迫による胃潰瘍発生やバンパー埋没症候群を惹起する．

関連
バンパー埋没症候群
94 154頁

対策

①ストッパーの長さを調整
- ストッパーを緩める（チューブタイプ）かサイズの長いものに変更（ボタンタイプ）する．
- 体重増加時には体重コントロールを厳密に行う．

②PEG カテーテルを適切に固定する
- バンパーから外部ストッパーまでのカテーテル長の「あそび」をチェックする．長すぎるとバンパーの粘膜への不要な摩擦が生じて潰瘍形成をきたす．短かすぎると虚血を生じ瘻孔部が壊死する．
- カテーテルの回転をチェックする．スキンケアの後，カテーテルを毎日少しずつ回転させ，同一部位への圧迫を防ぐ．回転させておかないとバンパー埋没症候群を惹起する．栄養改善により皮下脂肪が厚くなったときは注意する．
- カテーテルが垂直になっているかチェックする．外部ストッパーの不適切な圧迫により皮膚障害，瘻孔拡大などが生じる．
- カテーテルを垂直にするためには厚さ 2 cm 程度のスポンジに切れ込みをいれチューブを皮膚に対し垂直に立てるようにするとよい（図 6）．
- 図 7 に理想的な瘻孔と PEG カテーテルの固定を示した．

図 6 カテーテルを垂直にするための工夫

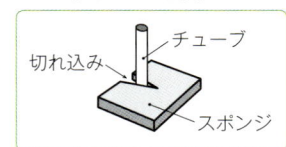

図 7 理想的な瘻孔と PEG カテーテルの固定

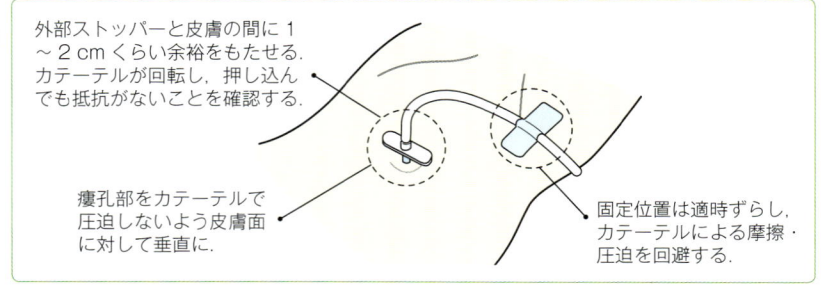

外部ストッパーと皮膚の間に 1～2 cm くらい余裕をもたせる．カテーテルが回転し，押し込んでも抵抗がないことを確認する．

瘻孔部をカテーテルで圧迫しないよう皮膚面に対して垂直に．

固定位置は適時ずらし，カテーテルによる摩擦・圧迫を回避する．

③スキンケア
- ストッパーの下に厚いガーゼを当てない．

47 口腔ケア

- 口腔ケアは誤嚥性肺炎を予防するとともに唾液量を保ち，口内環境を維持するために重要である．
- 口腔内が不衛生であると常在菌が増加するため，口腔内細菌を減少させるための十分な口腔ケアは必須である．

関連
誤嚥性肺炎 ☞ 93 153頁

47.1 口腔ケアの手順

手順

1 姿勢の確認
- 座位・半座位・側臥位いずれでも可．
- 仰臥位のままのときは頭部を前屈または右・左いずれかに傾ける．
- 麻痺があるときは麻痺側を上にすると誤嚥が少なくなる．

2 うがい

3 ブラッシング
- 経口摂取していなくとも必ず行う．
- 歯垢の付きやすい「歯頸部・歯間部」を中心に行う．

4 粘膜ケア
- 湿らせたガーゼやスポンジで口腔内をやさしく拭き取る．歯は歯ブラシでブラッシングする．
- 舌だけでなく上顎，頬の内側，上下の唇にも行う．

5 うがい

48 入浴

- 術後1週間後ごろからシャワー開始．
- 特に問題がなければ積極的に入浴し，清潔を保持することが望ましい．
- 入浴の際は，瘻孔部を露出した状態で湯に浸かってよく，ドレッシング材などを使用する必要はない．
- 腹圧があるため入浴したりシャワーをかけても，瘻孔から胃内に湯や洗剤が入ることはなく，湯船にも浸かることができる．
- カテーテルをクランプ栓で止め，家庭用石鹸を用いて瘻孔周囲の皮膚を丁寧に洗う．
- 洗浄後よく洗い流すことが大切である。洗浄剤の成分が残っていると栄養剤や粘液，汗などと反応し化学的刺激を生じスキントラブルの原因となる．
- 入浴後はタオルで水分をよく拭き取り，自然乾燥させる．
- 瘻孔と外部ストッパーの距離が短いときには綿棒やカット綿，ティッシュペーパーなどで拭き取る．
- ドライヤーはカテーテルを損傷させることがあるため，瘻孔部には使用しない．

49 経口摂取・運動など

- PEG 造設後であっても経口摂取は問題ない.
- 疾患や治療による制限がなければ,患者の嗜好により経口での食事を行い,不足する栄養を PEG カテーテルで補うことも可能である.
- 病状が改善し十分な経口摂取ができるようになれば,PEG カテーテルの抜去を選択する.
- 瘻孔完成後は運動の制限はない.必要によって運動やリハビリテーションで患者の身体的および精神的な QOL の向上に努める.

関連
PEG カテーテルの抜去
79 139頁〜 83 142頁

文献
1) 松原康美:胃瘻のスキンケアガイド(PEG).オリンパスメディカルシステムズ
2) 岡田晋吾(監修):病因から在宅まで PEG(胃瘻)ケアの最新技術.照林社,2010
3) 合田文則(編著):胃ろう PEG 管理のすべて 胃ろう造設からトラブル対策まで.p119,医歯薬出版,2010

11 栄養アセスメントと経腸栄養管理

50	栄養管理計画書
51	栄養サポートチーム加算と栄養治療実施計画
52	栄養アセスメント
53	栄養アセスメント 身体計測パラメーター
54	栄養アセスメント 主観的包括的評価（SGA）
55	栄養アセスメント 血液・生化学パラメーター
56	必要とする栄養素量の設定
57	予後推定栄養指数（PNI）

- PEG造設は，現に栄養障害があるか栄養管理をしなければ栄養障害をきたす患者に対して実施されるので，栄養管理体制を確保し，栄養管理サポートチーム加算を算定する．

50 栄養管理計画書

- 施設基準を満たし，患者の入院時に患者ごとの栄養状態の評価を行い，医師，管理栄養士，薬剤師，看護師その他の医療従事者が共同して，入院患者ごとの栄養状態，摂食機能および食形態を考慮した栄養管理計画（書）（図1，81頁）を作成する．

50.1 栄養管理の内容

①入院患者ごとの栄養状態に関するリスクを入院時に把握する（栄養スクリーニング）．
②栄養スクリーニングを踏まえ栄養状態の評価を行い入院患者毎に栄養管理計画（別添6の別紙23またはこれに準じた様式，図1，81頁）を作成する．
③栄養管理計画には栄養補給に関する事項（栄養補給量，補給方法，特別食の有無など），栄養食事相談に関する事項（入院時栄養食事指導，退院時の指導の計画など），その他栄養管理上の課題に関する事項，栄養状態の評価の問題などを記載する．
④医師またはその指導下に管理栄養士，看護師などが栄養管理計画を入院患者に説明し，計画に基づき栄養管理を実施する．
⑤栄養状態を定期的に評価し，必要に応じて栄養管理計画を見直す．

50.2 管理の実際

- 栄養状態を定期的に評価し，必要に応じて当該計画を見直し，退院時および終了時には，総合的評価を行う．大阪府立成人病センターにおいても，栄養状態を総合的に判断し，問題がある患者はNST（栄養サポートチーム）にまわり，チーム医療として栄養療法を検討している．

略語 NST＝nutrition support team

50.3 注意事項

- 栄養管理実施加算▶が廃止となったが，決して前述の栄養管理計画書を作成しなくていいのではなく，入院患者に対し栄養状態を評価し，栄養管理を行うことは当然の診療行為である．これらのことが行えていないと判断された場合は，入院基本料の返還もあり得ると捉えるべきである．
- 入院診療計画書に「特別な栄養管理の必要性」が無と明記された患者に限り，栄養管理計画の作成を行わなくてよい．ただし，その場合はカルテに栄養状態が良好であり，かつ良好状態で推移すると判断できる根拠を記載しておくことが必要である．

▶**栄養管理実施加算の包括**
平成18年以来，「栄養管理実施加算（1日につき12点）」が算定されてきたが，多くの医療機関で算定していることから，平成24年より加算の要件を入院基本料・特定入院料の要件として包括し栄養管理実施加算を削除し，入院基本料・特定入院料の評価を11点引き上げることとなった．

51 栄養サポートチーム加算と栄養治療実施計画

51.1 栄養サポートチーム加算とは

- 栄養サポートチーム加算は，栄養障害の状態にある患者や栄養管理をしなければ栄養障害の状態になることが見込まれる患者に対し，患者の生活の質の向上，原疾患の治癒促進および感染症等の合併予防等を目的として，栄養管理に係る専門的知識を有した多職種からなるチーム（栄養サポートチーム）が診療することを評価したものである．
- 平成 22 年度の診療報酬改定で，週 1 回 200 点の算定が認められている．
- 平成 24 年度の診療報酬改定では，算定可能の基準を緩め，より一層の「チーム医療」の促進の取り組みが強化された．
- 栄養サポートチームによるカンファレンスおよび回診の結果をふまえ，患者の治療を担当する保険医・看護師などと共同の上，栄養治療実施計画（別紙様式 5 またはこれに準じた様式，図 2）を作成する．

51.2 栄養サポートチーム加算の算定基準

- 栄養管理計画を策定している患者のうち，次のいずれかに該当するものについて算定できる．
  ① 栄養スクリーニングで血中アルブミン値が 3.0 g/dL 以下で栄養障害を有すると判定された患者
  ② 経口摂取または経腸栄養への移行を目的として現に静脈栄養法を実施している患者
  ③ 経口摂取への移行を目的として現に経腸栄養法を実施している患者
  ④ 栄養サポートチームが，栄養治療により改善が見込めると判断した患者

51.3 栄養サポートチーム加算算定の施設基準

- 栄養サポートチーム加算を算定できるようにするためには，厚生労働大臣が定める施設基準を満たし，地方厚生局長に届出を出すことが必要．
  ① 栄養管理に係る診療を行うにつき，十分な体制が整備されている．
  ② 対象患者について，栄養治療実施計画（別紙様式 5 またはこれに準じた様式，図 2）を作成するとともに，当該計画が文書により交付され，説明がされるものである．
  ③ 栄養管理に係る診療の終了時に栄養治療実施報告書（別紙様式 5 またはこれに準じた様式，図 2）を作成するとともに，当該報告書が文書により交付され，説明がされるものである．
  ④ 病院勤務医の負担の軽減および処遇の改善に資する体制が整備されている．

図1　栄養管理計画書

別紙２３

栄養管理計画書

計画作成日　　　.　　.

フリガナ
氏　名　　　　　　　　　　殿　（男・女）　　病　　棟
明・大・昭・平　　年　　月　　日生（　　歳）　　担 当 医 師 名
入院日；　　　　　　　　　　　　　　　担当管理栄養士名

入院時栄養状態に関するリスク

栄養状態の評価と課題

栄養管理計画

目標
栄養補給に関する事項
栄養補給量 ・エネルギー　　　kcal　・たんぱ ・水分　　　　　　・ ・　　　　　　　　・
栄養食事相談に関する事項
入院時栄養食事指導の必要性　□ 栄養食事相談の必要性　□ 退院時の指導の必要性　□ 備考
その他栄養管理上解決すべき課題
栄養状態の再評価の時期　　実施
退院時及び終了時の総合的評価

(別紙様式5)

栄養治療実施計画　兼　栄養治療実施報告書

患者氏名		患者ID		性：男・女	年齢	歳	入院日	年　月　日
病棟		主治医		NST患者担当者			初回回診日	年　月　日
NST回診実施者名	医師		看護師		薬剤師		管理栄養士	
NST回診実施者名	歯科医師 歯科衛生士		臨床検査技師		PT・OT・ST MSWほか		NST専従者氏名	
現疾患			褥瘡	なし あり（　　）	嚥下障害	なし あり（　　）	前回回診日	年　月　日
その他の合併疾患※1			感染症	なし あり（　　）	社会的問題点	なし あり（　　）	回診日	年　月　日
身長	cm	現体重	浮腫 有□ 無□ Kg	BMI:	標準体重(BMI=22)	Kg	通常時体重	Kg
栄養評価	主観的栄養評価	アルブミン(g/dL)	リンパ球数(　/mm3)	ヘモグロビン(g/dL)	中性脂肪(mg/dL)	トランスサイレチン(TTR：プレアルブミン)(mg/dL)		総合評価(栄養障害の程度)
	良・普通・悪	検査日　月　日	検査日　月　日	検査日　月　日	検査日　月　日	検査日　月　日	検査日　月　日	良・軽度・中等度・高度
前回との比較	改善・不変・増悪	改善・不変・増悪	改善・不変・増悪	改善・不変・増悪	改善・不変・増悪	改善・不変・増悪	改善・不変・増悪	改善・不変・増悪

栄養管理法

経口栄養	□ 普通食　□ 該当無し □ 咀嚼困難食 □ 嚥下障害食 （濃厚流動食・経腸栄養剤）	経腸栄養※2	□ 該当無し □ 経鼻（　　） □ 胃瘻（　　） □ 腸瘻（　　）	経静脈栄養	□ 末梢静脈栄養　□ 該当無し □ 中心静脈栄養 （鎖骨下・ソケイ部・PICC・リザーバー）
栄養投与法の推移（前回との比較） （例：経腸栄養 → 経口栄養、経口栄養 → 中心静脈栄養）			□無 （　　　）→（　　　）		

投与組成・投与量（該当無しの場合□にチェックを入れること）

	水分量(ml/日)	エネルギー(kcal/日)	たんぱく質・アミノ酸(g/日)					
前回栄養管理プラン※3	□無	□無	□無	□無	□無	□無	□無	□無
実投与量	□無	□無	□無	□無	□無	□無	□無	□無
投与バランス※4	□無	□無	□無	□無	□無	□無	□無	□無
新規栄養管理プラン	□無	□無	□無	□無	□無	□無	□無	□無
栄養管理上の注意点・特徴※5								

活動状況・評価

他チームとの連携状況	嚥下障害チーム（あり　なし）	褥瘡対策チーム（あり　なし）	感染対策チーム（あり　なし）	緩和ケアチーム（あり　なし）	その他のチーム（　　チーム）
治療法の総合評価※6 【　】 ①改善 ②不変 ③増悪	【評価項目】※7 1. 身体的栄養評価：　改善度　5・4・3・2・1（改善項目：　　） 2. 血液学的栄養評価：改善度　5・4・3・2・1（改善項目：　　） 3. 摂食・嚥下状態：　改善度　5・4・3・2・1 4. 褥瘡：　　　　　　改善度　5・4・3・2・1 5. 感染・免疫力：　　改善度　5・4・3・2・1 6. 7.		コメント※8【入院中・転院・退院】：		

※1：褥瘡・嚥下障害・感染症以外で、栄養管理に際して重要と思われる疾患を優先的に記載すること。
※2：投与速度と形状（半固形化の有無など）を含めて記載すること。
※3：初回時には記載を要しない。
※4：必要に応じ患者及び家族等に確認し、提供している食事・薬剤のみではなく、間食等の状況を把握した上で、体内へ入った栄養量を記載するよう努めること。
※5：栄養管理の上で特に注意を要する点や特徴的な点を記載すること。
※6：栄養療法による効果判定を総合的に行うこと。【　】内には、①～③のいずれかを記載すること。
※7：評価項目中変化があった項目を選択し、程度を「5：極めて改善」「4：改善」「3：不変」「2：やや悪化」「1：悪化」の5段階で記載すること。また、改善項目の詳細も記載すること。なお、必要に応じて項目を追加しても構わない。
※8：治療評価時の状況として「入院中」「転院」「退院」のうちいずれか一つを選択し、栄養治療の効果についての補足事項や詳細を記載すること。特に、「転院」又は「退院」の場合にあっては、患者及び家族に対して今後の栄養管理の留意点等（在宅での献立を含む。）について丁寧な説明を記載するとともに、転院先又は退院先で当該患者の栄養管理を担当する医師等に対し、治療継続の観点から情報提供すべき事項について記載すること。

図2　栄養治療実施計画　兼
栄養治療実施報告書

52　栄養アセスメント

- ある対象を評価するにあたり，現時点および将来的な栄養状態をできる限り正確に推測し，栄養療法に十分な治療効果を出すため「栄養アセスメント」は重要な医療行為といえる．
- 医師をはじめ，看護師，薬剤師，臨床検査技師，管理栄養士等において，正しく認識され，患者に適切な栄養療法を行えるようにしなければならない．
- 以下，「栄養治療実施計画」（図2，81頁）に記載されたパラメーターに沿って説明する．

53　栄養アセスメント　身体計測パラメーター

- 簡便かつ安価な手段であり，栄養管理を必要とする患者の選択や栄養療法の効果を客観的に評価することが可能である．

53.1　身長

- 身長は，栄養評価を行う上で基本となる身体計測である．
- 重症患者などで立位をとることができない場合は，臥位で測定するか膝高法[1]などを用いて推測する（図3A）．
- 膝高法による推測も不可能な場合は，まっすぐ腕を伸ばした姿勢での正中線から中指の先端までの距離，デミスパンにより推測することが可能である（図3B）．

図3　直接身長が測定できない場合の評価法

A　宮澤による膝高法

①移動ブレードを，測定する脚の大腿前部の膝蓋骨から約5cm上がったところに固定する．
②膝高計のシャフトが脛骨と平行になり，かつ外くるぶし（外果）を通ることを確認する．

身長を推定する計算式

男性：64.02＋（膝高×2.12）－（年齢×0.07）±3.43（cm）
女性：77.88＋（膝高×1.77）－（年齢×0.10）±3.26（cm）

単位：推定身長（cm），膝高（cm），年齢（歳）

B　デミスパンによる身長の推測

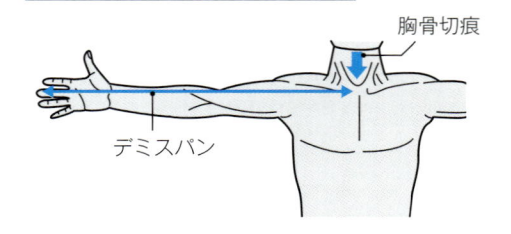

胸骨切痕
デミスパン

デミスパンを用いた身長の推測

男性：（1.40×デミスパン(cm)）＋57.8(cm)
女性：（1.35×デミスパン(cm)）＋60.1(cm)

（宮澤　靖，2009[1]）

53.2 体重

- 体重は，栄養アセスメントを行う上で，きわめて重要な情報である．
- 測定した体重は，理想体重（IBW）に対する割合（%IBW）や通常体重（UBW）に対する割合（%UBW）などを参考に評価する（表1）．

  理想体重（kg）＝身長（m)^2 × 22.0
  通常体重（kg）＝ 6 ～ 12 カ月間安定している体重
  　　　　　　　　（一般的には健常時体重を指す）

- 立位がとれない患者や寝たきりの患者の体重測定には
  ① 車いす体重計（図4A）
  ② ストレッチャースケール（図4B）
  ③ クリアリフトスケール（図4C）
  などが簡便かつ正確である．

表1　体重減少（%UBW, %IBW）と栄養状態の評価の基準

栄養状態	%UBW	%IBW
正常	＞ 90	＞ 90
軽度栄養不良	85 ～ 90	80 ～ 90
中等度栄養不良	75 ～ 84	70 ～ 79
極度栄養不良	＜ 75	＜ 70

$$\%UBW = \frac{現在の体重（kg）}{通常体重：UBW（kg）}$$

$$\%IBW = \frac{現在の体重（kg）}{理想体重：IBW（kg）}$$

（日本人の新身体計測基準値 JARD2001[2]）

略語
IBW ＝ ideal body weight
UBW ＝ usual body weight

図4　体重計

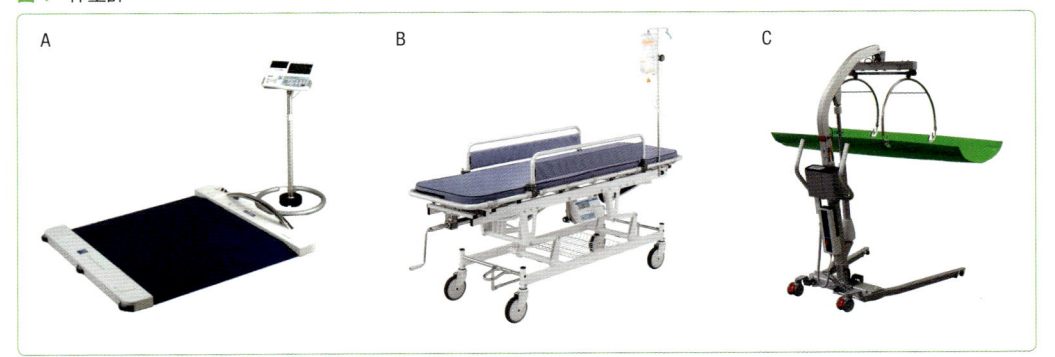

（画像提供　A：タニタ，B：エー・アンド・デイ，C：バイオ・インターナショナル）

- 体重は極力実測することが望ましいが，まったく不可能な場合には身体計測から体重を推定する．

  宮澤による膝高法：体重を推定する計算式（単位：kg）
  男性：（1.01 ×膝高）＋（AC × 2.03）＋（TSF × 0.46）＋（年齢× 0.01）－ 49.37
  女性：（1.24 ×膝高）＋（AC × 1.21）＋（TSF × 0.33）＋（年齢× 0.07）－ 44.43
  単位：膝高（cm），AC（上腕周囲：cm），TSF（上腕筋囲：mm），年齢（歳）

関連
測定法（宮澤による膝高法）
☞ 53.1 図3　82頁
AC（上腕周囲）☞ 71.1 127頁
TSF（上腕筋囲）☞ 71.2 127頁

53.3 BMI

BMI ＝体重（kg）／身長（m)^2

略語　BMI ＝ body mass index

- BMI は本来肥満の程度を簡便に知るための肥満指標であるが，BMI が 18.5 未満なら「低体重」と判定される（表2）．

表2　BMI と栄養状態の評価の基準

BMI	分類
＜ 18.5	低体重
18.5 ～ 24.9	正常体重
25.0 ～ 29.9	過体重
30.0 ～ 34.9	肥満（Ⅰ度）
35.0 ～ 39.9	肥満（Ⅱ度）
40 ≦	肥満（Ⅲ度）

（日本肥満学会，WHO による基準）

54 栄養アセスメント
主観的包括的評価（SGA）

- 医療従事者が主観的に患者の現在の栄養状態の評価を行い，摂取栄養の過不足，疾患の有無の判定を行うもの[3]で，静的栄養評価▶に有効である．
- 評価者が，病歴・身体症状について（表3）主観的に考慮して，「栄養状態良好」「中等度栄養不良」「高度栄養不良」の3段階の評価を行う[4]．

略語 SGA＝subjective global assessment

▶**静的栄養評価**
static nutritional assessment
個々人から得られた計測値（測定値）を基準値（標準値）と比較してある一時点の栄養状態を評価・判定する．

動的栄養評価
dynamic nutritional assessment
身体計測値の経時的な変化を観測することによって，栄養状態の変化を評価し，栄養療法の効果判定に用いられる[5]．

表3 主観的評価的包括項目

病歴	身体症状
・体重の変化 ・食物摂取習慣の変化 ・消化器症状 ・機能性（活動性）の低下 ・疾病によるストレスでの代謝必要量の増加　　　など	・皮下脂肪の喪失 ・筋肉の喪失 ・下腿浮腫 ・仙骨部浮腫 ・腹水　　　　　　　など

- SGAは患者に最も身近に接する看護師により評価されることが多く，また，他の医療従事者より信憑性が高いといえる．

図5 SGAのためのシート
栄養治療実施計画の主観的栄養評価の一例．

```
                                                    SGA sheet
 A. 患者の記録
 1. 体重の変化    過去6ヶ月の体重減少：___kg、減少率（％）：___％
                 過去2週間の変化：□増加　□変化なし　□減少（___kg）

 2. 食物摂取の変化  □変化なし　□変化あり
                 変化の期間：___週（_____）
                 食べられるもの：□固形食　□完全液体食
                              □水分　　□食べられない

 3. 消化器症状   □なし　□悪心　□嘔吐　□下痢　□食欲不振
                その他：

 4. 機能状態    機能傷害：□なし　□あり
                持続期間：___週
                タイプ：□日常生活可能　□歩行可能　□寝たきり

 5. 疾患および栄養  初期診断：
    必要量の関係   代謝需要（ストレス）：
                 □なし　□軽度　□中等度　□高度

 B. 身体症状
    ■皮下脂肪の減少（三頭筋、胸部）
    ■筋肉減少（四頭筋、三角筋）
    ■下腿浮腫
    ■仙骨部浮腫
    ■腹水

 C. 主観的な包括的評価
    □栄養状態良好　□中等度の栄養不良　□高度の栄養不良
```

（井上善文, 2010[6]）

55 栄養アセスメント 血液・生化学パラメーター

- 血液などの生化学検査を実施することにより，より細やかな栄養評価が可能となる．以下に主要なものを列挙する．

55.1 アルブミン (Alb)

略語 Alb＝albumin

- 最も重要な蛋白栄養状態の指標である．半減期は約14〜21日と長いため，慢性疾患や代謝変動が遅い患者の栄養状態や予後の評価に有用であり，静的栄養評価の指標と位置づけられる[7]．
- しかし慢性の栄養障害で極端なるいそうを示す病態や，ネフローゼなどの蛋白を漏出する疾患やアルブミンを投与している病態などでは血清アルブミン値による評価が困難となる．

表4 アルブミンの判定基準（単位：g/dL）

蛋白栄養障害		
基準値	3.5〜4.9
軽度	3.1〜3.4
中等度	2.5〜3.0
高度	2.4以下

（岡田晋吾, 2010[8]）

55.2 総リンパ球数 (TLC)

略語 TLC＝total lymphocyte count

- 低栄養状態や異化状態では，免疫細胞の合成低下により，液性ならびに細胞性免疫能が低下する．免疫応答のコントロールの中心はリンパ球にあり，総リンパ球数は免疫能評価に用いられ，静的栄養評価指標と考えられる．

総リンパ球数(/μL)＝白血球数(/μL)×リンパ球分画(%)/100

- 血液疾患，慢性腎不全，癌などでは原疾患そのものの影響でTLCは変動する可能性がある．
- 全身性エリテマトーデスやウイルス感染，胸管ドレナージ，蛋白漏出性胃腸症，急性細菌感染，ストレスなどの病態や白血球数の変動する治療（放射線照射・化学治療・ステロイド投与など）では評価の対象にならないことがある．

表5 総リンパ球数よりみた栄養障害の判定基準

栄養障害の程度	TLC (/μL)
軽度	1,200〜2,000
中等度	800〜1,199
高度	< 800

（コメディカルのための静脈経腸栄養ハンドブック, 2008[9]）

55.3 ヘモグロビン (Hb)

略語 Hb＝hemoglobin

正常値：成人男性13〜16 g/dL，成人女性12〜15 g/dL，男女差がある[10]

- 貧血によりヘモグロビン濃度が低下すると，血液の酸素運搬能が著しく低くなり，多くの臓器や組織が酸素欠乏状態に陥る．
- 貧血の最大の原因は鉄分の不足によってヘモグロビンが不足する鉄欠乏性貧血であり，貧血症の約90％を占める．

表6 ヘモグロビンの異常値から考えられる疾患・症状

高値	低値
・鉄欠乏性貧血	・赤血球増加症
・再生不良性貧血	・真性多血症
・巨赤芽球性貧血	・脱水症状

55.4 中性脂肪 (TG)

略語 TG＝triglyceride

正常値：45〜15 mg/dL

- 中性脂肪はグリセロールの脂肪酸エステルでありモノグリセリド，ジグリセリド，トリグリセリドの総称である．
- 電荷が中性であるので中性脂肪と称され，血清中の中性脂肪のほぼ95％がトリグリセライド（TG）である．

- TGはエネルギーの運搬と貯蔵，また皮下脂肪として保温や生体の保護を行っている．
- TGは腸管で吸収され，カイロミクロンの形で肝臓へ転送され，一方内因性TGは肝臓で脂肪酸とグリセロールから生合成され，VLDLの形で血液中へ移行する．血清TGは脂質の過剰摂取，飲酒，運動不足などで増加する．

略語 VLDL＝very low-density lipoprotein（超低比重リポ蛋白）

- 検査値は男性の方が若干高く，小児期に低く，加齢とともに上昇する．食事の影響を受けやすく，食後高値となる．また，生理的に変動しやすく，運動で低下するなどの特徴がある．
- 日本では150 mg/dL以上を高トリグリセライド血症とする．
- 一般に糖尿病，ネフローゼ，肥満症，甲状腺機能低下症などで高値を示し，バセドウ病，アジソン病，肝硬変，消化吸収障害，癌末期などでは低値を示す．

55.5 急性相蛋白（RTP）

- RTPはアルブミンよりも半減期が短く，その変化率から栄養療法の効果判定をリアルタイムに行えることから，蛋白代謝の動的栄養評価の指標と位置づけられる．

略語 RTP＝rapid turnover protein

- トランスサイレチン（TTR），レチノール結合蛋白（RBP），トランスフェリン（Tf）を総称してRTPと呼ぶ．
- 測定値の低下が炎症，感染などによるものなのか鑑別するためCRPを同時に測定することが推奨されている．
- 肝疾患，腎疾患，甲状腺機能異常などの基礎疾患やステロイド治療など薬物使用の有無も十分に考慮する必要がある．
- 表7にRTPを含む栄養アセスメント蛋白を示した[11]（RTPにアルブミンを加えたものを栄養アセスメント蛋白と呼ぶ）．

略語
TTR＝transthyretin
RBP＝retinol-binding protein
Tf＝transferrin

表7 栄養アセスメント蛋白

栄養アセスメント蛋白	急性相蛋白 トランスサイレチン（TTR）（プレアルブミン（PA））*	急性相蛋白 レチノール結合蛋白（RBP）	急性相蛋白 トランスフェリン（Tf）	アルブミン（Alb）
役割	サイロキシンの輸送 RBPと結合し腎からの流出を防ぐ	レチノール（ビタミンA）の輸送	鉄の輸送	浸透圧の維持，物質の運搬，酸化還元緩衝機能
半減期	1.9日	0.5日	7日	21日
分子量	55,000	21,000	76,500	67,000
基準値	男：23〜42 mg/dL 女：22〜34 mg/dL	男：3.6〜7.2 mg/dL 女：2.2〜5.3 mg/dL	男：190〜300 mg/dL 女：200〜340 mg/dL	3.9〜4.9 g/dL

*体内プールも少ないため，蛋白合成や栄養状態の変動をすみやかに反映する優れた指標である[12]．

（東口高志，2004[11]より改変）

56 必要とする栄養素量の設定

- エネルギー不足は栄養不良を招き，免疫能の低下や創傷治癒の遅延をきたすが，過剰栄養もまた高血糖や肝障害などのリスクとなる．
- その他の栄養素についても，必要とされる量を種々の病態下において，過不足なく投与（摂取）されなければならない．

56.1 水分

- 実際には以下に示す3つの計算式が一般的に用いられることが多い▶．
  ① 30（高齢者）〜35（若年者）mL×体重（kg）
  ② 1 mL×総エネルギー必要量
  ③ 1,500 mL×体表面積（m²）

  ※いずれも容易にすぐ計算できるので併記されることが多い．

- 発熱時においては1℃上昇ごとに概ね 150 mL/day の水分を追加する場合が多い．

▶理論的には，水分投与量は以下の式で求められる

（尿量＋不感蒸泄量＋便の水分量）
＝（水分投与量＋代謝量）

● 経腸栄養剤の水分含有量

1 kcal/mL の栄養剤：
　　　　　　80〜86%

1.5 kcal/mL の栄養剤：
　　　　　　76〜78%

56.2 エネルギー

- 身長，標準体重，年齢をパラメーターとした Harris-Benedict の公式[13]により，算出された安静時エネルギー量（BEE）に活動係数，ストレス係数を乗じた値を投与量の基本とする（表8）．

表8 必要エネルギー量（kcal/日）

1日必要エネルギー＝ BEE×活動係数×ストレス係数

安静時エネルギー量（BEE）の設定	Harris-Benedict（ハリス・ベネディクト）の公式（kcal/日） 男性：66.4730＋13.7516×体重（kg）＋5.0033×身長（cm）－6.7750×年齢（歳） 女性：665.0955＋9.5634×体重（kg）＋1.8496×身長（cm）－4.6756×年齢（歳） 日本人のための簡易式（BEE） 男性：14.1×体重（kg）＋620 女性：10.8×体重（kg）＋620		
活動係数（activity factor）	寝たきり	1.0	
	歩行可	1.2	
	労働	1.4〜1.8	
ストレス係数（stress factor）	術後3日間	軽度	1.2（胆嚢・総胆管切除，乳房切除）
		中等度	1.4（胃亜全摘，大腸切除）
		高度	1.6（胃全摘，胆管切除）
		超高度	1.8（膵頭十二指腸切除，肝切除，食道切除）
	臓器障害	1.2＋1臓器につき0.2ずつ上げる（4臓器以上は2.0）	
	熱傷	熱傷範囲10%ごとに0.2ずつ上げる（最大は2.0）	
	体温	1.0℃上昇ごとに0.2ずつ上げる （37℃：1.2，38℃：1.4，39℃：1.6，40℃以上：1.8）	
	褥瘡	褥瘡なしの場合	1.0
		ステージⅠ，Ⅱの褥瘡	1.1〜1.2
		ステージⅢの褥瘡	1.4
		ステージⅣの褥瘡	1.6

略語
BEE＝basal energy expenditure（安静時エネルギー量，基礎代謝量）
REE＝resting energy expenditure（必要エネルギー量）
「栄養治療実施計画」に単にエネルギーと記載されているのは REE（必要エネルギー量）を指している．

56.3 蛋白質・アミノ酸

1日の蛋白質最低必要量＝0.57 g/kg 体重 / day

- 蛋白質が不足すると筋蛋白の崩壊につながる．侵襲度（代謝亢進ストレスレベル）に応じた蛋白質必要量を算出し（表9），次に非蛋白質カロリー／窒素比（NPC/N 比）を考慮して決定する[9]．
- 侵襲が加わらない状態では NPC/N 比は 150～200 に設定し，基本侵襲が大きくなるにつれ蛋白質の必要量は増え，NPC/N 比は小さくする．

略語 NPC/N＝non-protein calorie/nitrogen

関連 NPC/N 比の求め方 ☞ 98頁

表9 蛋白質投与量決定の目安

ストレスレベル	蛋白質投与量（g/kg/day）	具体例	
なし	0.6～1.0		
軽度	1.0～1.2	内科的患者（発熱，外傷なし）	1.1
中等度	1.2～1.5	外科的患者（合併病なし）	1.1～1.6
高度	1.5～2.0	異化亢進	1.6～4.2

（コメディカルのための静脈経腸栄養ハンドブック，2008[9]，認定 NST ガイドブック，2004[14]より改変）

56.4 脂肪

- 脂質の摂取基準は，炭水化物や蛋白質の摂取量を考慮に入れて設定するため，総エネルギーの占める割合，すなわちエネルギー比率で示される．

1日の脂肪の摂取量＝1 g/kg/day

- ほとんどの経腸栄養剤には脂肪が含有されているが，成分栄養剤の脂肪含有量は低いので，脂肪を多く含む経腸栄養剤を併用したり，脂肪乳剤の静脈内投与を行う必要がある[9]．
- 病態により必要量は異なるが，具体的に脂肪量は総エネルギー量の約 20～30％に設定されることが多い．

56.5 炭水化物（糖質）

- 静脈栄養では炭水化物としてグルコース，経腸栄養ではデキストロースが使用される．
- Atwater 係数を用い算出する．

$$炭水化物量(g) = \frac{エネルギー必要量(kcal) - 蛋白質必要量(g) \times 4^*(kcal) - 脂質必要量(g) \times 9^*(kcal)}{4^*(kcal)}$$

＊Atwater 係数

- 1日の総エネルギー量の 50％以上が望ましく，50～70％が推奨されている[15]．
- ケトーシス発生予防のため，1日 100g 以上を炭水化物で摂取することが望ましい[9]．
- 糖質は代謝の過程でビタミン B_1 を必要とし，糖質の投与量を増加した場合はビタミン B_1 の増量投与に留意する．

表10 主なビタミンの1日必要量と欠乏症・過剰症

名称	必要量(成人：男／女)	生理的機能	欠乏症	過剰症
ビタミンA	600/500 μg RE**★	皮膚粘膜を健康に保つ．薄暗いところでも視力を保つ．成長促進	夜盲症，皮膚炎	頭痛，めまい，悪心
ビタミンB₁	1.1/0.9 mg★	糖質を分解するときに必要な補酵素の成分．神経の働きを正常化	脚気，脳障害	特になし
ビタミンB₂	1.2/1.0 mg★	脂肪などエネルギーに変換する際の補酵素	口角炎，口唇炎，舌炎	特になし
ビタミンB₆	1.1/1.0 mg★	アミノ酸の合成分解に必要な補酵素，神経伝達物質GABAの合成	不明	特になし
ビタミンB₁₂	2.0 μg★	DNAの主成分である核酸の合成	悪性貧血，消化器症状，神経障害	特になし
ビタミンC	85 mg★	コラーゲンの合成，副腎から分泌されるホルモンの合成，抗酸化作用	壊血病	不明
ビタミンD	5.5 μg☆	カルシウムの代謝調節	くる病，骨軟化病	カルシウムの臓器への沈着症
ビタミンE	7.0/6.5 mg α-TE**☆	抗酸化作用	溶血性貧血，不妊症，各種の生活習慣病	特になし
ビタミンK	75/65 μg☆	血液凝固因子の合成を助ける作用，カルシウムの代謝	欠乏は稀，新生児出血症	吐き気，呼吸困難，血圧低下，貧血

*レチノール当量，**α-トコフェロール，（「日本人の食事摂取基準」策定検討会報告書，2009[15]，桜井 弘，1994[16] より改変）
★推定平均必要量，☆目安量

56.6 ビタミン

- ビタミンは，ほとんどの場合，生体内で合成することができないので，主に食料などによって外界から摂取しなければならない不可欠栄養素である．主なビタミンの1日必要量▶と欠乏症・過剰症を表10に示す[16]．

56.7 微量元素

- 微量元素▶は，生体内での酵素反応などに関係し，生命維持に不可欠であるため欠乏症をきたさないよう投与量に注意する．表11（90頁）に1日必要量と欠乏症・過剰症を示す．

注意事項
▶ 経腸栄養施行時には，亜鉛，セレン，銅などの欠乏症をきたしやすい[17]．

a 亜鉛（Zn）

- 栄養不良や下痢を生じる消化器疾患などで，亜鉛欠乏をきたしやすい．
- クローン病などの炎症性腸疾患や褥瘡を有する病態では，必要量が増加する．
- 亜鉛の吸収部位は十二指腸から空腸上部であり，PEG-J（経胃瘻的空腸チューブ留置術）や外科的腸瘻造設患者では欠乏しやすい．
- 薬剤の中には，亜鉛とキレートする作用の製剤があり，欠乏の要因となる．

▶ビタミン・微量元素の推奨量・目安量
①推定平均必要量
・ある母集団における平均必要量の推定値．
・ある母集団に属する50%の人が必要量を満たすと推定される1日の摂取量．
②推奨量
・ある母集団のほとんど（97〜98%）の人において1日の必要量を満たすと推定される1日の摂取量．
・不足のリスクを極力減らすため
　推定平均必要量＋平均偏差SD×2
を1日必要量として設定指標とすることもある．
③目安量
・推定平均必要量および推奨量を算定するのに十分な科学的根拠が得られない場合に，特定の集団の人々がある一定の栄養状態を維持するのに十分な量．

▶微量元素とは
微量元素は，「生体内に1 mg/kg体重以下である元素」「鉄より少ない元素」，または「1日の必要量が100 mg以下の元素」として定義されている．

関連
微量元素の補給 ☞ 60.1 98頁

略語
PEG-J＝percutaneous gastrojejunostomy

11 栄養アセスメントと経腸栄養管理

表11 微量元素の主な欠乏症と過剰症

微量元素	必要量(成人：男／女)	欠乏症	過剰症
鉄（Fe）	6.0/5.5 mg★	小球性低色素性貧血，免疫能低下	ヘモクロマトーシス
亜鉛（Zn）	10/8 mg★	皮膚炎，口内炎，脱毛，創傷治癒遅延，成長障害，味覚異常，免疫能低下	悪心，嘔吐，発熱，貧血
銅（Cu）	0.7/0.6 mg★	貧血，白血球減少，好中球減少，骨異常，毛髪の色素脱失	溶血性貧血，肝障害，腎障害
セレン（Se）	25/20 mg	筋肉痛，心筋症，不整脈，爪床部白色化，大球性貧血	脱毛，爪の脆弱化，胃腸障害，皮疹
マンガン（Mn）	4.0/3.5 mg☆	低コレステロール血症，血液凝固能低下，毛髪の赤色化，成長障害，生殖障害	パーキンソン病様の錐体外路症状，頭痛，無力症，疲労感，食欲不振
ヨウ素（I）	95 μg★	甲状腺腫，クレチン病	甲状腺腫，甲状腺機能低下症
クロム（Cr）	30/25 μg★	糖尿病，高脂血症，成長障害，末梢神経障害	成長障害，肝障害，腎障害
モリブデン（Mo）	20 μg★	頻脈，多呼吸，嗜眠，視野暗点，夜盲症，昏睡	尿酸値上昇，痛風様関節痛

※鉄の女性の必要量は月経なしの場合．
★推定平均必要量，☆目安量

（「日本人の食事摂取基準」策定検討会報告書，2009 [15]，佐々木雅也，2009 [17] より改変）

b セレン（Se）
- 現在市販されている医薬品の経腸栄養剤には，セレンの含有量の少ない製剤が多い．
- 高カロリー輸液用の微量元素製剤にはセレンは含まれておらず，静脈栄養から経腸栄養へと移行される場合にもセレン欠乏をきたしやすい．

c 銅（Cu）
- 亜鉛と拮抗作用があり，亜鉛の割合が多すぎると銅の吸収は抑制される．
- 閉塞性黄疸など胆汁排泄異常では，血清銅が高値となりやすく，この場合は銅過剰症に注意する．

57 予後推定栄養指数（PNI）

- 栄養状態が不良の患者は，手術により浮腫，筋疲労，創傷治癒遅延，免疫能の低下，感染症などの術後合併症や死亡率が増加するなど予後が不良になりやすい．この予後不良が予測される症例を抽出するための指標を「予後推定栄養指数」という．
- 予後推定栄養指標は術前の一時点でのアウトカム判定ツールであるとともに，継続的にモニタリングすることにより，栄養療法の効果判定ツールとして用いることができる [18]．

略語
PNI＝prognostic nutritional index

関連
小野寺らのPNI ☞ 72.2 129頁

57.1 小野寺らのPNI
- 血清アルブミン値と末梢血中総リンパ球数のわずか2つの指標から構成され，その簡便さから予後の予測に広く用いられている．
- もともとStage Ⅳ・Ⅴの進行消化器癌患者を対象としていたが，現在までに消化器癌患者以外でもその有効性が報告されている．

▶小野寺らのPNI
Stage Ⅳ・Ⅴ（Ⅴは大腸癌）消化器癌患者に対するPNI

PNI	判定
45以上	手術可能
45〜40	注意→危険
40以下	切除・吻合禁忌

- 大阪府立成人病センターのNST対象患者においても栄養評価指標，予後指標として活用している．

57.2 PEG造設患者を対象とした予後推定指標

- PEG造設患者を対象とした予後推定指標には以下のものがある．

関連
PEGの有効性の評価
☞ 70 126頁〜 72 129頁

a C-reactive protein（CRP）

- PEG造設早期（30日）に死亡率に関与．

b 血清アルブミン

- アルブミン値3g/dL未満の栄養評価の低い患者の予後は不良．

c 総コレステロール

- PEG造設前の総コレステロール値150 mg/dL以上の症例は未満の症例よりも有意に生存率が高い [19]（☞ memo 92頁）．

d Prognostic Nutritional Index（PNI：小野寺）

$$PNI(小野寺ら) = 10 \times アルブミン値(g/dL) + 0.005 \times リンパ球数(/mm^3)$$

- PEG造設前のPNIが35以上の群は35未満の群より有意の生存期間の延長を認めた [20]（☞ memo 92頁）．

e PEG-POS score

- PEGのための術前評価指数．
- 肺炎などの肺合併症の有無，術前アルブミン値，術前白血球数，年齢，糖尿病・悪性腫瘍の合併をそれぞれスコア化した（表12）．

表12　PEG-POS score [21]

評価項目	点数 0	1	2	3
①肺合併症	なし	慢性肺疾患	肺炎，気管切開あり	肺炎，気管切開なし
②術前アルブミン値（g/dL）	3.5以上	3.0〜3.4	2.5〜2.9	2.5未満
③術前白血球数（/mm^3）	8×10^3以下	8.1〜10.0	10.1〜15.0	15.1以上
④年齢	80歳未満	80〜89歳	90歳以上	
⑤その他の合併症	なし	DMなど	悪性腫瘍	

評価			
	軽度	3点以下	PEGの適応であり，術後早期に在宅など可能
	中等度	4〜7点	十分な術後観察と気管切開などの併用が望ましい
	重度	8点以上	PEG施行は望ましくない

（櫛山年和，1997 [21]）

- スコアの重症の症例は予後が不良で術前にスコアを減ずれば（少なくとも中等度），2カ月以内の早期死亡率が低下する [21]（☞ memo 92頁）．

11 栄養アセスメントと経腸栄養管理

memo 指標　予後推定指標の実際

① 総コレステロール

PEG 施行前の血清 T-chol 値による累積生存率（Kaplan-Meier 法）

PEG 造設前の総コレステロール値は PEG 造設後の予後に有意に関わっている．

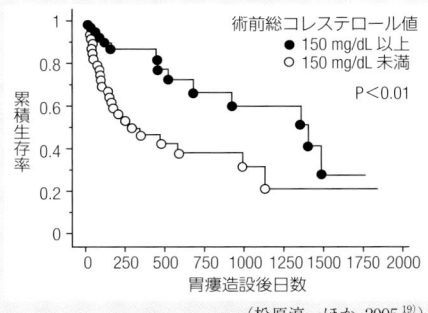

術前総コレステロール値
- ● 150 mg/dL 以上
- ○ 150 mg/dL 未満

$P<0.01$

（松原淳一ほか, 2005[19]）

② 小野寺の PNI

PEG 施行前における PNI と累積生存率の関係

PEG 造設前の PNI が 35 以上の群は 35 未満の群より有意の生損期間の延長を認めた．

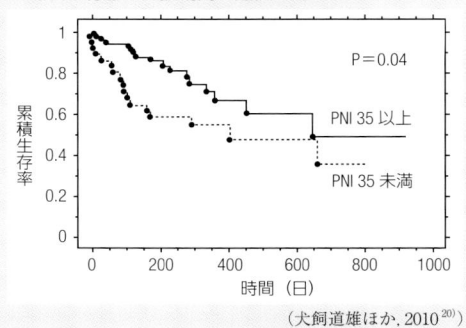

$P=0.04$
PNI 35 以上
PNI 35 未満

（犬飼道雄ほか, 2010[20]）

③ POS-SCORE

PEG-POS socre による PEG 施行患者の予後

スコアの重症例では PEG 造設後の予後は不良

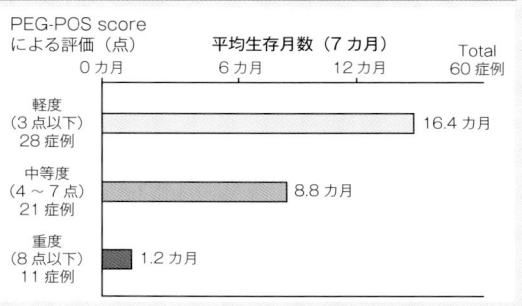

PEG-POS score による評価（点）
- 軽度（3 点以下）28 症例：16.4 カ月
- 中等度（4～7 点）21 症例：8.8 カ月
- 重度（8 点以下）11 症例：1.2 カ月

Total 60 症例

（柵山年和, 1997[21]）

文献

1) 宮澤　靖：各種病態におけるエネルギー, 基質代謝の特徴と至適エネルギー投与量（高齢者および長期臥位患者）. 静脈経腸栄養 24: 1065-1070, 2009
2) 日本人の新身体計測基準値 JARD2001. 栄養―評価と治療 19(suppl), 2002
3) 井上善文：NST に必要な栄養療法の知識と実践(7)―栄養アセスメント. 月間薬事 47: 1395-1401, 2005
4) 佐々木雅也：NST のための栄養アセスメントの進め方. NST のための経腸栄養実践テクニック. p12-16, 照林社, 2007
5) 神波力也ほか：身体計測指標 BIA. 臨床栄養別冊 JCN セレクト 2 ワンステップアップ栄養アセスメント基礎編. p33-38, 医歯薬出版, 2010
6) 井上善文：SGA. 臨床栄養別冊 JCN セレクト 2 ワンステップアップ栄養アセスメント 基礎編. p72-80, 医歯薬出版, 2010
7) 遠藤龍人ほか：血清アルブミン, RTP. 臨床栄養別冊 JCN セレクト 2 ワンステップアップ栄養アセスメント基礎編. p52-56, 医歯薬出版, 2010
8) 岡田晋吾(監修)：病院から在宅まで PEG（胃瘻）ケアの最新技術. 照林社, 2010
9) 日本静脈経腸栄養学会(編)：コメディカルのための静脈経腸栄養ハンドブック. 南江堂, 2008
10) 兒嶋淳之介ほか(監修)：血液疾患検査. 日常診療で検査がわかる改訂版. p13-14, 医薬ジャーナル社, 2005
11) 東口髙志ほか：栄養アセスメント蛋白と NST・クリニカルパス. 生物試料分析 27: 173-184, 2004
12) 伊藤喜久：プレアルブミン（トランスサイレチン）の測定と臨床的意義. 渡辺明治(編)：臨床アルブミン学. p79-87, メディカルビュー社, 1999
13) Harris JA, Benedict FG: A biometric study of human basal metabolism. Proc Natl Acad Sci USA; 4: 370-373, 1918
14) 日本病態栄養学会(編)：認定 NST ガイドブック. メディカルレビュー社, 2004
15) 「日本人の食事摂取基準」策定検討会：「日本人の食事摂取基準」策定検討会報告書. 厚生労働省, 2009
16) 桜井　弘ほか：生体微量元素. 廣川書店, 1994
17) 佐々木雅也ほか：微量元素. 胃ろう(PEG)ケアと栄養剤投与法. p31-33, 照林社, 2009
18) 脇田真季ほか：PNI―予後(アウトカム)推定指標としての栄養アセスメント指標. 臨床栄養別冊 JCN セレクト 2 ワンステップアップ栄養アセスメント基礎編. p103-110, 医歯薬出版, 2010
19) 松原淳一ほか：高齢者における経皮内視鏡的胃瘻造設術(PEG：Percutaneous Endoscopic Gastrostomy)の予後についての臨床的検討. 日消誌 102: 303-310, 2005
20) 犬飼道雄ほか：経皮内視鏡的胃瘻造設術を受けた患者における生存期間と栄養評価の関係. Gastroenterol Endosc, 52: 1666-1670, 2010
21) 柵山年和：過去 12 年間における経皮内視鏡的胃瘻造設術と在宅管理について. 癌と化学療法 24(Suppl. IV): 491-498, 1997

12 市販の経腸栄養剤とその選択

58	経腸栄養剤の選択
59	病態別経腸栄養剤の選択
60	医薬品か食品かの選択
61	液体か半固形かの選択
62	経腸栄養剤の選択の実際

- 胃瘻に用いる栄養剤は「経腸栄養剤」「濃厚流動食」などと呼ばれている．

経腸栄養剤（enteral formulation）とは

> "A ready-to-administer mixture of nutrients"「すぐに投与できる栄養素の混合物」

と定義されている（ASPEN）[1]．

濃厚流動食とは

> 1.0 kcal/mL 程度の濃度に調整され，長時間の単独摂取によっても著しい栄養素の過不足が生じないよう，各栄養素の質的構成が十分考慮されている栄養食品（日本流動食協会）

とされているが，今日では 1.0 kcal/mL よりも高濃度のものも多く市販されている．

- 表1に胃瘻患者に使用する栄養剤の条件について示した．

表1 胃瘻患者に使用する栄養剤の条件

①蛋白質，脂質，糖質，ビタミン，ミネラルがバランスよく配合されている
②消化吸収が容易で下痢が少ない
③栄養価が高い
④酸度や濃度が適切である
⑤浸透圧が適切である
⑥濃度等患者の状態に応じて調製でき，投与が簡単である
⑦細いチューブでもスムーズに通過する

- 栄養剤の選択にあたっては
    - ①標準経腸栄養剤の選択
    - ②病態別経腸栄養剤の選択
    - ③医薬品か食品かの選択
    - ④液体か半固形かの選択

が必要となる．

58 経腸栄養剤の選択

58.1 経腸栄養剤の分類と特徴

- 経腸栄養剤は，まず原料により天然濃厚流動食と人工濃厚流動食に分けられる．さらに人工濃厚流動食は，半消化態栄養剤（polymeric diet）と消化態栄養剤（oligomeric diet）に分けられ，窒素源がアミノ酸のみからなる消化態栄養剤は，成分栄養剤（elemental diet；ED）と呼ばれる．
- それぞれの経腸栄養剤の種類とその選択を表2に示した．

関連
経腸栄養剤の選択の実際
☞ 62 110頁

表2 経腸栄養剤の選択

分類		構成	適応病態	適応疾患	特徴
天然濃厚流動食		粥，卵，牛乳，果汁などの自然食品をブレンド・調整	消化管の安静を必要としない場合	・経口摂取障害 ・嚥下障害（高齢者）	・全ての栄養素を含みエネルギー量も十分 ・一般的に粘稠度，浸透圧が高い
人工濃厚流動食	半消化態栄養剤	・窒素源：大豆蛋白，乳蛋白などの蛋白質の形のまま配合 ・糖質，脂質，ビタミン，ミネラルなどもバランスよく加えられており食事に近い流動食 ・部分的な消化が行われた栄養剤で消化酵素の働きが必要	経口摂取は困難だが消化管機能障害のない場合	・術前・術後の栄養管理 ・熱傷 ・神経性食欲不振症 ・意識障害 ・中枢神経疾患 ・癌化学療法・放射線療法施行時 ・口腔・咽頭・食道疾患による狭窄，機能障害	・最も一般的に使用される栄養剤 ・含有エネルギーは1.0 kcal/mL（標準タイプ）から高エネルギー補給を目的とした1.5～2.0 kcal/mLまで幅がある ・短期から長期まで使用可 ・含有エネルギーや蛋白質・繊維の有無，価格などより適したものを選ぶこと ・食品・医薬品ともにあり，特に食品の種類は多すぎて選択に困るぐらい ・下痢対策には他の栄養剤と同じく速度調整で軽快することも多い ・十二指腸や空腸へ経管投与の場合は，ポンプによる持続投与が望ましい
	消化態栄養剤（狭義）	・構成成分の大部分が半ば消化された状態であるが，最終段階で消化を必要とする	著しい消化呼吸能の低下や消化管の安静が必要な場合には使用できない	・消化管術後障害（消化吸収不良，短腸症候群，消化管瘻） ・放射性腸炎 ・蛋白アレルギー	・味が悪いものが多く経口的にはフレーバーを用いると摂取しやすい ・高浸透圧性下痢を起こしやすい ・十二指腸や空腸へ経管投与の場合は，ポンプによる持続投与が望ましい ・消化吸収能力の回復状況により，成分栄養剤からのステップアップができることもある．半消化態への移行には消化器症状等を十分に確認する
	成分栄養剤	・全て構成成分が化学的に明らかにされている栄養剤 ・窒素源は結晶アミノ酸のみ	消化能が失われた状態でも吸収能が残存していれば使用できる	・クローン病 ・吸収不良症候群 ・急性膵炎	・水に極めて溶けやすく流動性に優れており細いチューブでの投与が可 ・単独・長期使用により必須脂肪酸が欠乏するため脂肪乳剤の経静脈的投与が必要 ・相対的に糖質が多くなるため，血糖値等にも注意を要する ・アミノ酸は蛋白質よりも浸透圧が高くなるので，浸透圧性下痢を起こすことがある．速度調整により軽快することも多い ・十二指腸や空腸へ経管投与の場合は，ポンプによる持続投与が望ましい ・アミノ酸は味が悪いため，経口摂取には不向きであるが，経口摂取の際はフレーバーを用いることで飲みやすくなる．また，味を付けゼリー状に固めることにより，のどごしがよく，容易に摂取できることもある

58.2 経腸栄養剤の選択

- 選択にあたっては，消化管機能が保たれているか否かが大きな問題となる．一般的には消化管機能が保たれていると半消化態経腸栄養剤あるいは天然濃厚流動食を選択し，腸管の安静が必要な場合には成分栄養剤あるいは消化態栄養剤を選択する（図1）．

図1 経腸栄養剤の選択

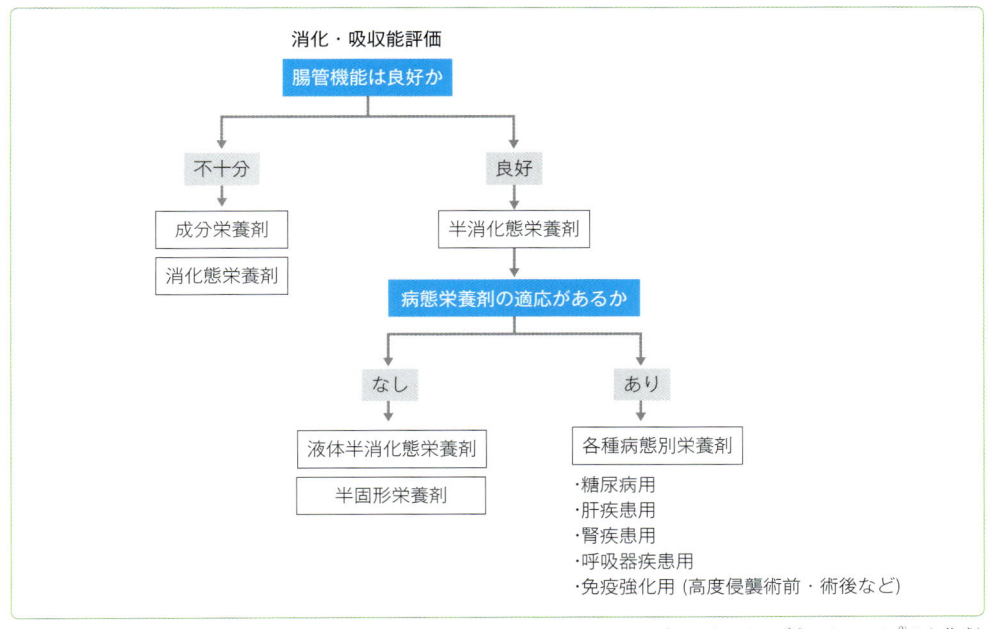

```
           消化・吸収能評価
          ┌─────────────┐
          │ 腸管機能は良好か │
          └─────────────┘
           ┌──────┴──────┐
         不十分           良好
           │              │
      ┌─────────┐   ┌──────────┐
      │成分栄養剤│   │半消化態栄養剤│
      │消化態栄養剤│   └──────────┘
      └─────────┘        │
                  ┌──────────────┐
                  │病態栄養剤の適応があるか│
                  └──────────────┘
                   ┌──────┴──────┐
                  なし           あり
                   │              │
             ┌──────────┐   ┌──────────┐
             │液体半消化態栄養剤│   │各種病態別栄養剤│
             │半固形栄養剤│   └──────────┘
             └──────────┘    ・糖尿病用
                              ・肝疾患用
                              ・腎疾患用
                              ・呼吸器疾患用
                              ・免疫強化用（高度侵襲術前・術後など）
```

（PEGドクターズネットワーク[2]より作成）

59 病態別経腸栄養剤の選択

59.1 病態別経腸栄養剤の分類と特徴

- 現在，国内で市販されている病態別経腸栄養剤（一例，図2）の種類と特徴を示した（表3，96頁）．

図2 病態別栄養剤の例
プロシュア，ヘパスⅡ，グルセルナ

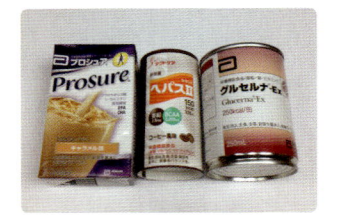

a 糖尿病用栄養剤

- 血糖値の上昇，血糖コントロールの改善を目的とする．
- グルセルナ，タピオンαは，脂肪のエネルギー比を高くすることにより，糖質の含有量を減らしている．
- 糖質が少なければ血糖値の上昇は抑えられるが，一方で遊離脂肪酸の増加とともに血中ケトン体が上昇する可能性がある．
- インスローは，エネルギー配合は通常の経腸栄養剤とほぼ同様であるが，含有する糖質を消化が遅く吸収がゆるやかな成分（パラチノースなど）とすることで，血糖値の急激な上昇を抑えた栄養剤である．
- 吸収を抑制するために食物繊維を多く含むことも特徴である．

12　市販の経腸栄養剤とその選択

表3　病態別経腸栄養剤の種類と特徴

病態	区分	製品名	形態	販売会社	特徴
糖代謝異常	半消化態栄養剤	グルセルナ-Ex	缶 250 mL	アボットジャパン	・炭水化物 32.4% ・ショ糖を配合していない（低 GL） ・脂質代謝を考慮し，L-カルニチン配合 ・神経伝達に重要なイノシトール配合 ・大豆多糖類由来の食物繊維配合（14 g/L） ・栄養機能食品（亜鉛・銅・ビタミン C） ・バニラ風味
		グルセルナ-SR	紙パック 200 mL		・緩やかに消化・吸収される炭水化物を配合 ・脂質代謝に好影響を与えるオレイン酸リッチ ・栄養機能食品（亜鉛・銅・鉄） ・バニラ味
		タピオン α	無菌紙容器 200 mL	テルモ	・炭水化物に吸収が遅いタピオカ・デキストリンを使用 ・食物繊維，オリゴ糖配合 ・砂糖不使用 ・カルニチン 20 mg/100 kcal 配合 ・栄養機能食品（ビタミン B1） ・バニラ風味
		インスロー	紙パック 200 mL ソフトバッグ 300 mL/400 mL	明治乳業	・炭水化物の割合は 50.0% で比較的高い ・糖質としてパラチノース，高分子分岐デキストリン，食物繊維を配合し，糖の消化吸収を遅らせる ・高 MUFA 脂肪酸構成 ・亜鉛・銅・セレン・クロムを配合 ・マロンフレーバー
		ディムベスト	ソフトバッグ 300 mL/400 mL	味の素	・炭水化物 47% ・100 mL あたりイソマルツロース（パラチノース）を約 2 g 配合 ・脂質組成は MCT 30.4% 含有し，EPA・DHA を配合 ・ビタミン，セレン，クロムを強化 ・カリウム，リンは食事摂取基準より低めに設定
呼吸不全	半消化態栄養剤	プルモケア-EX	缶 250 mL	アボットジャパン	・高脂質，低糖質で呼吸商（RQ）を考慮 ・脂質組成は，吸収しやすい MCT を 20.0% 含有 ・脂質代謝を考慮し，L-カルニチンを配合 ・栄養機能食品（亜鉛・銅・ビタミン E） ・カスタード風味
		ライフロン-QL	紙パック 125 mL	三和化学研究所	・コエンザイム Q10 が配合された濃厚流動食で高脂質比，高エネルギーで栄養摂取効率に優れる ・ヨーグルト風味
腎不全	半消化態栄養剤	Renalen LP	紙パック 125 mL ソフトバッグ 250 mL	明治乳業	・100 kcal あたり，蛋白質 1.0 g に調整 ・Renalen MP と組み合わせることにより，同じエネルギーで蛋白質の調整が可能 ・MCT，L-カルニチン配合 ・低リン，低カリウム，低ナトリウム ・コーヒーフレーバー・ストロベリーフレーバー
		Renalen MP			・100 kcal あたり，蛋白質 3.5 g に調整 ・Renalen LP と組み合わせることにより，同じエネルギーで蛋白質の調整が可能 ・MCT，L-カルニチン配合 ・低リン，低カリウム，低ナトリウム ・コーヒーフレーバー・ストロベリーフレーバー
		レナウェル A	紙パック 125 mL	テルモ	・低蛋白，低リン・低カリウムの濃厚流動食 ・125 mL で 200 kcal ・蛋白質 0.75 g，食物繊維 3.0 g 含有 ・ココア味・ミックスフルーツ味
		レナウェル 3			・低蛋白，低リン・低カリウムの濃厚流動食 ・125 mL で 200 kcal ・蛋白質 3.0 g，食物繊維 3.0 g 含有 ・プレーン・コーヒー味
		レナジー bit	カートカン 125 mL	クリニコ	・1 本（125 mL）あたり 150 kcal ・蛋白質 0.9 g ・ナトリウム，カリウム，リンを低減 ・食物繊維，ビタミン，EPA・DHA 強化 ・乳酸菌飲料風味・コーヒー風味
肝不全	成分栄養剤	ヘパン ED	アルミ袋／プラスチック容器 80 g	味の素製薬	・窒素源はアミノ酸のみを配合 ・病態に合わせたアミノ酸組成を実現 ・フィッシャー比 61 ・1 日 2 包の投与でアンモニア低下作用を有す

病態	区分	製品名	形態	販売会社	特徴
肝不全	半消化態栄養剤	アミノレバンEN	アルミ袋／プラスチック容器 50 g/46 g	大塚製薬	・蛋白質エネルギー比が26%と高く，フィッシャー比38 ・フレーバーを使用し，濃いめに調整すると飲みやすい ・濃さは水などで自由に調整できる
		ヘパスⅡ	カートカン 125 mL	クリニコ	・蛋白質は標準で，フィッシャー比40 ・1本（150 kcal）あたりBCAA 3200 mg含有 ・脂肪組成はn-6/n-3＝1.6と非常に低い ・鉄は1本 125 mLあたり＜0.3 mgに低減 ・オレンジティー風味・コーヒー風味
免疫能賦活	半消化態栄養剤	インパクト	スタンディングパウチ 250 mL	味の素	・蛋白質は高めで，L-アルギニンを強化している ・グルタミン不含有 ・脂肪組成はn-6/n-3＝0.8と非常に低く，MCT 21.6 %配合 ・ヨーグルト風味
		サンエット-GP	紙パック 200 mL	三和化学研究所	・脂肪組成はn-6/n-3＝2と低く，吸収のよいMCTを23.0 %配合 ・1本（200 mL）あたりグルタミン1.5 g，水溶性食物繊維2.0 g配合 ・亜鉛，銅，セレンも含有 ・フルーツミックス風味
		イムンα	紙パック 200 mL	テルモ	・1本（200 mL）あたり250 kcal（1 mL＝1.25 kcal） ・アルギニン，グルタミンリッチ ・オリゴ糖を豊富に配合 ・栄養機能食品（ビタミンB1） ・キャラメル風味
		アノム	アルミパウチ 200mL	大塚製薬工場	・蛋白質5.0 g/100 kcal含有 ・ビタミンC・E，亜鉛，セレンの含有量に配慮 ・グルタミン（小麦ペプチド），アルギニン，核酸（DNA）配合 ・キャラメル風味
		MEINメイン	紙パック 200mL	明治乳業	・プロバイオティクス技術を応用 ・EPA・DHAを配合し，n-3系脂肪酸を強化（n-6/n-3≒2）し，MCT 21.0%配合 ・ホエイペプチド配合 ・栄養機能食品（亜鉛・銅・ビオチン） ・フルーツフレーバー
		オキシーパ	缶 250mL	アボットジャパン	・免疫調整栄養を考慮し，EPA（5.2 g/L）・GLA（4.4 g/L）配合 ・抗酸化ビタミン（ビタミンC・E，β-カロテン）を強化 ・敗血症にも使いやすいようにアルギニンは強化されていない ・栄養機能食品（亜鉛・銅・ビタミンC） ・バニラ風味
その他	オンコロジー用	半消化態栄養剤	プロシュア	紙パック 240 mL	アボットジャパン	・1パック（240 mL）あたり，300 kcalの高濃度タイプ ・1パックあたり，蛋白質16 g，食物繊維2.3 g，オリゴ糖2.6 g，EPA 1.1 g配合 ・亜鉛，ビタミン等も強化 ・キャラメル味
	侵襲期・術後早期用	半消化態栄養剤	NEW K-2S K-LEC	バッグ 300 mL/400 mL	キューピー	・侵襲期，術後早期の栄養補給に配慮し，乳清蛋白質，MCT30.0%配合 ・NPC/N比157に設定，腎臓と肝臓への負担に配慮 ・浸透圧は300 mOsm/Lで人の体液とほぼ等張に調整 ・ヨーグルト風味
	褥瘡などの創傷用	半消化態栄養剤	ヒアロケア	紙パック 125 mL	キューピー	・1本（125 mL）にヒアルロン酸60 mg配合し，鉄7.5 mg，亜鉛7.5 mg，銅0.75 mg，ビタミンC 500 mgを摂ることができる ・フルーツミックス味・メロン味
			アイソカルアルジネード	紙パック 125 mL	ネスレ日本	・1本（125 mL）あたり，蛋白質5 g配合し，その中にアルギニン2500 mg配合 ・蜜柑（みかん）味，木苺（きいちご）味，青りんご味
			アバンド	紙袋 24 g	アボットジャパン	・筋肉・皮膚の組織再生を促進するHMB，グルタミン，アルギニン配合 ・腸管免疫作用の安定化や免疫作用の賦活化もサポート ・オレンジフレーバー
	腸管機能低下用	半消化態栄養剤	YH-Flore	紙パック 200 mL	明治乳業	・プロバイオティクス技術を応用 ・乳酸菌発酵成分と乳酸菌体成分を配合 ・亜鉛，銅，セレンを強化 ・食物繊維1.5 g/100 kcal配合 ・n-3系脂肪酸を強化 ・ヨーグルト風味
			ジェビティ-Ex	ボトル 500 mL	アボットジャパン	・1ボトル（500 mL）あたり，エネルギー500 kcal，蛋白質20.0 g，フラクトオリゴ糖3.5 g配合 ・浸透圧は体液とほぼ等張に設定（294 mOsm/l） ・不溶性：水溶性食物繊維＝3:1の比率で配合 ・ショ糖，甘味料は使用していない

b 呼吸機能障害用栄養剤

- 血液中に二酸化炭素が蓄積され，酸素が不足状態となる肺気腫や慢性気管支炎などの慢性閉塞性肺疾患（COPD）の患者に用いる．
- 脂肪のエネルギー比を高くし，逆に糖質含有量を減らすことにより，体内での代謝による二酸化炭素産生を抑制する栄養剤である．
- CO_2 排出抑制効果があるとされているが，エビデンスは十分でなく，むしろ呼吸不全によるエネルギー消費亢進により栄養摂取不良を防止する上で，高エネルギーであることに有用性がある．
- 心機能低下，腎機能低下等を合併し，水分制限が必要な場合もあり 1.5 kcal/mL または 1.6 kcal/mL に調整されている．

略語
COPD＝chronic obstructive pulmonary disease

c 腎機能障害用栄養剤

- 高エネルギー，低蛋白の組成となっている．
- 蛋白含量の違う製剤の組み合わせで，蛋白量の調整が可能である．
- 基本的にはカリウム，リン，ナトリウムの含有量を抑えている．
- 1.6 kcal/mL の高エネルギーの濃縮タイプ（1.2 kcal/mL もあり）．
- 水分制限に対応できるよう水分調整が容易となっている．
- 蛋白質異化亢進を予防し，適切な窒素利用レベルを確保するために，非蛋白エネルギー／窒素比（NPC/N 比▶）が高く設定されている．標準的な栄養剤では 150〜200 であるのに対し，腎不全用栄養剤は 300〜350 となっている．

▶ NPC/N（non-protein calorie/nitrogen）比
NPC/N 比とは，アミノ酸が有効に蛋白質に合成されるために必要な指標で，

$$\frac{糖質摂取量(g) \times 4 ＋ 脂肪摂取量(g) \times 9}{蛋白摂取量(g) \div 6.25}$$

から求められる．

d 肝不全用栄養剤

- 血中アミノ酸バランスの改善を目的とする．
- アミノ酸組成として分岐鎖アミノ酸（BCAA・バリン，ロイシン，イソロイシン）が多く，肝臓で代謝される芳香族アミノ酸（AAA・フェニルアラニン，チロシンなど）が少ない．
- 蛋白不耐症の非代償性肝硬変患者に対し，蛋白制限食と併用することで肝性脳症を予防しながら，エネルギーと蛋白質を補充する．
- 腸内でのアンモニア産生や有毒アミン産生を抑える．

略語
BCAA＝branched chain amino acid
AAA＝aromatic amino acid

e 免疫能賦活栄養剤（IED），免疫成分調整栄養剤（IMD）

- 感染防御や組織修復能が低下した侵襲時の患者に対して，グルタミン，アルギニン，n-3 系脂肪酸，核酸，食物繊維などを投与することで，免疫能を増強し，患者の転帰を改善することを目的としている．
- 消化器外科の周術期（特に術前）に投与すると術後の感染などの合併症が減少することが証明されているが，一方 ICU などの重症患者では有害となることも指摘されている[3]（高濃度アルギニン投与により敗血症，重症感染症時の有害報告あり）．
- 抗炎症脂質 EPA（魚油）や GLA および抗酸化物質を含有する栄養剤の使用が推奨されている．
- 栄養基質ではないが腸内環境を整えるため乳酸菌などの共生効果を持つ生菌を投与するプロバイオティクスやこれらの生菌の増殖を促進するオリゴ

略語
IED＝immune enhancing diet
IMD＝immuno modulating diet
EPA＝eicosapentaenoic acid
GLA＝gamma linolenic acid（γ-リノレン酸）

n-3 系脂肪酸である EPA や n-6 系脂肪酸である GLA は炎症性エイコサノイドを減少させる．

糖や食物繊維を投与するプレバイオティクス，これらを併せたシンバイオティクスも IED の範疇に入ると考えられている[4]．

59.2 病態別経腸栄養剤の選択

- 病態別経腸栄養剤は，病態に応じて使用することが重要であり，病態別栄養剤をうまく取り入れ使用することで，患者の生命予後の改善にも寄与できる．
- 製剤の選択にあたっては，患者がどのような病態にあるのか，その病態にはどのような窒素の量やアミノ酸組成，脂質の量や構成脂肪酸の分画，食物繊維の量や質，また電解質やビタミン，微量元素の量が適切であるか，求められる組成に近い製剤はどれなのかということを判断しなければならない[4]．

関連 各栄養剤の組成は？
- 59 表3 96頁
- 60 表5 100頁
- 61 表6 102頁
- 61 表8 106頁

60 医薬品か食品かの選択

60.1 分類と特徴

- 栄養剤は薬価基準収載の「医薬品」とそれ以外の「食品」に分類される[5]（表4）．
- 在宅で医薬品の経腸栄養剤を使用する場合，医師は薬剤料を算定し処方箋で経腸栄養剤を提供する．食品の経腸栄養剤を使用する場合は，処方できないため患者が自費で購入する．
- 医薬品の栄養剤の問題点として，開発にコストがかかること，いったん認可を受けた栄養剤は成分の変更が困難なことが挙げられる．
- 現在使用されている医薬品の栄養剤は，開発年度が古く，セレンやクロム等はほとんど含まれていないため，特に長期間の単独使用では大きな問題となる．特に，セレン欠乏は心筋症のリスクが高まり致死的であるため，医薬品の栄養剤を長期間使用する場合には，必ず微量元素を補給する他の栄養剤を加える必要がある．
- 医薬品の栄養剤（一例，図3）の種類と特徴を表5（100頁）に示す．
- 現在市販されている食品の栄養剤（一例，図4）の種類と特徴を表6（102頁）に示す．

表4 医薬品と食品の違い

	医薬品	食品
法律	薬事法	食品衛生法
配合	日本薬局方	食品添加物
医師の処方	必要	不必要
保険適用	あり	なし
費用負担	一部負担あり	入院中は給食費 在宅は自費負担
個人購入	できない	できる

（池田健一郎，2005[5]）

図3 医薬品の栄養剤の例
ラコール，エンシュア

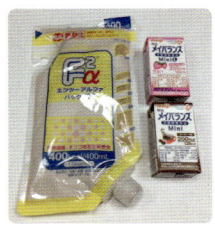

図4 食品の栄養剤の例
F2α，メイバランス

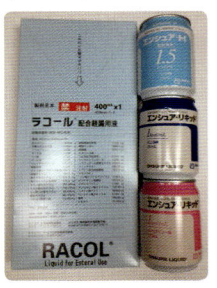

関連 微量元素 56.7 89頁

12 市販の経腸栄養剤と その選択

表5 医薬品の栄養剤の種類と特徴

分類	製品名	形態・用量	蛋白質(g)	脂肪(g)	糖質(g)	100 kcalを得るのに必要な用量	用法
成分栄養剤	エレンタール Elental （味の素製薬）	アルミ袋・プラスチック容器：80g	4.4*	0.17	21.1	26.7g	通常80gを常水または微温湯300 mLに溶かし1 kcal/mLに調整 標準量：1日480〜640 g/1800〜2400 kcal
成分栄養剤	ヘパンED Hepan ED （味の素製薬）	アルミ袋・プラスチック容器：80g	3.6*	0.9	19.9	25.6g	1回80gを常水または微温湯250 mLに溶かし（約310 kcal/350 mL）1日2回
消化態栄養剤	ツインラインNF Twinline NF （大塚）	アルミパウチ： A液200 mL B液200 mL	4.05*	2.78	14.7	100 mL	A液，B液を混合（混合液400 mL中400 kcal）し，1日12〜24時間かけて投与
半消化態栄養剤	エンシュアリキッド Ensure Liquit （アボット）	缶：250 mL バッグ：500 mL	3.52	3.52	13.72	100 mL	1日1500〜2250 mL，1〜数回分服
半消化態栄養剤	エンシュアH Ensure H （アボット）	缶：250 mL	3.52	3.52	13.72	66.7 mL	1日1000〜1500mL，1〜数回分服
半消化態栄養剤	ラコールNF Racol NF （大塚）	袋：200 mL, 400 mL	4.38	2.23	15.62	100 mL	1200〜2000 mLを1日12〜24時間かけてまたは1日1回または数回に分服
半消化態栄養剤	アミノレバンEN Amionlevan EN （大塚）	アルミ袋・プラスチック容器：50g	6.4	1.7	14.8	23.8g	50gを約180mLの水または温湯に溶解（約200 kcal/200 mL）し，1日3回

*アミノ酸として

禁忌	副作用	特徴
・重症糖尿病 ・ステロイド大量投与による糖代謝異常 ・妊娠3カ月以内 ・アミノ酸代謝異常	低血糖（重大），下痢，腹部膨満感，嘔吐など ㊟長期投与でセレン・カルニチン欠乏あり	・脂質は1.5%と著しく少ない ・流動性がよく，細いチューブでも使用可 ・浸透圧は760 mOsm/L（1 kcal/mLの場合）と高い ・9種類のフレーバーがあり，ゼリーミックスを使用し，ゼリー状にして使用することも可能
・重症糖尿病 ・ステロイド大量投与による糖代謝異常 ・アミノ酸代謝異常（肝障害以外）	腹部膨満感，下痢，悪心，嘔吐，吐気など ㊟肝性脳症を伴う慢性肝不全用	・アミノ酸，糖質，脂質，電解質，ビタミン剤などを配合した肝不全用成分栄養剤 ・肝性脳症を伴う慢性肝不全患者に用いる ・エレンタールと共通のフレーバー
・肝・腎障害（高度） ・重症糖尿病などの糖代謝異常 ・イレウス ・牛乳蛋白アレルギー ・肝性昏睡 ・急性膵炎 ・先天性アミノ酸代謝異常 ・腸管機能残存なし	低血糖（重大），下痢，腹部膨満感，肝障害，血糖値上昇など	・窒素源としてジ・トリペプチドと遊離アミノ酸を一定比率に含有する乳蛋白加水分解物を配合 ・脂質が2.7%と低く，主脂質としてMCTであるトリカプリリンを配合 ・ラコールと共通のフレーバー
・妊娠3カ月以内 ・牛乳蛋白アレルギー	下痢，腹痛，腹部膨満感	・最も幅広い病態に使用されている経腸栄養剤 ・長期使用の低ナトリウム血症に注意し，低ナトリウム血症を認めた場合は，食塩などの添加が必要である．ただし，栄養剤に食塩を直接混合すると塩析が生じるおそれがあるため，フラッシュ時に加えるなど別途投与する ・矯味剤としてFOS（フラクトオリゴ糖）を添加 ・バニラ味・コーヒー味・ストロベリー味
・急性腎炎 ・牛乳蛋白アレルギー ・ネフローゼ ・腎不全末期 ・吐気，嘔吐，下痢を合併する心不全		・薬品では唯一の高カロリー濃縮タイプになっている（1.5 kcal/mL） ・100 mL中，亜鉛2.3 mg，銅0.15 mg含有（銅：亜鉛＝1：15） ・バニラ味・コーヒー味・バナナ味・黒糖味
・イレウス ・腸管機能残存なし ・肝・腎障害（高度） ・重症糖尿病などの糖代謝異常 ・先天性アミノ酸代謝異常 ・牛乳蛋白アレルギー	下痢，腹部膨満感，腹痛，肝機能障害，皮疹など	・脂肪組成は，n-6/n-3＝3，消化吸収に優れたMCTを含有 ・ビタミンK1含有量が多いため，ワルファリン剤投与の患者に注意 ・長期使用の際のセレン不足に注意 ・脂質エネルギー比が20%と日本人の食事に近いPFCバランスを選択している ・長期使用の低ナトリウム血症に注意し，低ナトリウム血症を認めた場合は，食塩などの添加が必要である．ただし，栄養剤に食塩を直接混合すると塩析が生じるおそれがあるため，フラッシュ時に加えるなど別途投与する ・バニラ・コーヒー・バナナ・コーンの4種の味に加え，ツインラインNFと共通の専用フレーバーもある
牛乳アレルギー	低血糖（重大），下痢，腹部膨満感，悪心，血糖値上昇，低血糖，頭痛など ㊟肝不全用半消化態栄養剤	・分岐鎖アミノ酸を多く含み，糖質，脂質，ビタミン，微量元素を含んだ栄養剤 ・肝性脳症を伴う慢性肝不全患者の栄養状態の改善に用いる ・6種類の専用フレーバーがあり，ゼリーにして摂取することも可

12 市販の経腸栄養剤と その選択

表6 食品の栄養剤の種類と特徴

分類	エネルギー kcal/mL	蛋白質 g/100kcal	繊維 g/100kcal	製品名	形態・用量
標準タイプ	1.0	4.0	0.4	MA-8（クリニコ）	紙パック：200 mL, 1000 mL
				MA-8 プラス（クリニコ）	紙パック：200 mL, 1000 mL アセプバッグ：300 mL, 400 mL
高エネルギー	1.5	3.8	0.6	アイソカルプラス（ネスレ日本）	紙パック：200 mL, 1000 mL
		4.0	1.0	メイバランス 1.5（明治乳業）	紙パック：200 mL, 1000 mL パック：200 mL, 267 mL, 333 mL
				CZ1.5（クリニコ）	紙パック：200 mL, 1000 mL
		5.0	0.5	アイソカルプラス EX（ネスレ日本）	紙パック：200 mL ソフトバッグ：200 mL, 267 mL
			1.2	メイバランス HP1.5（明治乳業）	紙パック：200 mL, 1000 mL パック：200 mL, 267 mL
			2.0	CZ-Hi1.5（クリニコ）	紙パック：200 mL, 1000 mL アセプバッグ：200 mL, 267 mL
	1.6	2.5	0.4	グランケア（テルモ）	紙パック：125 mL
		3.7	0.3	テルミールミニ（テルモ）	紙パック：125 mL
			1.3	テルミールミニα（テルモ）	紙パック：125 mL
		3.75	—	ファインケア（キューピー）	紙パック：125 mL
		—		ファインケアすっきりテイスト（キューピー）	紙パック：125 mL
			1.3	メイバランス Mini（明治乳業）	紙パック：125 mL
		4.0	—	笑顔倶楽部（旭化成ファーマ）	紙パック：125 mL
			1.6	ジューシオミニ（三和化学）	紙パック：125 mL
		5.0	0.1	プロキュア Z（日清オイリオ）	紙パック：125 mL
	1.68	5.0	1.2	メディエフアミノプラス（味の素）	紙パック：125 mL
				メディミル味わい飲料（味の素）	紙パック：125 mL
	2.0	3.0	1.0	アイソカル 2KNeo（ネスレ日本）	紙パック：200 mL, 1000 mL
		3.4	1.0	メイバランス 2.0（明治乳業）	紙パック：200 mL, 1000 mL
		3.6	—	リキッドダイエット 2.0A（キューピー）	紙パック：200 mL
			0.13	テルミール 2.0α（テルモ）	紙パック：200 mL
			1.0	アイソカル Bag2K（ネスレ日本）	ソフトバッグ：150 mL, 200 mL, 250 mL
		3.7	1.0	MA-R2.0（クリニコ）	紙パック：200 mL, 1000 mL アセプバッグ：200 mL, 250 mL
		3.8	1.7	アキュア EN2.0（旭化成ファーマ）	紙パック：200 mL ソフトバッグ：250 mL, 300 mL

特徴
浸透圧が体液とほぼ等張（240 mOsm/L）になっているため，浸透圧性の下痢に使用可．バニラ風味
MA-8にナトリウム，ビタミン，微量元素を強化．栄養機能食品（亜鉛・銅）．バニラ風味
乳糖は含んでいない．栄養機能食品（亜鉛・銅・ビオチン）．MCT，EPA・DHA配合
7種類の微量元素配合．栄養機能食品（亜鉛・銅・ビオチン）．バニラ風味
脂肪エネルギー比率を27%に抑えたハイカロリータイプ．微量元素を強化．バニラ風味
アルギニン，EPA・DHA配合．乳糖は含んでいない．LCT60%配合で必須脂肪酸の供給が可能．MCT40%配合で速やかなエネルギー補給が可能
7種類の微量元素を配合し，亜鉛と銅の吸収にも配慮．栄養機能食品（亜鉛・銅・ビオチン）．バナナ風味
栄養バランスはCZ-Hiに等しい．1.5 kcal/mLのハイカロリータイプ．蛋白質，微量元素，食物繊維，オリゴ糖，EPA・DHA含量に配慮．栄養機能食品（亜鉛・銅）．小豆風味
他の栄養剤にない風味が特徴．栄養機能食品（ビタミンB1）．メロン味・ミルクセーキ味
栄養機能食品（ビタミンB1）．微量元素をバランスよく配合．コーヒー味・麦茶味・コーンスープ味・バナナ味
テルミールに食物繊維，オリゴ糖を強化．栄養機能食品（ビタミンB1）．いちご味・抹茶味
フレーバーのみに頼らず，天然素材を配合．バナナ味・コーヒー味・おしるこ味・いちご味
甘さを控えてすっきりした味わいを実現．1パック（125 mL）あたり蛋白質7.5 g，鉄4 mg，亜鉛2.3 mg配合．栄養機能食品（亜鉛）．エスプレッソ風味・ミルク風味・ピーチ風味・ブルーベリー風味
1パック（125 mL）あたり蛋白質7.5 g，亜鉛1.6 mg，食物繊維2.5 g配合．栄養機能食品（亜鉛・銅）．コーヒー味・キャラメル味・ヨーグルト味・抹茶味・ストロベリー味・バナナ味・コーンスープ
1本125 mLで200 kcal，蛋白質8.0 g含有．甘夏風味・バナナ風味・コーヒー風味・いちご風味・マンゴー風味・ココア風味・紅茶風味
ジュースのような濃厚流動食．脂肪組成はエネルギー効率のよいMCTを主体に，n-3系脂肪酸に富む魚油を配合．栄養機能食品（ビオチン）．グレープ味・フルーツミックス味・オレンジ味・ピーチ味・マンゴー味・青うめ味
1本（125 mL）あたり，鉄，亜鉛を7 mg，エネルギーになりやすいMCTを2g配合．栄養機能食品（鉄・亜鉛）．バナナ味・いちご味・ミルクキャラメル味・黒飴味
1本125 mLで210 kcal，蛋白質10 g（BCAA2.8 g），亜鉛3 mg，鉄2.6 mg含有．水溶性食物繊維2.4 g配合．プレーン味・バナナ味・紅茶味
4種の蛋白源（カゼインナトリウム，コラーゲンペプチド，乳蛋白，結晶アミノ酸）を配合し，蛋白質中にBCAA27%配合．亜鉛3mg配合．コーヒー牛乳味・いちごミルク味
乳糖は含んでいない．栄養機能食品（亜鉛・銅）
7種類の微量元素配合．栄養機能食品（亜鉛・銅・ビオチン）．バニラ風味
1本（200 mL）で400 kcal，蛋白質14.4 g含有．3～4本で1日に必要なエネルギーを摂取でき，食事摂取基準のビタミン・ミネラルを摂取できる．バニラ風味
1本（200 mL）で400 kcal，蛋白質14.4 g含有．3～4本で1日に必要なエネルギーとビタミン・ミネラルが充足できる．バニラ味・ストロベリー味
乳糖は含んでいない．消化吸収の優れたMCT配合
脂肪エネルギー比率を25%に抑えたハイカロリータイプ．ビタミン，微量元素に配慮．栄養機能食品（亜鉛・銅）．バナナ風味
1 mLあたり2.0 kcal，2種類の食物繊維とオリゴ糖配合．ナトリウムの不足に配慮し，8種類の微量元素を配合．バナナ風味

（→ 104頁に続く）

12 市販の経腸栄養剤と その選択

表6 食品の栄養剤の種類と特徴（つづき）

分類	エネルギー kcal/mL	蛋白質 g/100kcal	繊維 g/100kcal	製品名	形態・用量
高蛋白	1.0	4.5	1.2	メディエフ（味の素）	紙パック：200 mL, 1000 mL
				メディエフバッグ（味の素）	3層バッグ：300 mL, 400 mL
			2.0	K-4S（キューピー）	バッグ 300 mL, 400 mL
				K-4A（キューピー）	紙パック：200 mL, 1000 mL
	0.6	5.0	2.0	CZ-Hi0.6（クリニコ）	アセプバッグ：200 mL, 250 mL
	0.8			CZ-Hi0.8（クリニコ）	
	1.0		0.5	ライフロン-Q10（三和化学）	紙パック：200 mL
			0.6	E-3（クリニコ）	紙パック：200 mL, 1000 mL
			1.0	E-7Ⅱ（クリニコ）	紙パック：200 mL, 1000 mL アセプバッグ：300 mL, 400 mL
			1.2	ハイネ（大塚）	紙パック：200 mL バッグ：200 mL, 400 mL
				メイバランス HP1.0（明治乳業）	紙パック：200 mL, 1000 mL バッグ：300 mL, 400 mL
			2.0	F2α（テルモ）	紙パック：200 mL, 1000 mL バッグ：300 mL, 400 mL
			2.4	CZ-Hi（クリニコ）	紙パック：200 mL, 1000 mL アセプバッグ：200 mL, 300 mL, 400 mL
	1.0	5.5	1.5	ペムベスト（味の素）	パウチタイプ：200 mL バッグタイプ：300 mL, 400 mL
				PRONA（クリニコ）	紙パック：200 mL, 1000 mL アセプバッグ：300 mL, 400 mL
	1.0	6.2	2.15	アキュア EN800（旭化成ファーマ）	紙パック：200 mL
	1.0	6.25	1.5	メイバランス VHP1.0（明治乳業）	紙パック：200 mL
高繊維	1.0	4.0	1.0	メイバランス 1.0（明治乳業）	紙パック：200 mL, 1000 mL バッグ：300 mL, 400 mL
				メイバランス 1.0Na（明治乳業）	紙パック：200 mL, 1000 mL
	1.0	3.8	1.7	K-3Sα（キューピー）	バッグ：300 mL, 400 mL
微量元素強化	0.64	1.25	—	ブイ・クレス（ニュートリー）	カートカン：125 mL
	0.15	0	—	テゾン（テルモ）	紙パック：100 mL
消化態栄養剤	無脂肪・無残渣	1.0	3.6	—	ペプチーノ（テルモ）	紙パック：200 mL
	低脂肪・無残渣		3.8	—	エンテミール R（テルモ）	アルミ袋：100 g
	高エネルギー・高蛋白	1.5	6.3	—	ペプタメン AF（ネスレ日本）	紙パック：200 mL
	高エネルギー	1.5	3.5	—	ペプタメンスタンダード（ネスレ日本）	紙パック：200 mL

特徴
ソフトバッグタイプは水分補給口が工夫されており，ジッパータイプで使い勝手がよい．他経腸栄養剤に比べ，Na 含有が多いのが特徴．プレーン
NPC/N 比 116 に設定．100 kcal あたりオリゴ糖 0.4 g 配合．ビタミン・ミネラルの含量に配慮し，1000 kcal で食事摂取基準をほぼ充足できる．ヨーグルト風味
CZ-Hi と栄養バランスは同じで，水分をプラスし，注水の手間を軽減した低濃度タイプ．クローズドパウチで衛生面にも配慮．小豆風味
n-6/n-3＝2.0 と低く，コエンザイム Q10 を 1 パックあたり 10 mg 配合．抗酸化作用のあるビタミン C・E，β カロテンを強化．ヨーグルト風味
良質な牛乳由来の蛋白質（乳清蛋白質消化物を含む）および精製大豆蛋白質配合．バナナ風味
高蛋白，微量元素，繊維とも充実している．Na180 mg/100 kcal 配合．EPA・DHA 含有量にも配慮．ヨーグルト風味
良質な動物性蛋白質である乳カゼインと乳蛋白（バッグ製品のみ）を 100 mL あたり 5.0 g 配合．ナトリウム，クロールの含量とバランスに配慮．アーモンド風味
トータルミルクプロテイン使用．7 種類の微量元素を配合し，亜鉛と銅の吸収にも配慮．栄養機能食品（亜鉛・銅・ビオチン）．バナナ風味
2 種類の食物繊維とオリゴ糖配合．吸収効率のよい MCT と必須脂肪酸を豊富に含む LCT を 1:1 に配合．栄養機能食品（ビタミン B1）．ミックスフルーツ風味・抹茶風味（紙パックのみ）
微量元素（亜鉛・銅・マンガンなど）をバランスよく配合．さらに，食物繊維，オリゴ糖，EPA・DHA 含量に配慮．小豆風味
高蛋白，高繊維に加え GFO（グルタミン，ファイバー，オリゴ糖）が付加されている．脂質バランスがよいため，脂質の吸収が悪い患者にはお勧め．キャラメル風味
蛋白質，ナトリウム含量に配慮．ナトリウムは 100 kcal あたり 220 mg（食塩相当量 0.56 g）含む．栄養機能食品（銅・ビタミン C）．コーンスープ風味
蛋白質を高濃度に配合しているため，少ないエネルギー量で必要な栄養素を摂取できる．コーヒー風味
蛋白質が 1 本（200 mL）あたり 12.5 g と高濃度に配合．食物繊維 1.5 g/100 kcal，7 種類の微量元素配合．栄養機能食品（亜鉛・銅・ビオチン）．カスタード風味
トータルミルクプロテイン使用．7 種類の微量元素配合．シャンピニオンエキス配合．バニラ風味
メイバランス 1.0 にナトリウムを強化（240 mg/100 kcal）．7 種類の微量元素配合．トータルミルクプロテイン使用．シャンピニオンエキス配合．栄養機能食品（亜鉛・銅・ビオチン）．スープ風味
NPC/N 比 142 に設定．100 kcal あたり，オリゴ糖 0.3 g 配合．長期の使用を想定し，ナトリウム量と塩素量にも配慮．1200 kcal でビタミン・ミネラルは食事摂取基準を充足できる．ヨーグルト風味
1 本 125 mL で，ビタミン 11 種類が所要量の約 3 倍含有．亜鉛，セレンは所要量程度，鉄は所要量の 50%，カルシウム 70 mg 配合．さっぱりとして飲みやすい．キャロット，ピーチ，ラ・フランス，ベリーズの 4 種類
1 パック（100 mL）で必須微量ミネラルを 1 日の 1～1/3 量が補える．銅，亜鉛，マンガン，セレン，クロム，水溶性ビタミン 8 種を強化．サワー風味・アップル風味
無脂肪・無残渣．アミノ酸よりも腸管吸収に優れる．吸収しやすい消化態流動食．栄養機能食品（ビタミン B₁）．プレーン（浸透圧：470 mOsm/L）．アップル風味・レモン風味（浸透圧：500 mOsm/L）
低分子ペプチドをベースとした消化態栄養剤．100 kcal あたり，脂質 1.5 g 含有．栄養機能食品（亜鉛・銅，ビタミン B₁）．ヨーグルトフレーバー
窒素源は 100% ホエイペプチド（アミノ酸よりも腸管吸収に優れる）のため，胃排出時間が短く，逆流や誤嚥性肺炎のリスクを低減でき，侵襲により消化能が低下している場合にも吸収しやすい 1.5 kcal/mL と高濃度で，蛋白質含量も高いため，水分制限のある患者でも少量で高エネルギー，高蛋白の摂取が可能 ・脂質は 50% が中鎖脂肪酸（MCT：medium chain triglyceride）のため，消化吸収能が低下している場合でも速やかにエネルギーになりやすい ・侵襲に対する抗酸化作用が期待される EPA を含有しているため，ICU に特化した栄養剤である
窒素源は 100% ホエイペプチド（アミノ酸よりも腸管吸収に優れる）のため，胃排出時間が短く，逆流や誤嚥性肺炎のリスクを低減でき，侵襲により消化能が低下している場合にも吸収しやすい 脂質中の 60% に MCT を配合．バニラフレーバー

12 市販の経腸栄養剤とその選択

60.2 選択

- 入院中は特殊な組成のもの以外は食品タイプを，在宅では保険請求できる医薬品タイプを使用．
- 在宅で，医薬品のうちエレンタール，エレンタールP，ツインラインを使用する場合は，在宅成分栄養経管栄養法指導管理料の適応となる．
- 在宅で上記以外の経腸栄養剤を経管的に使用し，患者が寝たきりの状態にあるもの，または「特定疾患治療研究事業」に掲げられる疾患に罹患し，常時介護が必要な状態の場合，在宅寝たきり患者処置指導管理料の適応となる（表7）．

表7 診療報酬算定（保険請求）の違い

在宅療養指導管理料	在宅成分栄養経管栄養法指導管理料 2500点／月	在宅寝たきり患者処置指導管理料 1050点／月
経腸栄養剤の種類	薬価基準収載の医薬品のうち，エレンタール，エレンタールP，ツインラインを使用した場合	左記以外の医薬品と食品
注入ポンプ加算	1250点／月	保険請求不可
在宅経管栄養法用栄養管セット加算	経鼻チューブ，注入用バック，延長用チューブ等の費用を全て含む 2000点／月	保険請求不可
特定保険医療材料	別途保険請求不可	経鼻チューブはタイプ別に請求可能

表8 半固形栄養剤の種類と特徴

分類		エネルギー kcal/mL	蛋白質 g/100kcal	繊維 g/100kcal	製品名	形態・用量
高エネルギー	高エネルギー	1.5	4.0	0.4	PGソフトEJ（テルモ）	チアーパック：200 g, 267 g
	高エネルギー・高蛋白	1.5	5.0	2.3	アキュア VF-1 400（旭化成ファーマ）	スパウトパウチ：200 g, 267 g
					アキュア VF-5 400（旭化成ファーマ）	スパウトパウチ：200 g, 267 g
		2.0	4.7	1.2	メディエフプッシュケア（味の素）	アルミパウチ：150 g, 200 g
	高エネルギー・高蛋白・高繊維	1.5	5.0	1.5	リカバリーニュートリート（三和化学）	チアーパック：200 g, 267 g
高繊維	高繊維	0.75	4.0	1.6	エフツーライト（テルモ）	チアーパック：400 g, 533 g
		1.0	4.0	1.5	エフツーショットEJ（テルモ）	チアーパック：200 g, 300 g, 400 g
	高繊維・高蛋白	1.0	5.0	1.2	ハイネゼリー（大塚）	アルミパウチ：300 g
					ハイネゼリー AQUA（大塚）	アルミパウチ：250 g
その他	水分補給	0.1	0	—	PGウォーターEJ（テルモ）	チアーパック：250 g
					ニュートリートウォーター（三和化学）	チアーパック：300 g
	（粘度調整食品）				REF-P1（キユーピー）	スタンディングパウチ，スパウトパウチ：90 g

*各メーカー発表の値に準ずる．

61 液体か半固形かの選択

- 液体栄養剤では，胃の生理的機能が働かず液体は胃から一気に小腸へ流れていく．このため，栄養剤の投与速度が速すぎると下痢を，胃に停滞があれば逆流を，胃瘻がある場合は瘻孔からの漏れが生じる．これらの問題を解決するために経腸栄養剤を半固形化して胃瘻から注入する方法がある．
- 「半固形化」という言葉には明確な定義がなく，「固形化」「粘度増強」「ゲル化」「とろみ」「プッディング化」などといわれているがそれぞれの定義は微妙に異なっている．
- ここでは広く「経腸栄養剤を固形に近い半流体に加工すること」としておく．
- 現在市販されている半固形栄養剤（一例，図5）の種類と特徴を表8に示す．

図5　半固形栄養剤の例
PGウォーター，PGソフト，REF-P1，メディエフプッシュケア

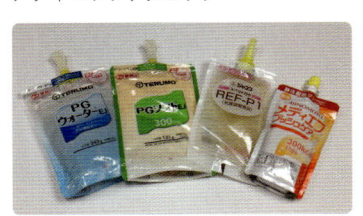

粘度 mPa·s*	特徴
20000	半固形タイプで押しやすい形状．MCT15%配合．栄養機能食品（銅・亜鉛）．ヨーグルト味
1000	2種類の粘度から選択可．不溶性と水溶性の食物繊維を強化．ガラクトオリゴ糖配合．ナトリウム，鉄，亜鉛を豊富に含む．りんご風味
5000	
約2000	グルタミン酸ナトリウム配合．効率的なエネルギー補給に適したMCTを約20%含有．低粘度（約2000 mPa·s）で胃瘻から投与しやすい
5000	エネルギー効率のよいMCTを21%配合．ヨーグルト風味
4000	100kcalあたり，水分110g配合．水分補給の手間を省いたとろみ栄養食．栄養機能食品（銅・亜鉛）．ヨーグルト味
4000	Ready to Useのとろみ栄養食．自然滴下する適度なとろみ．栄養機能食品（銅・亜鉛）．ヨーグルト味
6000	ハイネと同じ組成で，軽く押すだけで扱いやすいゼリータイプ．ハイネゼリーAQUAは水分補給にも配慮し，100 mL/100 kcalの水分摂取が可能．黒糖風味（ハイネゼリー）・ミルク風味（ハイネゼリーAQUA）
20000	クエン酸配合の水分補給ゼリー．容器に注入口をあらかじめ装着しているためアダプター不要
5000	1パックで水分298g含有．経口でも摂取可能（レモン風味）
	カルシウムイオン含量の多い液状食品に添加して，粘度を調整する．液状食品のカルシウムイオンのみに反応するため，加える食品のpHや温度には影響されない．同時に食物繊維，水分の補給も可能 あらかじめREF-P1をシリンジ等で注入し，その後液状の栄養剤（カルシウムイオン含量の多いもの）を注入すると胃の中で粘度がつく

61.1 半固形化によるメリットとデメリット

- 半固形化により、投与時間が短縮され、表9の如くメリットを生じるがデメリットのあることにも注意が必要である．

関連
半固形栄養剤の投与法
☞ 66.2 118頁

半固形栄養剤の投与手技
☞ 65.3 115頁

表9 半固形栄養剤のメリット，デメリット

メリット[6]	デメリット
①胃食道逆流や瘻孔からの逆流の防止 ②下痢，ダンピング症状の予防 ③高血糖や消化管ホルモン分泌異常の予防 ④注入時間の短縮　など	①液体栄養剤やミキサー食に増粘剤を使用して半固形化にする場合は，調合に手間がかかる ②注入抵抗が高く，細径のカテーテルや弁を有するボタンタイプカテーテルでは使用困難である ③チューブが閉塞しやすい ④感染の問題　など

61.2 半固形化の方法

- 半固形栄養剤を使用するためには，①寒天による半固形化，②とろみ調整食品による半固形化，③既に固形化された栄養剤（食品として販売）を用いる方法がある．
- 半固形化のための食品は多く市販されており，ここでは具体的な使用方法について例を挙げて以下に説明した．

a 寒天による固形化

- 最も安価で，粘度を増さない（注入しやすい），体温で溶解しない（胃内で溶けない）という利点がある．
- 水・お茶の半固形も可能．
- 投与後寒天が便中の水分を吸収するので過剰投与は避ける．

方法
1. 粉末寒天を湯に溶かし，寒天溶解液を作る
   - かんてんクック（伊那食品）：100℃の湯に溶解，4gで500 mL分できる
   - 手づくりばば寒天（伊那食品）：80℃の湯に溶解，2gで350 mL分できる
2. あたためた経腸栄養剤を加え，シリンジに吸う
3. シリンジを冷蔵庫で冷やすと固形化できる

b とろみ調整食品による半固形化

- 常温で栄養剤を混ぜるだけで簡単に半固形化できる．
- それぞれの栄養剤との相性があり，固まり方（プリン状またはヨーグルト状）に差がある．
- お茶・水は固まりにくいものもある．
- 食品であるため保険適用はなく自費購入となる．
- 市販されているものの中からリキッド状のイージーゲル（大塚）とリフラノン（ヘルシーフード）について手順を示す．

①イージーゲル（大塚）の場合
- 1液「ペクチン」と2液「乳酸カルシウム」の2剤で1袋よりなる．

方法	1	1液と栄養剤を混ぜ30秒ほどよく混ぜる
	2	さらに2液を加え30秒かき混ぜる
	3	10分以上放置し,半固形化する
	4	固形化したらシリンジに吸引する
	5	シリンジ内に入った空気を抜き接続コネクター内も満たす
	6	1本のシリンジを1〜2分ほどかけてボーラス(手押し)注入する

②リフラノン(ヘルシーフード)の場合

方法	1	1食分の経腸栄養剤にリフラノンを分量入れる
	2	30秒ほどよくかき混ぜる
	3	5分以上放置し,半固形化する
	4	固形化したらシリンジに吸引する
	5	シリンジ内に入った空気を抜き接続コネクター内も満たす
	6	1本のシリンジを1〜2分ほどかけてボーラス(手押し)注入する

c チアーパック入り半固形栄養剤の使用
- あらかじめ半固形化した栄養剤(表8,106頁)を用いる.
- 最も簡便だが高価である.

d 水分(水・茶)の半固形化
①とろみ調整食品(増粘剤)を用いる方法
- トロミスマイル(ヘルシーフード)

方法	1	常温で水に溶かす
	2	固形化した水は栄養剤と同様,シリンジでボーラス注入する

- リフラノンパウダーPG(ヘルシーフード)

方法	1	リフラノンパウダーPGを5〜6gを室温の水100 mLに入れ30秒ほどかき混ぜる
	2	ついで室温の濃厚流動食200 mLを加え,30秒ほどよくかき混ぜる
	3	10分以上放置し,半固形化する ▶ リフラノンパウダーを水に加え,かき混ぜてから濃厚流動食を入れ半固形化し,水分を同時に補給する(液状リフラノンは水を半固形化できない)

②チアーパック入り「半固形水分」を使用
- チアーパック化された水分としてPGウォーターEJ（テルモ），ニュートリートウォーター（三和化学）などが市販されている（表8, 106頁）.
- 直接PEGカテーテルに接続して投与（アダプタが必要なものがある）.
- PGウォーターは酸性でクエン酸を含むゼリー状の製品で酢水代わりに充填しロックすることができる.

61.3 半固形栄養剤注入に用いられるPEGカテーテル

- 半固形化した栄養剤・水分は液体よりも注入時の抵抗が大きいため内径の太い（20 Fr以上）PEGカテーテルを用いる.
- ボタン型ではコネクターとの接続部が細くなっていて抵抗が大きいため太めのカテーテルやチューブ型への変更を考慮する.
- ボタン型では接続コネクターでL字型（接続注入用）と直線型（ボーラス注入時）がある場合には直線型を選択する.

関連　市販のPEGキット
ボタン型 ☞ 36 65頁, 38 67頁
チューブ型 ☞ 37 66頁, 39 68頁

> **memo** 半固形栄養剤の評価[7]
> 瘻孔からのリークや胃食道逆流に半固形経腸栄養剤が有効とする報告がある一方，効果がないとする報告もある上，適切な「硬さ」「粘度」についてのコンセンサスもいまだ得られていない.

62 経腸栄養剤の選択の実際

関連　市販の経腸栄養剤
☞ 59 95頁, 60 99頁, 61 107頁

症例1　頭頸部癌化学放射線療法施行中，K高値となった症例
60歳代　男性　下咽頭癌

1/17～	CRT（化学放射線療法）.
1/18	CDDP（シスプラチン）投与開始（100% dose）.
2/7	feeding tube挿入.
2/9	CDDP投与（75% dose）.
2/17	PEG造設.
3/2	CDDP投与（75% dose）.
3/5	RT（放射線照射）総量70 Gyで終了.

- シスプラチンによる腎機能低下が要因と考えられるK上昇あり.
- 対処療法しかなく，K含有量の少ないレナウェルA（テルモ）に変更．レナウェルAのみで管理する ↗
- と蛋白質量が少ないため，当院採用の経腸栄養剤MAR-2.0（クリニコ）との併用で管理していくこととなる.
- 脱水もK上昇の原因と考えられるため，水分量にも留意.
- 以後，K値は4後半から5.0の間で落ち着いている.
- 退院前にラコール（大塚）へ変更し，Kの動向をみたところ，ラコールでもKのコントロールができたため，薬剤の栄養剤への切り替えができた.

> **Point** K上昇の原因が，抗癌剤によるものなのか，脱水によるものか，または溶血しているのか特定することが難しいが，原因がいずれにしてもinのカリウム量を減らす対処療法が先決である．本症例の場合，入院中はK含有量の少ないレナウェルAを使用することで，Kのコントロールができた．レナウェルAは食品タイプの経腸栄養剤であるため，退院前に薬剤の経腸栄養剤に切り替えた.

症例2　食道癌化学療法前に予防的に胃瘻を造設した症例
60歳代　男性　食道癌

2/3	PEG 造設.
2/7～	DCF（ドセタキセル／シスプラチン／5FU）療法開始.

- PEG 造設後もご本人はできるだけ経口から栄養を摂りたいという気持ちが強く，使用はしばらく見合わせる．その間，食事と栄養補助食品（メイバランス Mini（明治乳業）等）を併用し管理．
- PEG 造設後 10 日目より白湯の注入開始．
- 以後も白湯は注入していたが，結局胃瘻を使用することなく経過し，退院された．

Point　ご本人の気持ちを優先し，胃瘻を造設したからといって，必ずしも胃瘻から栄養を補わないといけないということではない．本症例の場合，化学療法による多少の食欲不振はあったものの，経口のみで栄養管理を行うことができたため，入院中に胃瘻を使用することはなかった．

症例3　食道癌化学放射線療法施行後．今後，在宅医療に向けて PEG 造設した症例
50歳代　男性　食道癌

- DCF（ドセタキセル／シスプラチン／5FU）療法施行，RT（放射線照射）総量 60 Gy で終了するも効果判定は PD（進行）．気管支瘻あり，経口摂取できない状態．

12/20	PEG 造設.

- 造設後，エンシュア（アボットジャパン）を使用して管理していたが，発熱あり．エンシュアが逆流して肺炎を起こしているのが原因と考えられた．
- 絶飲食とし，抗生剤治療後，半固形栄養剤のメディエフプッシュケア（味の素）を使用．逆流なし，発熱なし．消化器症状も特になく，手技も確立できたため，在宅医療へ移行できた．

Point　半固形化栄養剤を使用することにより，逆流を防止することができた．メディエフプッシュケアは食品タイプの経腸栄養剤であるため，在宅で管理するとなると全額自己負担となるが，この患者とご家族はその点に関してはそれほど大きな問題ではなかったよう．購入が難しい患者の場合は，薬剤の栄養剤に寒天等を利用して半固形化にする方法を入院中に検討する必要がある．

症例4　PEG 瘻孔から漏れがあった症例
60歳代　男性　中咽頭癌

5/11～	CRT（化学放射線療法）.
5/12	DOC（ドセタキセル）投与開始.
5/16	PEG 造設.
5/19	DOC 投与.
5/23～	胃瘻よりラコール（大塚）注入．経口と併用で管理.
5/24	DOC 投与．咽頭痛強く，徐々に経口摂取困難となる.
5/30～	瘻孔より漏れあり，メディエフプッシュケア（味の素）を試してみるが，少量ずつ注入しても漏れ出てくる．刺入部で 2 mm 程度表皮剥離しているためか疼痛あり． ● PEG カテーテルからの注入をしばらく中止し，刺入部周囲の肉芽形成を優先させることとなる.
6/3	PEG カテーテル交換（バンパーが胃壁に埋没し硬結を形成していたため）．その間，末梢で管理.
6/7～	経腸注入再開．ラコールにヒアロケア（キユーピー）を 1 本/日追加し，経過をみていくことになる.
6/16	肉芽組織が盛ってきている.
6/28	RT（放射線照射）総量 70 Gy で終了.
6/30	退院.

Point　本症例の場合，漏れの原因は内視鏡下で確認しないと確定できなかった．よって，原因が分かるまでは胃瘻からの注入は見合わせた．ヒアロケアは，亜鉛，銅，鉄，ヒアルロン酸等褥瘡ケアに必要な栄養素が強化されており，本症例の肉芽形成にヒアロケアが有効であったといえる．

症例5 夜間低血糖を繰り返していた症例
60歳代　女性　食道癌術後，中咽頭癌

- 食道癌に対して，他院にて手術（食道亜全摘，胸骨後胃管再建術）施行．

5/18〜	中咽頭癌に対し，IMRT（intensity modulated radiation therapy，強度変調放射線治療）開始．
6/4	PEG造設
6/5〜	白湯注入開始．経口摂取もできている．
6/6〜	エンシュア（アボットジャパン）開始．3時間程度かけて250 mL注入．
6/7	夜間に低血糖症状が現れる．血糖値28mL/dL．以前も低血糖症状が起きたエピソードあり（自己申告）． ・以後，エンシュアは問題なく注入できているが，食後約2時間後と夜間に低血糖症状を繰り返すようになる．
6/13〜	食後2時間後に補食でカンパンやくず湯等を摂取し，また，就寝前〜翌朝までエンシュアを胃瘻より持続注入する．日中は補食で，夜間は持続注入で経過をみていく． ・食後2時間後の補食と，夜間の栄養剤持続注入により低血糖症状なく経過しているが，寝ている間チューブがつながっていることが苦痛とのことで，退院に向けて栄養剤の半固形化を試みる．
7/3〜	眠前にエレンタール（味の素）をゼリー状にして注入．低血糖症状なし．退院までに手技確立できた．

Point 低血糖症状の原因は不明だが，以前にも低血糖症状が出現していたエピソードより，今後も低血糖症状と付き合っていく必要がある．本症例の場合，食後2時間後の補食と夜間持続注入により低血糖症状を予防することはできたが，夜間持続注入のチューブ拘束が負担となっていた．薬剤の経腸栄養剤エレンタールを半固形化にすることにより，手間はかかるが，チューブによる拘束がなくなり，低血糖症状が再現することもなく経過できた．

文献

1) Teitelbaum D, et al: Definition of terms, style, and conventions used in A.S.P.E.N. guidelines and standards. Nutr Clin Pract 20: 281-285, 2005
2) PEGドクターズネットワーク http://www.peg.or.jp
3) Kreymann KG, et al: ESPEN Guidelines on Enteral Nutrition: Intensive care. Clin Nutr 25: 210-223, 2006
4) 山内　健：NSTのための経腸栄養実践テクニック．病態別経腸栄養剤の種類と特徴．pp33-38, 照林社, 2007
5) 池田健一郎, ほか：静脈・経腸栄養管理の使い分け．薬局 56: 3-14, 2005
6) 合田文則：胃瘻からの半固形短時間摂取法ガイドブック―胃瘻患者のQOLをめざして．pp19-34, 医歯薬出版, 2006
7) 前谷　容ほか：PEG造設・管理．コンセンサス消化器内視鏡2010-2011．日本メディカルセンター, 2010

13 栄養剤の投与とその注意点

- 63 栄養剤の投与開始時期による投与方法の違い
- 64 栄養剤の投与方法とその選択
- 65 栄養剤投与の手技
- 66 栄養剤投与の実際
- 67 水分・薬剤の投与
- 68 栄養剤投与の際の注意事項
- 69 栄養剤投与後の処置

63 栄養剤の投与開始時期による投与方法の違い

- 栄養剤の投与にあたっては，中心静脈栄養等で長期間消化管が使われていない症例か，すでに経鼻胃管で経腸栄養されている症例かで栄養剤の開始方法を2つに分ける必要がある．

63.1 経鼻胃管からの移行の場合

- ほとんどの症例では，増量に伴う下痢は起こりにくく，管理しやすい．

方法
1. PEG造設2～3日目より，水を注入して発熱等の異常が起こらないか確認する
2. 翌日まで異常がなければ栄養剤の注入を開始する
   ▶ 胃瘻部の癒着が安定する7～10日目ぐらいまでは，胃の内圧が上昇すると腹腔内に栄養剤が漏出したり，感染症を起こす原因となるため，経鼻胃管で使用されていた経腸栄養剤全量をすぐに再開することは危険である．
3. 目標投与量の3分の1あるいは2分の1程度から開始して数日間で増量し全量に戻す

63.2 中心静脈栄養からの移行の場合

- 長期間消化管を使用していない症例では，腸管粘膜が萎縮しており急速に栄養剤を注入すると対応できず下痢を起こすことになる．また胃食道逆流を起こすことも考えられる．まずは少量投与から開始して，徐々に慣らしていく必要がある．

方法
1. PEG造設2～3日目より，水を注入する
2. 翌日まで発熱等の異常が起こらなければ栄養剤の注入を開始する

- PEG造設翌日から経腸栄養は可能ではあるが，5日目以降から投与開始する方が創部感染の頻度は少なくなるので，可能ならば栄養開始を遅らせるのが安全である．
- 栄養剤は希釈する必要はなく，投与量と投与速度で調節すればよい．

● 「注入」と「投与」表記のずれ
・「注入」とは「液体などをそそぎ入れること」「つぎこむこと」なのでPEGからの栄養投与とすれば，「注入」の言葉の方が本質的行為と思える．
・一般的には栄養を「投与する」ではあるが，PEG栄養として「投与」の狭義として「注入」があると考えられるため，本書では「注入」と「投与」を併用している．

関連
偶発症と対策 胃食道逆流症
☞ 92 152頁

64 栄養剤の投与方法とその選択

- 胃瘻からの栄養剤の投与法としては表1の3つの方法がある．

表1　栄養剤の投与方法と選択

栄養剤の種類	投与方法	生理的か？	注入時間	誤嚥性肺炎	スキントラブル	下痢	簡便性	特徴
液体栄養剤	間欠的投与法	○	短い	△	△	△	○	
	持続的投与法	×	長い	○	○	○	○	胃の蠕動が低下している場合や腸瘻への投与に限定される．現実的ではない
半固形栄養剤・ミキサー食	短時間投与法	◎	最も短い	◎	◎	◎	◎	食物摂取と消化のパターンが正常に類似し最も生理的

（合田文則，2010[1]より作成）

選択

- 人の食事の様式と胃の貯留能が機能することを前提に考えれば，短時間投与の方が生理的である．
- 衛生面から考えても，一定の時間で注入し終わる短時間投与の方が雑菌の繁殖が少ないメリットがあり第一選択とするべきである．
- 低流量持続投与が適しているのは，胃の蠕動が低下している場合と経胃空腸瘻（図1）に対し投与する場合である．胃の蠕動が低下していると，胃食道逆流を起こし，誤嚥性肺炎の危険性が考えられる．また経胃空腸瘻では，ボーラス投与すると下痢やダンピング症候群を起こすため低流量で持続的に投与しなくてはならない．

図1　経胃空腸瘻
経胃空腸瘻では低流量持続投与が適している

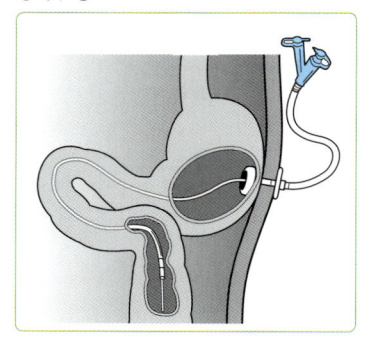

64.1 間欠的投与法

- 間欠的投与法の場合，通常の食事と同様に朝，昼，夕の1日3回投与で考える．また1回あたりの投与時間を2時間とする．

方法

1. 初回は50 mL/時で投与開始する
2. 1〜2日おきに70 mL/時，100 mL/時，150 mL/時と増量させて最大を200 mL/時とする
   - 目標カロリー数が1200 kcalを超える場合は，1回あたりの投与時間を延長するか，1mLあたりのカロリーの高い製剤にすることで調節する．
3. 1日あたり800 kcal程度まで経腸栄養に移行できたら，中心静脈栄養の中止を検討する
4. 増量の過程で下痢や胃食道逆流を起こす場合は，1段階前の投与量でしばらく経過をみて，再度増量する
   - 体位の工夫や胃の蠕動を促す薬を投与しても改善が認められない場合は，低流量持続投与に変更することも検討する．

関連
栄養剤投与中の注意（ダンピング）☞68.2 121頁
偶発症と対策　胃食道逆流症 ☞92 152頁
偶発症と対策　誤嚥性肺炎 ☞93 153頁

- 間欠的投与法の一例を図2に示した．

図2 長期絶食症例における間欠的投与法の例
（維持量として 1200 mL/日を投与する場合）

50 mL/時，2時間ずつ3回投与で開始し，同じ時間，同じ回数で投与するが，投与速度を上げていく．この移行期間には水分投与量不足にならないような注意が必要である．

投与日（開始日より）	投与量（/日）	投与速度
1〜3日目	300 mL	50 mL/時
4〜5日目	420 mL	70 mL/時
6〜7日目	600 mL	100 mL/時
8〜9日目	900 mL	150 mL/時
10日目〜	1200 mL	200 mL/時

（井上善文，井上真紀，2001[2]）より改変）

64.2 持続的投与法

方法 50 mL/時で24時間投与する
▶ この場合は輸液ポンプを用いると管理しやすい．

- 持続的投与法の一例を間欠的投与法と比較して示した（図3）．

図3 持続的投与法と間欠的投与法（1200 mL/日を投与する場合）

1日 1200 mL を投与する場合，持続的投与法では 50 mL/時で投与することになり，1日3回の間欠的投与法では，200 mL/時で2時間ずつ，3回投与することになる．

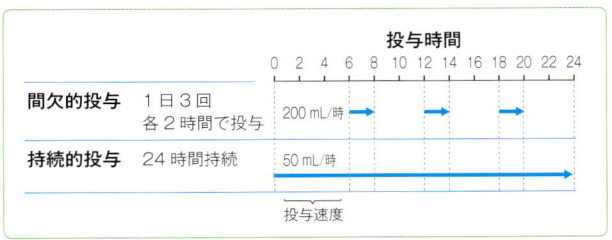

		投与速度
間欠的投与	1日3回 各2時間で投与	200 mL/時
持続的投与	24時間持続	50 mL/時

（井上善文，井上真紀，2001[2]）より改変）

64.3 短時間投与法

方法
1. 約 20,000 mPa·s の粘度に調整した半固形栄養剤・ミキサー食 300〜600 mL を準備（市販半固形栄養剤）
2. 投与はシリンジ（ミキサー食・市販半固形栄養剤）または加圧バッグを用い，15分程度で投与する

65 栄養剤投与の手技

65.1 自然滴下

- 投与中に滴下速度が変化することが多いので定期的に速度をチェックする必要がある．

65.2 経腸栄養ポンプ（図4）

- 長時間かけて栄養剤を投与するときに用いる．
- 腸管への負担を減じ，下痢を防ぐことが目的である．
- 20〜30 mL/時から始め下痢がないことを見ながら少しずつ速度を速める．

65.3 半固形栄養剤投与の場合

- 短時間での注入が可能である．
- シリンジによる注入が一般的であるが，加圧バッグ（図10，118頁）を用いると比較的スムーズに投与できる．
- チアーパック入りの場合は，スクイーザーを用いると最後まで確実に投与できる．

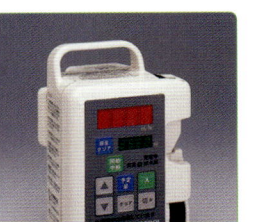

図4 経腸栄養ポンプ

66 栄養剤投与の実際

表2 栄養剤投与に用いる物品の一例

分類		商品名	特徴
経腸栄養ポンプ		カンガルー e ポンプ （日本コヴィディエン）	・経管的に胃または腸へ、連続的または間欠的に注入するためのローラー蠕動式ポンプ（モーターの回転により、ローターが専用ポンプのチューブを圧迫し内容物を送液する） ・ポンプには専用の栄養剤投与セット（ポンプセット）が必要
		アプリックス スマート （フレゼニウス カービ ジャパン）	・ポンプ駆動部分の蠕動運動により装置した栄養チューブに設定した投与速度で連続的に送液する ・専用の栄養チューブが必要
		ニプロキャリカポンプ CP-330 （ニプロ）	・ステータとローターに挟まれたチューブ内の薬液がローターの回転で回転方向に送液される ・指定のチューブセットが必要 ・流量が 60 mL/時未満ではローターは間欠運転となる
加圧装置	加圧バッグ	インフューザブル加圧バッグ（PEG 用） （ニプロ）	・空気圧による持続注入により作業時間が短縮できる手動式注入調整装置 ・送気球による簡単加圧、三方活栓による簡単排気が可能
	ハンドルタイプ	PEG ソリッド （ニプロ）	・ハンドルを回し栄養剤を注入する手動式注入調整装置 ・小さな力で簡単投与でき操作力を約 1/10 に低減できる
スクイーザー		まきまき（くるくる）ハート （大塚）	・スクイーザーのスリット部分に容器底部を挟むようにセットしスクイーザーでゆっくり巻き上げ絞り出す

66.1 液体栄養剤の投与法

- 間欠的栄養剤投与法と低流量持続投与法はともに液体栄養剤を投与する方法で、2つの投与法について一括して述べる.
- 経腸栄養用輸液セットやシリンジは必ず「誤接続防止タイプ」を使用する（接続部の口径が大きいため静脈輸液ラインに接続させないようになっている）.

a 栄養剤注入時の必要物品

□ 栄養剤
□ コンテナ（イルリガードル，バッグタイプ）
□ アダプター
□ コネクター
□ カテーテルチップ

- 経腸栄養には、栄養剤を入れるコンテナとフィーディングチューブを用意する（図9参照）. ボタン式の胃瘻では、その間にアダプターが必要となる. コンテナとフィーディングチューブは一体になったものと、分割されたものがある.

①コンテナ
- 再利用できる硬質のイルリガードル（図5）と再使用禁止のソフトタイプのバッグ（図6）がある．
- コンテナのサイズは500〜600 mL程度の小型のものから1000〜1200 mL用の大型のタイプがある．
- 栄養剤によっては，Ready to Hang（RTH）製剤（ソフトタイプの袋に入っていて詰め直す必要のない商品，図7）もある．

図5 イルリガードル

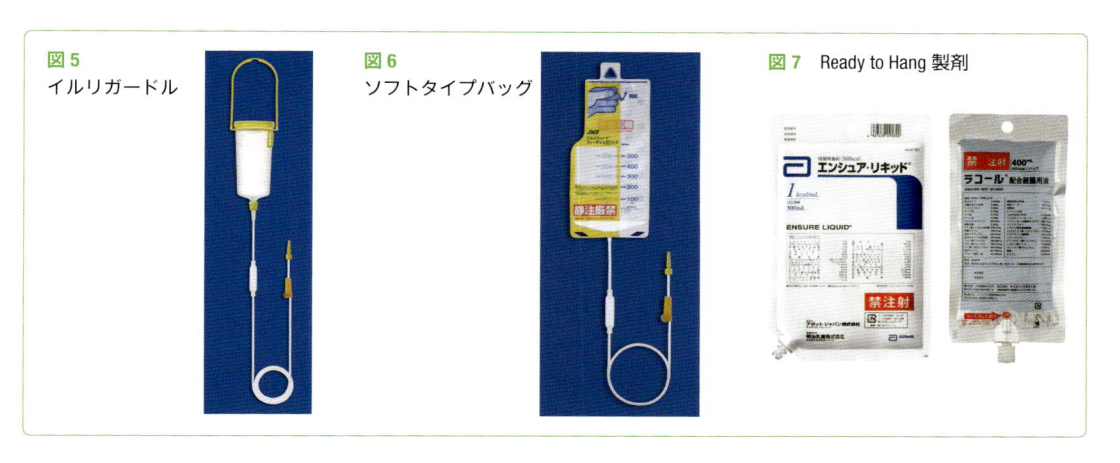

図6 ソフトタイプバッグ

図7 Ready to Hang 製剤

②フィーディングチューブ（図9）
- フィーディングチューブには自然滴下用とフィーディングポンプ用がある．

b 手順

手順	
1	処置に際し，必ず手洗いして感染の予防に努める
2	患者の上半身を挙上させ，誤嚥性肺炎の予防に努める ▶ 90度に起こせれば一番よいが，病状により困難な場合は30度ぐらいでも，長時間安定した体勢をとれる方がよい（図8）． ▶ 栄養剤投与中の胃食道逆流による誤嚥を防ぐため顎を引くようにしておく．
3	接続チューブの途中にあるクレンメを閉じる
4	栄養ボトルに栄養剤を入れる ▶ RTH製剤の場合はそのまま接続して使用．
5	栄養ボトルと接続チューブ，PEGカテーテルをしっかりつなぐ
6	ボタン型PEGカテーテルではさらに専用の接続チューブを栄養チューブに接続
7	栄養チューブまたは接続チューブ（ボタン型の場合）のチューブ先端まで栄養剤を満たす
8	クレンメを開いて栄養剤の注入を開始する．注入速度▶はクレンメで調節する．時計の針を見て滴下する速度を合わせる

図8 投与中の体勢

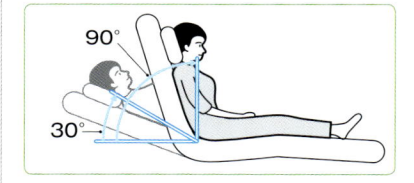

図9 コンテナとの接続
- コンテナ（イルリガードル）
- スタンド
- クレンメ（注入速度を調節）
- フィーディングチューブ

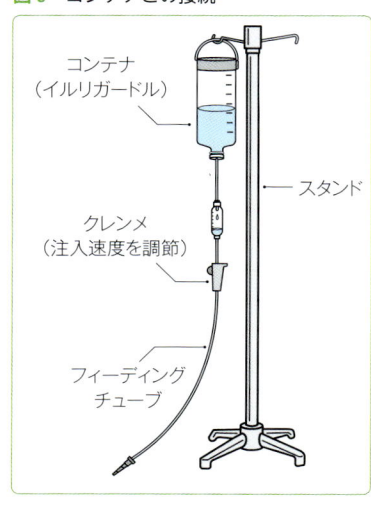

13 栄養剤の投与とその注意点

手順	内容
9	栄養剤の注入が終了したらクレンメを閉める
10	必要な懸濁した薬剤を注入し，薬剤がカテーテル内に残らないよう白湯でフラッシュ
11	栄養ボトルに指示された量の微温湯を入れ水分を補給する
12	栄養ボトルと接続チューブを，PEG カテーテルから外す
13	注入終了後，栄養ボトルと接続チューブを洗浄する
14	栄養剤や水分の注入が終わっても 30～60 分程度は逆流を防止するために上半身を起こしておく

▶注入速度の目安
1 滴 /3 秒：100 mL/ 時
2 滴 /3 秒：200 mL/ 時
注入時に滴下速度が変化することがあるため確認が必要．

66.2 半固形栄養剤短時間投与法

- 市販の半固形食，ミキサー食のいずれも投与可．
- 半固形化法では栄養剤で胃を十分に伸展させ運動を惹起させるため粘度のある栄養剤を短時間で投与する．

関連
半固形化によるメリットとデメリット ☞ 61.1 108頁
半固形化の方法 ☞ 61.2 108頁

a 市販の半固形栄養剤の場合

①必要物品

- □ 半固形栄養剤
- □ PG 連結チューブ
- □ PG 加圧バッグ
- □ スクイーザー：PG シボリー（テルモ），まきまき（くるくる）ハート　など

関連
栄養剤投与に用いる物品 ☞ 66 表2 116頁

②手順

手順	内容
1	処置に際し，必ず手洗いして感染の予防に努める
2	患者の上半身を挙上させ，誤嚥性肺炎の予防に努める ▶ 90 度に起こせれば一番よいが，病状により困難な場合は 30 度ぐらいでも，長時間安定した体勢をとれる方がよい（図 8, 117 頁）. ▶ 栄養剤投与中の胃食道逆流による誤嚥を防ぐため顎を引くようにしておく．
3	半固形栄養剤を専用チューブに接続し，チューブ内の空気を抜き，PEG カテーテルに接続
4	加圧バッグ（図 10）で加圧 ▶ 送気球を用い，加圧バッグの圧は 150～300 mmHg に調整． ▶ チアーパック入り栄養剤の場合は栄養剤が少なくなると投与し難くなるため，スクイーザーを用い，チアーパックを絞ると最後まで投与できる．
5	終了後，懸濁した内服薬を注射器を用いカテーテルから投与
6	白湯 10 mL を注入し，カテーテル中を洗浄し，カテーテルを食酢入り白湯または水ゼリーで満たし栓をし終了

図 10　加圧バッグ（テルモ）

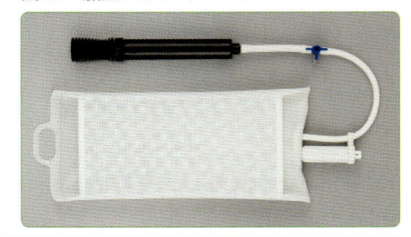

b ミキサー食の場合

- ミキサー食は家族と同じ食品を摂取できるので QOL の向上に役立つ．
- 経口摂取と胃瘻を併用している場合には食べきれなかったものをミキサー食として投与できる．
- ボーラスで投与でき投与時間が短縮できる．
- 時間と人手がかかる．
- チューブやシリンジの衛生管理に注意が必要となる．

関連 短時間投与法
注看 64.3 115頁

①必要物品

- ☐ ミキサー
- ☐ 増粘剤
- ☐ シリンジ

②手順

手順 1 処置に際し，必ず手洗いして感染の予防に努める

2 患者の上半身を挙上させ，誤嚥性肺炎の予防に努める
- ▶ 90度に起こせれば一番よいが，病状により困難な場合は30度ぐらいでも，長時間安定した体勢をとれる方がよい（図8, 117頁）．
- ▶ 栄養剤投与中の胃食道逆流による誤嚥を防ぐため顎を引くようにしておく．

3 嚥下が可能なら経口摂取させる

4 摂取できなかった食事は全てミキサーにかけ粘度を調整する

5 注射器に空気が混入しないようミキサー食を吸引し，5〜15分かけ全量を投与

6 終了後，懸濁した内服薬を注射器を用いカテーテルから投与

7 白湯 10 mL を注入し，カテーテル中を洗浄し，カテーテルを食酢入り白湯または水ゼリーで満たし栓をして終了

67 水分・薬剤の投与

67.1 水分の投与

- 水分は栄養剤とは別に投与する．
- 栄養剤投与終了後に微温湯を投与する．
- 水分に比べ栄養剤の方が胃に長く留まるため，嘔吐しやすい患者には水分が先の方が嘔吐が減少するとされている．
- しかし水分を栄養剤投与前または後に行うかについては明確なコンセンサスは得られていない．
- 患者の状態にあわせた必要量を投与する（☞ 56.1 87頁）．
- 必要時には水分の半固形化製剤を使用する（☞ 61.2 109頁）．

67.2 薬剤の投与

- 薬剤は栄養剤と混ぜて注入しない（栄養剤と薬剤を混ぜると変性することがあるので絶対に混ぜない）．
- 微温湯で薬剤を崩壊，懸濁させて投与する．この方法を簡易懸濁法という．

a 簡易懸濁法の手順

手順
1. 約55℃の湯20 mLをコップに準備する
2. 錠剤またはカプセルをそのまま湯の中に入れる
3. 10分間放置する
   - 10分間で崩壊しない場合には錠剤をくだいて入れ直す．
4. カテーテルチップ注射器に懸濁液を吸入する
5. PEGカテーテルから懸濁液を注入する
6. 投与終了後必ず微温湯にてフラッシュしてPEGカテーテル内に薬剤が残らないようにする
   - 薬剤が残ると固まってしまいチューブトラブルの原因となる．
   - 酸化マグネシウム，塩酸アマンタジン，エリスロマイシンは特に詰まりやすいので注意が必要である．

b 簡易懸濁法の注意点

- 懸濁に適さない薬剤があるので事前に必ず確認すること．
  - 破壊によって薬物動態に問題を生じたり，効力が変化することがある．
  - 腸溶剤を破壊すると，胃粘膜障害を生じることもある．
- 投与時に薬剤が懸濁していることを確認してから投与する．

68 栄養剤投与の際の注意事項

68.1 栄養剤投与前の注意

a PEGカテーテルの種類の確認
- 留置しているPEGカテーテルのタイプ（チューブ型／ボタン型）によって準備すべき物品が異なる．
  - ▶ チューブ型：経腸栄養輸液セットに接続可．
  - ▶ ボタン型：専用の経腸栄養用接続チューブが必要．

b 使用する栄養剤の形態の確認
- チアーパック入り半固形化栄養剤の場合，接続には専用のコネクターが必要．また最後まで確実に投与するためには"スクイーザー"が必要．

関連
栄養剤投与に用いる物品
☞ 66 表6 116頁

c 胃内減圧
- 注入時にPEGカテーテルのキャップを開けたとき，空気や胃内部が逆流してくることがある．逆流があるときにはシリンジを接続し，吸引する．
  - ▶ 空気のみの場合：呑気によるもので吸引の上注入開始．
  - ▶ 胃内容物が多量の場合：栄養剤の注入中止または減量．

68.2 栄養剤投与中の注意

a 滴下，注入速度の確認
- 栄養剤投与中は，滴下数を確認し，調整する．
- 経腸栄養ポンプ▶の使用時には，流速の設定通り液面が減っているか確認する．
- チューブが折れ曲がったり圧迫されたりしていることがある．

▶経腸栄養ポンプ
（図4, 115頁）
遅めの速度で注入するときには滴下が不安定で頻繁な速度調整が必要となる．この場合には，経腸栄養ポンプを使用すると安定した速度調節が容易である．

b 体位の再確認
- 同一体位を保つことが苦痛になっている場合には投与を中止し，体位を訂正した上で投与を再開する．

c ダンピング症状への注意
- 冷汗，動悸，脱力感などのダンピング症状の出現に注意する．
- ダンピング症状が出現したら投与速度をゆるめる．

d 嘔気，嘔吐，吃逆，下痢
- 下痢・腹痛・嘔吐は胃瘻による栄養剤注入時には比較的頻度の高い症状で，浸透圧の高い栄養剤の投与速度が速すぎるときに起こる．この際には栄養剤の投与速度を遅くするか，もしくは栄養剤の希釈をはかることで軽減できるケースが多い．
- しかし栄養剤の浸透圧が，体液とほぼ同等（300 mOsm/L）の場合は，希釈することに意味はなく，希釈することで水分量が増えるだけで，かえっ

関連
偶発症と対策 下痢
☞ 95 154頁

13 栄養剤の投与とその注意点

- て嘔吐の原因になるので避けなければならない．
- 栄養剤の温度が低いこと，抗生物質の長期使用，投与ルートや栄養剤の汚染なども下痢の誘因になるため，注入速度を緩めても下痢が続く場合は，そのような要因がないか検討する．

68.3 栄養剤投与開始後の注意

- 栄養剤投与開始後は，定期的に体重，尿量，血液検査（アルブミン，血糖，電解質）などを測定する．
- 特に注意することとして，低 Na 血症，低血糖，リフィーディングシンドロームがある．

関連
PEG の有効性の評価
☞ 70 126頁～72 129頁

a 低ナトリウム血症

- 市販の栄養剤には Na 含有量が少なめ（医薬品タイプでは 1000 kcal あたり 2～3g 程度）のものが多い．他に原因もなく血清ナトリウム値が低下するときには塩化ナトリウム（食塩）を補う．
- 多くの場合 1 日約 3～4g の食塩の追加が必要となることが多い．
- ラシックス，フィルトランなどの薬剤を内服していると低 Na 血症をきたしやすいので注意が必要である．
- 家庭にある食塩または醤油で補給できる．
- 塩分を補給するときには栄養剤と混ぜず，栄養剤投与終了後にフラッシュ用の水に食塩を入れて投与するのがよい（栄養剤と食塩を同時に投与すると栄養剤がたまってしまうことがある）．

b 低血糖

- 血糖降下薬内服やインスリンの注射を行っている糖尿病の患者では低血糖の出現に注意する．PEG 造設患者では低血糖症状の自覚に乏しかったり，症状を十分に伝えることが困難な場合がある．
- 液体栄養剤を使用する場合には栄養剤が急速に十二指腸に移行するため，ダンピング症候群をきたし，高血糖→低血糖となる．
- 栄養剤投与終了後，動悸，冷汗などを訴えるときには低血糖の可能性がある．

対策
①経腸栄養ポンプ（図4，115頁）を用いて投与速度を遅くする．
②糖尿病用栄養剤（59 a 95頁）に変更する．

c リフィーディングシンドローム（refeeding syndrome）

- リフィーディングシンドロームとは，長期間絶食状態が続き低栄養状態に陥った患者に対して，急速にブドウ糖の投与など栄養補給を行った際に起こる代謝性合併症の総称である．
- 慢性の飢餓状態にあった患者ではインスリン分泌が減少し，体脂肪を分解して生じた遊離脂肪酸とケトン体をエネルギー源とする代謝経路に生体が適応しているが，その状況下で大量のブドウ糖が体内に入ると，インスリン分泌が刺激されることで，カリウムやマグネシウムが細胞内に一斉に取

り込まれ，急激な低K血症，低Mg血症をきたす．また糖質負荷によりATPが産生されると，リンが消費され，低P血症をきたしうる．
- これらを契機に不整脈や呼吸不全，痙攣発作など心肺機能や神経系の重篤な合併症が引き起こされ（表3），致死的状況に瀕することがあり，慢性的に栄養障害のある患者では，特に注意しながら注入栄養剤を増加させていかなければならない．

対策
- %IBW（ideal body weight；基準体重比）が70%以下の栄養不良症例でリフィーディングシンドロームが生じやすいので注意が必要である．
- 少ないエネルギー量から始め，血清P，Mg，血糖を頻回にチェックしながら徐々にエネルギー量を増やす[4]．

表3 リフィーディングシンドローム時における各臓器の反応

臓器	反応
心血管系	脈拍数の増加，血圧上昇，酸素消費量増加，心拍出量増大，血漿量増加
呼吸器系	二酸化炭素の産生過剰，二酸化炭素と水分の生産量および酸素消費量の増加，二酸化炭素の産生量の増加による分換気量の増加
消化器系	種々の酵素活性の低下，刷子縁（brush border）酵素の活性と膵酵素分泌は正常化，著明な消化管症状はないが重症時では下痢・嘔気・嘔吐

（山東勤弥，2007[3]）

関連 IBWとは？ ☞ 53.2 83頁

68.4 栄養剤の管理

- 経腸栄養剤は，通常の食品と同様に細菌の培地となりえる．PEGカテーテルにより栄養を受ける患者は特に免疫状態が低下していることが多いため，十分に衛生的に取り扱うよう注意する．
- 細菌の繁殖を抑えるため，開缶後や調整後の栄養剤はおよそ8時間以内に使用し，栄養剤の継ぎ足しはしない．
- バッグ製剤の場合は容器に移さず使用する．
- 残った栄養剤は，再利用はもちろん冷蔵庫での保管もしてはならない．

69 栄養剤投与後の処置

69.1 PEGカテーテルの洗浄

- 洗浄は，スキントラブルや感染の予防に有用なため，術後翌日より1週間は，少なくとも1日1回行う．滲出液の量が多い場合は1日数回施行する．
- 使用後に栄養剤や薬剤が残存するとカテーテルの閉塞をきたすことがあるため，注入後には残渣が残らないように心掛ける．
- ボタン型PEGカテーテルの場合，必ず1回ごとに滴下用の接続チューブを外して，カテーテル内を20～30 mL程度の水道水（微温湯）でフラッシュ洗浄▶し乾燥させる．
- チューブ型でも同様に，水道水（微温湯）でチューブ内をフラッシュ洗浄したり，残渣が残ってしまう場合には専用のクリーニングブラシで丁寧にカテーテルを洗う．
- 経腸栄養剤投与後にはPEGカテーテルが閉塞しないように，水20～30 mLで十分にフラッシュしてカテーテルを清潔に保つ必要がある．
- 間欠的投与では，投与終了ごとに，持続投与では4～6時間毎に行う．
- 薬剤の投与前後にもフラッシュすることが望ましい．

▶**フラッシュの仕方**[5]
1. やや強めに流す
   ▶ 10mLを1秒以内に流す
2. 数回に分けて流す方が効果的
   ▶ 1回10mL程度
3. 空気を入れない

69.2 酢水によるロック

- 10倍に希釈した食用酢をPEGカテーテル内に留置する方法.
- 細菌の繁殖を抑制する.
- チューブ型PEGカテーテルではカテーテルが常に留置されているので，カテーテルへの汚染を防ぐため微温湯によるフラッシュの後，酢水によるロックを行う.
- ボタン型では接続チューブを外して洗浄することができるので，ロックは不要.

手順

1. 食用酢を水で10倍で薄めカテーテルチップタイプのシリンジに吸引 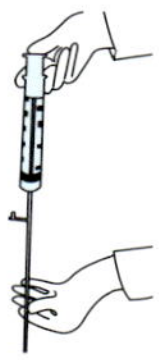
2. PEGカテーテルを折り曲げて注射器をつなぐ 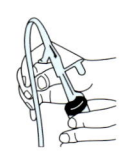
3. 酢水5～10 mLを注入
4. 注入後，再びカテーテルを確実に折り曲げ，注射器を抜く
5. 折り曲げたままPEGカテーテルのキャップを閉じ終了
   ▶ 充填した酢水は次回の栄養剤投与前に水でフラッシュし洗い流す（酢と栄養剤が混じると栄養剤が変性する）.

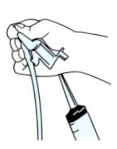

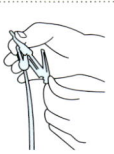

69.3 クエン酸によるロック

- クエン酸を用いてロックする方法.
- 市販の半固形化水分であるPGウォーター（水ゼリー）（☞110頁）やカームソリッドなどにはクエン酸が含まれているので，PEGカテーテル内に留置しておくと酢水ロックと同様カテーテルの汚染が防げる.
- 酢水に比べ残渣を残さず確実に充填できる.

69.4 経腸栄養ボトルの洗浄

- ボトルは食器用中性洗剤でよく洗浄し，自然乾燥させることが大切.
- 2週間に1度は，次亜塩素酸ナトリウム（一般用医薬品：ミルトン，ピューラックス）に1時間程度浸漬し，水道水にてよく洗浄し自然乾燥させる.

69.5 接続チューブの洗浄

- 乾燥しにくいため，衛生的に使用するためには，洗浄後に次亜塩素酸ナトリウム製剤をチューブ内に満たした上で浸漬消毒する.
- 次亜塩素酸ナトリウム製剤は，哺乳瓶などの消毒に用いる家庭用のものでよい.

- 熱で変成することがあるため自然に乾燥させる．
- 栄養剤投与後，毎日洗浄する．

> **手順 1** カテーテルチップタイプの注射器に微温湯または水を入れ，勢いよく流し込みチューブ内に付着している栄養剤・薬剤を洗い流す
>
> **2** 同一注射器を用い，チューブ内に空気を送り，水分を除去する
>
> **3** 室内で干して乾燥させる
> ▶ 熱をかけると変性することがあるので，自然乾燥でよい．
> ▶ 汚れが落ちにくいときには，洗浄用ブラシ（PDN ブラシ：PEG ドクターズネットワーク）を用いてもよい．

消毒剤を用いる場合
- 衛生的に使用するため 1 日の最後に消毒剤を用いた洗浄を行うとよい．

> **手順 1** 次亜塩素酸ナトリウム（ミルトン）を水道水にて約 80 倍に薄めて溶液を作る
> ▶ 目安としてキャップ 2 杯（ミルトン 50 mL）を 4 L の水道水で薄める．
>
> **2** チューブ内をよく洗浄後，ミルトン中に 1 時間浸漬する
> ▶ チューブ内に空気が残らないようにミルトン溶液を通し，チューブが十分消毒液に浸っていることを確認する．
>
> **3** 注射器を用い，微温湯にて洗浄する
>
> **4** 水きりをして室内にて自然乾燥させる
>
> その他，使用できる薬剤
> ▶ カネヨキッチンブリーチ（カネヨ）
> - 水道水 500 ～ 600 に対して 1 の割合で希釈して使用．
> - 30 分程度浸漬（汚れがひどいときは少し長いめに）後，水ですすぐ．
> ▶ キッチンキレイキレイ除菌・漂白リキッド（ライオン）
> - 水道水 600 に対して 1 の割合で希釈して使用．

文献
1) 合田文則(編著)：胃ろう PEG 管理のすべて 胃ろう造設からトラブル対策まで．医歯薬出版，2010
2) 井上善文，井上真紀：7 注入栄養剤および薬剤．曽和融生(監)：PEG 実践マニュアル—造設手技から在宅まで．フジメディカル出版，2001
3) 山東勤弥：Refeeding syndrome そのメカニズムと予防・治療．臨床栄養．110: 759-63, 2007
4) 岡田晋吾：病院から在宅まで PEG(胃瘻)ケアの最新技術，照林社，2010
5) 鈴木　裕(監)：胃ろう管理・洗浄マニュアル．オリンパスメディカルシステムズ

14 PEGの有効性の評価とリプランニング

- 70 身体計測パラメーター
- 71 身体構成成分パラメーター
- 72 血液・生化学パラメーター

- 経腸栄養剤投与開始後，引き続き定期的に栄養アセスメントを行い，栄養剤投与による効果を判定し，問題があれば栄養管理の修正（再プランニング）を行う．
- 栄養療法の効果判定には，身体計測値や血液・生化学パラメーターなどの継時的な変化を評価（動的栄養評価）する．
- 「栄養治療実施計画 兼 栄養治療実施報告書」（51 図 2, 81頁）では評価項目として，主観的栄養評価，アルブミン，リンパ球数，ヘモグロビン，中性脂肪，トランスサイレチンの栄養療法前後の変化を記載するようになっており，これらの評価項目に加えて，口腔内の状態，浮腫の有無，逆流や腹満・下痢などの定期評価により効果判定を行い，必要とあらばプランの修正を行う．

[関連] 静的栄養評価 ☞ 54 84頁

70 身体計測パラメーター

70.1 体重

- 表1に体重減少率の判定基準を示した．

表1 身体計測による栄養評価判定の基準（体重減少率の判定）

期間	明らかな体重減少	重症の体重減少（％）
1週間	1〜2	＞2
1か月	5	＞5
3か月	7.5	＞7.5
6か月	10	＞10

(Matarese L, 1997[1])

[関連] 体重測定法 ☞ 53.2 83頁

- もし短期間の体重減少が生じるようなら，たとえわずかであっても栄養管理プランの修正が必要である．
- ただし急激な体重減少あるいは増加は，腎疾患や心疾患，脱水症状などによる水分の不均衡による場合が多く注意を要する．

70.2 体重指数（BMI）

- BMI▶とは，本来，肥満の程度を簡便に知るための肥満指標である．
- しかし，この数値が18.5未満なら「低体重」と分類される．
- 「低体重」状態では，当然低栄養のリスクが高いと判断されるので，栄養管理プランの修正は必要である．

[関連] BMI ☞ 53.3 83頁

▶ BMI（body mass index）の公式

$$BMI = \frac{体重(kg)}{(身長(m))^2}$$

71 身体構成成分パラメーター

71.1 上腕周囲長（AC）

略語 AC＝arm circumference

- 体脂肪量と筋肉量を推定する指標.
- 利き腕の反対側の上腕中点で上腕周囲長を測定する（cm）（図1）.
- ACの計測は2回行い，誤差が5mm以内の場合にその平均値を記録する.

図1 上腕中点の決定と上腕周囲長（AC）の測定
インサーテープで皮膚を圧迫しない程度に締めた後にわずかにゆるめ，0.1cmの近似値まで正確に目盛りを読む.

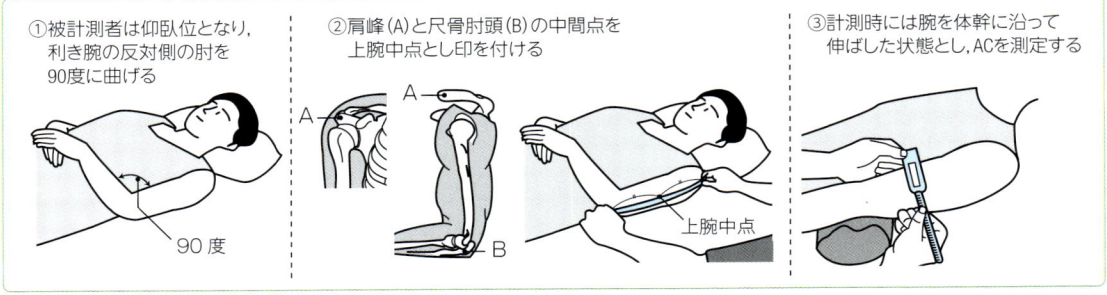

① 被計測者は仰臥位となり，利き腕の反対側の肘を90度に曲げる
② 肩峰（A）と尺骨肘頭（B）の中間点を上腕中点とし印を付ける
③ 計測時には腕を体幹に沿って伸ばした状態とし，ACを測定する

（青柳清治ほか，2002[2]）

71.2 上腕三頭筋皮下脂肪厚（TSF）

略語 TSF＝triceps skinfolds

- 体脂肪量を推定する指標.
- 利き腕の反対側の上腕中点で皮下脂肪厚を測定する（mm）（図2）.
- 計測は2回行い，誤差が4mm以内の場合にその平均値を記録する.

%TSF＜50％未満：プラン修正が必要とする報告[3]がある

図2 上腕三頭筋皮下脂肪厚（TSF）の測定
極度の肥満者あるいは痩せた者ではTSFの測定は適さない[4].

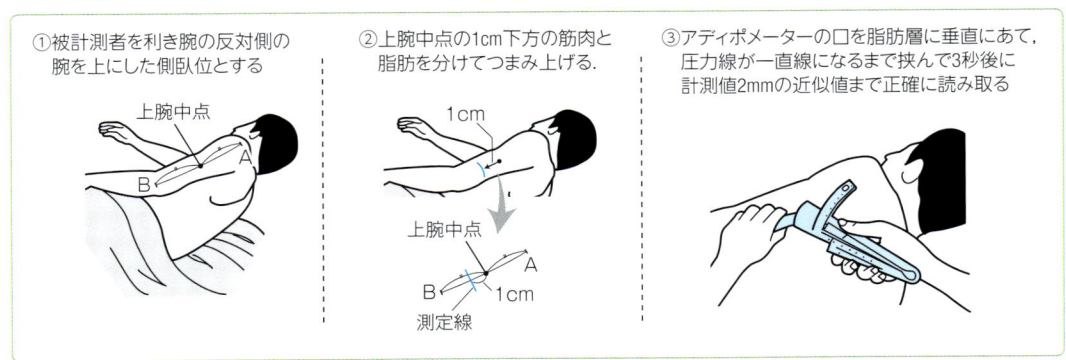

① 被計測者を利き腕の反対側の腕を上にした側臥位とする
② 上腕中点の1cm下方の筋肉と脂肪を分けてつまみ上げる.
③ アディポメーターの口を脂肪層に垂直にあて，圧力線が一直線になるまで挟んで3秒後に計測値2mmの近似値まで正確に読み取る

（青柳清治ほか，2002[2]）

71.3 上腕筋囲（AMC）

略語 AMC＝arm muscle circumference

- 上腕中点での上腕筋周囲径の理論値であり，図3（128頁）に示す計算式から算出する.
- AMCは骨格筋量を推定する指標である.

%AMC＜80％未満：プラン修正が必要とする報告[3]がある

14 PEG の有効性の評価と リプランニング

図3 上腕筋囲（AMC），上腕筋面積（AMA），上腕皮下脂肪面積（AFA）の求め方
AC から算出した AMC と TSF の値を元に図の式を用いて AMA および AFA を算出する．

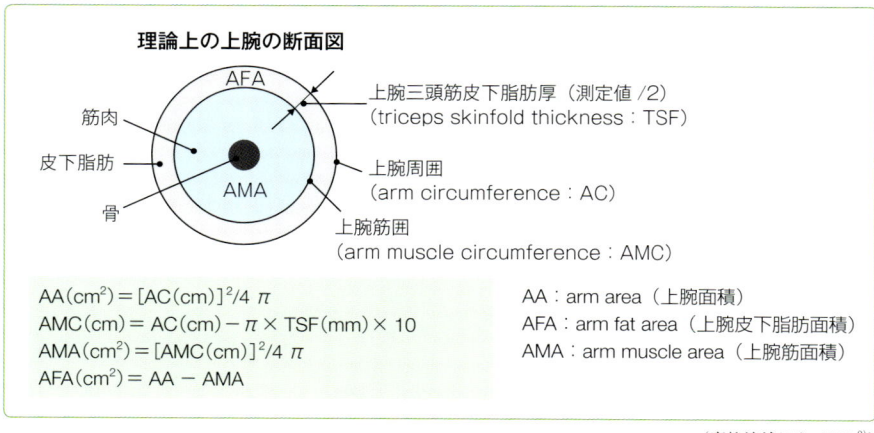

理論上の上腕の断面図
- 筋肉
- 皮下脂肪
- 骨
- AFA
- AMA
- 上腕三頭筋皮下脂肪厚（測定値/2）（triceps skinfold thickness：TSF）
- 上腕周囲（arm circumference：AC）
- 上腕筋囲（arm muscle circumference：AMC）

$$AA(cm^2) = [AC(cm)]^2/4\pi$$
$$AMC(cm) = AC(cm) - \pi \times TSF(mm) \times 10$$
$$AMA(cm^2) = [AMC(cm)]^2/4\pi$$
$$AFA(cm^2) = AA - AMA$$

- AA：arm area（上腕面積）
- AFA：arm fat area（上腕皮下脂肪面積）
- AMA：arm muscle area（上腕筋面積）

（青柳清治ほか，2002[2]）

表2 JARD2001「日本人の新身体計測基準値」
TSF および AMC の測定値は，JARD2001（Japanese Anthropometric Reference Data：日本人の新身体計測基準値）の性別・年齢別測定基準と比較し，パーセンテージ（％AMC，％TSF）を算出して栄養評価指標とする．

男性（年齢）	身長平均値(cm)	体重平均値(kg)	BMI平均値	上腕周囲AC(cm)	上腕三頭筋皮下脂肪厚TSF(mm)	上腕筋囲AMC(cm)	女性（年齢）	身長平均値(cm)	体重平均値(kg)	BMI平均値	上腕周囲AC(cm)	上腕三頭筋皮下脂肪厚TSF(mm)	上腕筋囲AMC(cm)
18〜24歳	171.67	62.19	21.09	26.96	10.98	23.51	18〜24歳	159.25	51.62	20.34	24.84	15.39	20.04
25〜29歳	171.17	65.29	22.25	27.75	12.51	23.82	25〜29歳	158.3	50.46	20.08	24.46	14.75	19.82
30〜34歳	172.1	69.67	23.48	28.65	13.83	24.36	30〜34歳	158.36	51.28	20.48	24.75	14.5	20.21
35〜39歳	170.95	68.56	23.45	28.2	12.77	24.19	35〜39歳	158.27	52.81	21.11	25.3	16.14	20.27
40〜44歳	170.05	67.52	23.39	27.98	11.74	24.30	40〜44歳	155.57	54.4	22.37	26.41	16.73	21.21
45〜49歳	168.12	65.48	23.17	27.76	11.68	24.09	45〜49歳	155.47	53.73	22.21	26.02	16.59	20.77
50〜54歳	167.23	65.9	23.5	27.59	12.04	23.78	50〜54歳	155.19	52.72	21.84	25.69	15.46	20.85
55〜59歳	165.98	62.82	22.77	26.89	10.04	23.74	55〜59歳	152.8	52.53	22.46	25.99	16.76	20.83
60〜64歳	163.74	60.92	22.81	26.38	10.06	23.22	60〜64歳	151.34	51.96	22.69	25.75	15.79	20.89
65〜69歳	163.37	60.55	21.84	27.28	10.64	23.94	65〜69歳	150.78	52.55	22.53	26.4	19.7	20.14
70〜74歳	159.97	57.82	21.93	26.7	10.75	23.34	70〜74歳	149.5	49.26	21.84	25.57	17.08	20.24
75〜79歳	160.95	55.99	20.99	25.82	10.21	22.64	75〜79歳	146.65	47.32	21.48	24.61	14.43	20.09
80〜84歳	158.52	54.24	20.94	24.96	10.31	21.72	80〜84歳	142.88	44.32	20.49	23.87	12.98	19.84
85〜歳	155.9	50.8	20.65	23.9	9.44	20.93	85〜歳	140.25	40.62	20.19	22.88	11.69	19.21

71.4 上腕筋面積（AMA）

- AMA は AMC と同じく，骨格筋量を推定する指標で，AMC より正確に筋肉量を反映する．
- AMC と同じ部位での上腕筋断面積の理論値であり，図3に示す計算式で算出する（cm^2）．

略語 AMA＝arm muscle area

71.5 上腕皮下脂肪面積（AFA）

- AFA は体脂肪量を推定する指標である．
- AMC，上腕筋断面積と同じ部位での皮下脂肪面積の理論値であり，AC から算出した上腕面積（AA）から AMA の差し引きで算出する（cm^2）．

略語 AFA＝arm fat area
AA＝arm area

72 血液・生化学パラメーター

72.1 アルブミン

- PEG 造設後も 3.0 g/dL 以下であれば再プランニングが必要（表3）．

関連 アルブミン ☞ 55.1 85頁

表3 アルブミンの判定基準（単位：g/dL）

蛋白栄養障害	基準値	3.5〜4.9
	軽度	3.1〜3.4
	中等度	2.5〜3.0
	高度	2.4以下

（岡田晋吾, 2010[3]）

72.2 Prognostic Nutritional Index（PNI：小野寺）

PNI（小野寺）= 10 ×アルブミン(g/dL) + リンパ球数(/mm^3)

- 本指標は予後推定栄養指数（PNI）として考案されたが栄養療法の効果判定にも有用である．
- 栄養療法後も PNI 35 以上に保つことが生存率の向上に役立つ．

関連 PNI ☞ 57 90頁

memo PNI（小野寺） 経皮内視鏡的胃瘻造設術を受けた患者における生存期間と栄養評価の関係[5]

対象：PEG 造設前と退院時の PNI（小野寺）が算出しえた 59 名
分類：

グループ	PNI PEG 造設前	PNI 退院時
A 群	35 以上	35 以上
B 群	35 以上	35 未満
C 群	35 未満	35 以上
D 群	35 未満	35 未満

退院時における PNI と累積生存率の関係
退院時 PNI が 35 以上の群は，35 未満の群に比べて有意に生存期間が延長していた．

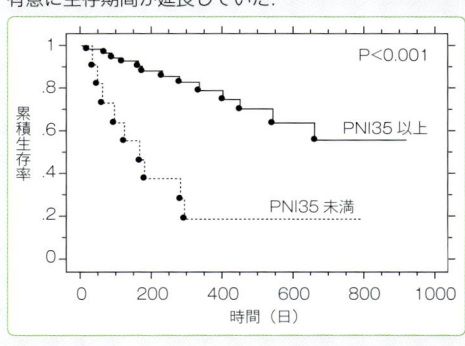

PNI の推移と累積生存率の関係
PEG 施行前の PNI が 35 未満であっても，退院時の PNI が 35 以上であれば生存期間の延長が期待された．

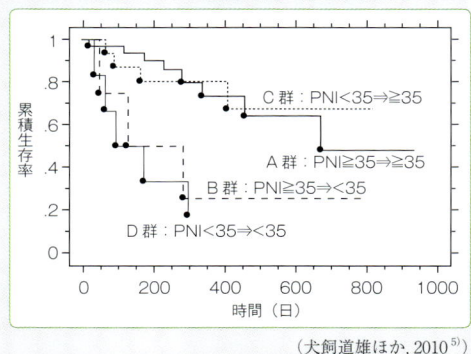

（犬飼道雄ほか, 2010[5]）

文献

1) Matarese L ed, The Cleveland Clinic Foundation: Nutrition support handbook. Cleceland OH, The Cleveland Clinic Foundation, 1997
2) 青柳清治, 有澤正子：計測器具と測定方法. 栄養—評価と治療 19(suppl)：12-19, 2002
3) 岡田晋吾（監修）：病院から在宅まで PEG（胃瘻）ケアの最新技術. 照林社, 2010
4) 遠藤龍人ほか：AMC, TSF, AMA, AFA. 臨床栄養別冊 JCN セレクト 2 ワンステップアップ栄養アセスメント 基礎編. p28-32, 医歯薬出版, 2010
5) 犬飼道雄ほか：経皮内視鏡的胃瘻造設術を受けた患者における生存期間と栄養評価の関係. Gastroenterol Endosc 52: 1666-1670, 2010

15 PEGカテーテルの交換

- 73 PEGカテーテルの交換時期
- 74 PEGカテーテルの交換方法
- 75 PEGカテーテル交換の実際 ガイドワイヤーを用いたバンパー型ボタンタイプの場合：イディアルボタン交換キット
- 76 PEGカテーテル交換の実際 用手法を用いたバルーン型チューブタイプの場合：イディアルバルーンカテーテル
- 77 PEGカテーテル交換後の胃内留置の確認法
- 78 安全な交換を目ざして

73 PEGカテーテルの交換時期

- バンパー型では約4カ月から半年に1回，バルーン型では約1～2カ月に1回の定期的な交換が推奨される（表1）．
- 交換の時期については「胃ろう管理ノート」（図1）に記載されたPEG造設日や前回の交換日を参考にするとよい．
- ただし，以下のような胃瘻トラブルが生じたときには直ちに交換する．
  - ▶ ボタンまたはチューブの閉塞
  - ▶ 栄養剤のリーク
  - ▶ 胃瘻ボタンが胃壁に接触することにより発生する接触性潰瘍
  - ▶ 内部ストッパー（バンパー）が胃腹壁内へ埋没して生じるバンパー埋没症候群

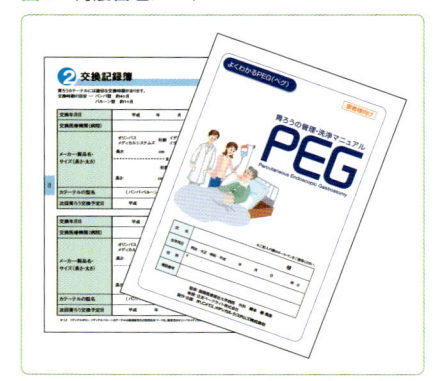

図1　胃瘻管理ノート

（オリンパスメディカルシステムズ）

表1　PEGカテーテルの交換の目安

		交換時期
通常	バンパー型	4～6カ月毎
	バルーン型	1～2カ月毎
トラブル時	ボタンまたはチューブ閉塞 栄養剤のリーク 接触性潰瘍の発生 バンパー埋没症候群　など	発生時直ちに

関連
バンパー埋没症候群
☞ 94 154頁

74 PEGカテーテルの交換方法

- 交換は在宅や外来で用手的に施行可能である．ただし，交換に伴う偶発症をできる限り少なくするためには内視鏡下の交換やガイドワイヤーを用いた交換を行うことが望ましい．
- カテーテルの種類により取り扱い方が異なるので必ず添付文書で確認する．
- 交換方法の手技と注意点を表2に示した．
- 交換方法は表3に示す3方式がある．

関連
市販の交換用PEGカテーテル
☞ 36 65頁～ 39 68頁

表2 PEG カテーテル交換の手技と注意点

カテーテルの種類	交換の手技	注意点
バルーン型	1 注入水を抜く 2 胃内バルーンを虚脱させる 3 用手的に抜去する	バルーン型でも瘻孔損傷を起こすことがある．特に初回の交換には注意が必要である
バンパー型	バンパーは瘻孔を通過しやすいよう変形する構造になっている a 可塑性を利用し力ずくで一気に抜去する　または b 専用オブチュレーターで引き伸ばして直線化し用手的に抜去する 1年以上の長期留置などで可塑性が失われている場合・変形し引き抜きに抵抗のある場合 c カテーテルを腹壁側で切断する d 胃内のバンパーをスネア，回収ネット，鉗子で把持する e 内視鏡的に抜去する	● a では b に比べ，患者の苦痛を伴うことが多く，出血，瘻孔損傷を生じやすい ● 熟練した医師が行う ● オブチュレーターで瘻孔を探り瘻孔の方向などを十分に把握する ● 瘻孔の強度が十分でないと判断すればバルーン型に変更する ● 抵抗がなくなって胃内に挿入された感触があるまで瘻孔内部でバンパーを開かない ● ボタン型ではシャフト長が1 cm 以上余裕のあるカテーテルを選択する

(松本昌美ほか, 2008[1])

表3 PEG カテーテルの交換法

交換方法		適応	手順
内視鏡的交換法	内視鏡直視下交換法	バンパー型カテーテル（危険を伴うもの）	1 内視鏡下にスネアー鉗子により胃内のバンパー部を把持する 2 体表でカテーテルを短く切断し，胃内に引き込む 3 体外からオブチュレーターを装着した新カテーテルを挿入する 4 古いカテーテルを把持したまま内視鏡を抜去する
非内視鏡的交換法	用手法 ☞ 76 134頁	バルーン型カテーテル バンパー型カテーテル（バンパーが柔らかいもの）	1 バルーンの蒸留水を抜く 2 バルーンを虚脱させ体外に抜去する 3 新しいカテーテルを挿入する（画像検査での胃内留置を確認することが望ましい）
	ガイドワイヤーを用いた交換 ☞ 75 132頁	バンパー型カテーテル バルーン型カテーテル	1 オブチュレーターを古いカテーテルに装着する 2 ガイドワイヤーを挿入後，古いカテーテルを抜去する 3 ガイドワイヤーを用い新カテーテルを留置する

74.1 用手法を避けた方がよい場合

● 長期留置例やカテーテルの劣化が著しい場合（カテーテルが損傷）．
● 初回交換時（瘻孔が不完全）．
● ストッパーの回収が必要な場合（機械的イレウスが発生）．

74.2 内視鏡直視下交換法が望ましい場合

● 造設の状況が不明．
● 交換時に処置や診断を要する場合．
● 初回のバンパー交換時．
● 胃壁固定をしておらず瘻孔完成前にカテーテルを交換する場合．
● 胃壁と腹壁が密着せず線維性組織による筒状の瘻孔が形成されている場合．

75 PEGカテーテル交換の実際
ガイドワイヤーを用いたバンパー型ボタンタイプの場合：イディアルボタン交換キット（オリンパスメディカルシステムズ）

手順

1 器材の準備
- イディアルボタン交換キットを準備する．

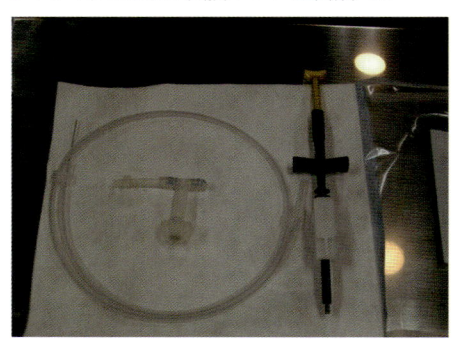

2 局所消毒
- 瘻孔周囲を消毒し清潔にする．

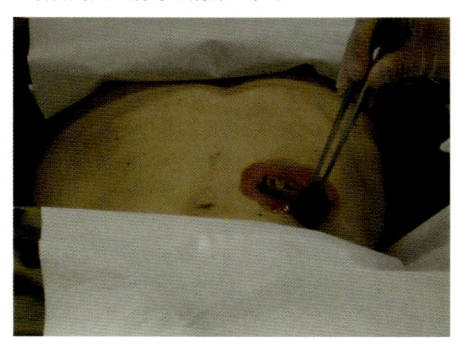

3 オブチュレーターにガイドワイヤー挿入
- ボタンの蓋を開けた状態でオブチュレーターをボタンの穴に挿入し，さらにオブチュレーター内にガイドワイヤーを挿入する．

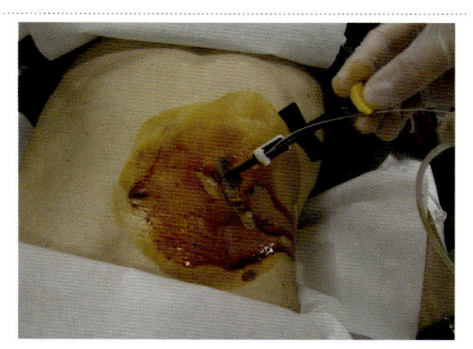

4 ボタンをオブチュレーターに固定
- ストッパーをスライドさせて，Uフックでボタンの対外固定部とオブチュレーターとを固定する．
- このとき留置されているボタンのサイズとオブチュレーターのサイズとが合わない場合には，ストッパーの位置を適宜変更する．

5 バンパー部を伸展
- オブチュレーターのインナーをロックが飛び出るまで押し込んでボタンのバンパー部を伸展させる．

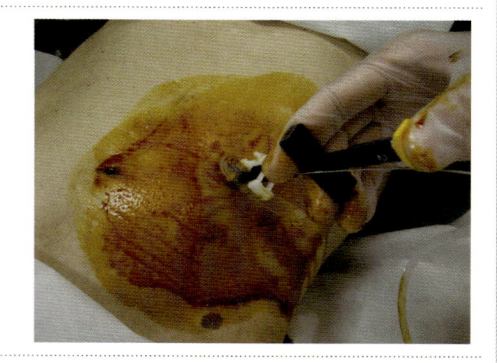

6 瘻孔周囲に潤滑ゼリーを塗布
- カテーテルのバンパー部と瘻孔周囲に潤滑ゼリーを塗布する．

7 オブチュレーターとボタンを抜去
- ガイドワイヤーを留置したままオブチュレーターとボタンとを一緒に瘻孔から抜去する.
- ストッパーをずらすことで伸展された状態になっているボタンのロックを解除し，ボタンをオブチュレーターより外す.

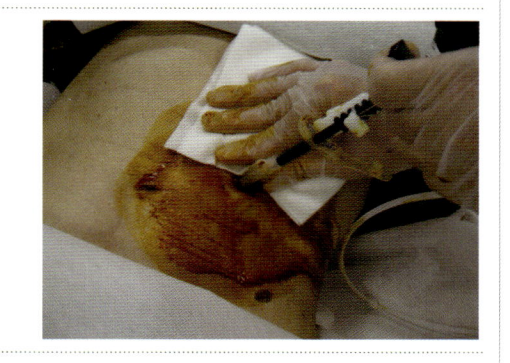

8 ボタンを伸展
- 交換用の胃瘻ボタンをオブチュレーターで伸展させる.

9 ガイドラインに沿ってボタンを挿入
- 胃内に留置されているガイドワイヤーに沿って瘻孔内にボタンを挿入する.

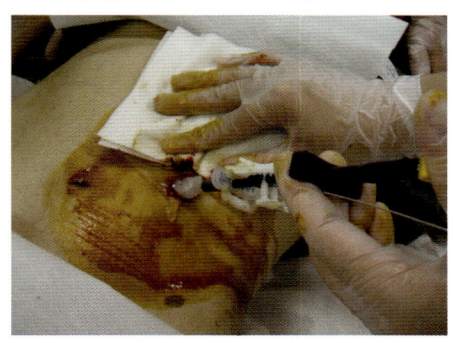

10 ストッパーを解除
- ボタンの挿入後，オブチュレーターのストッパーを解除する.

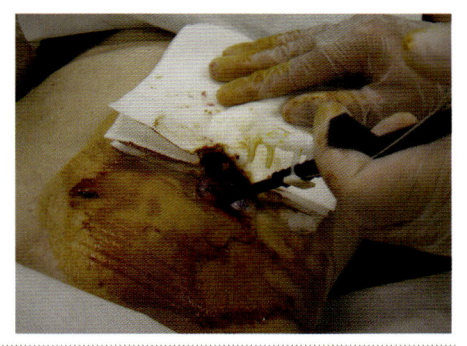

11 ガイドワイヤーとオブチュレーターを抜去し終了
- ガイドワイヤーとオブチュレーターとを一緒にボタンから抜去する.

---

memo 手技　ガイドワイヤー把持法を用いた PEG カテーテル交換法[2]

経鼻内視鏡下でガイドワイヤーをスネアで把持し，PEG カテーテルを交換する方法

手順 **1** 内視鏡を挿入する

2 留置カテーテルよりガイドワイヤーを挿入する

3 内視鏡よりスネアを挿入しガイドワイヤーを把持したまま留置カテーテルを抜去する

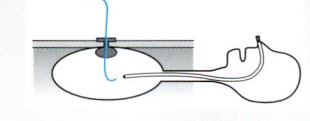

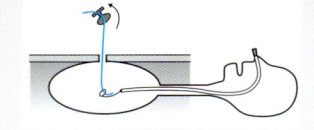

4 ガイドワイヤーに沿わせ新しい胃瘻カテーテルを挿入する

5 ガイドワイヤーを抜去して終了

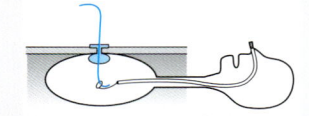

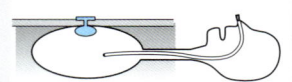

(上甲秀樹ほか, 2008[2])

76 用手法を用いたバルーン型チューブタイプの場合：
イディアルバルーンカテーテル（オリンパスメディカルシステムズ）

PEG カテーテル交換の実際

手順 1 器材の準備
- イディアルバルーンカテーテルを準備する．

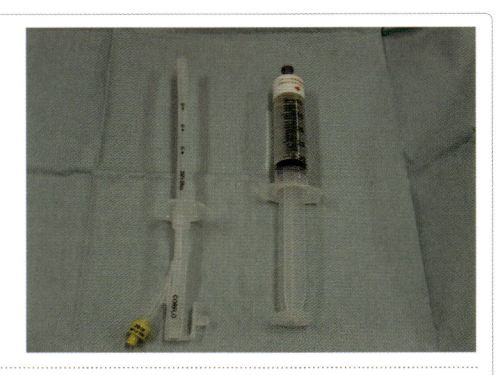

2 交換用ロッドをチューブ内に挿入
- PEG チューブの内腔内に潤滑ゼリーを塗布し交換用ロッドを挿入する．

3 バルーン内の蒸留水を抜きチューブを引き抜く
- チューブのバルブに注射器を接続してバルーン内の滅菌蒸留水を全て抜き，交換用ロッドが抜けないように注意しながら PEG チューブを体外へ引き抜く．

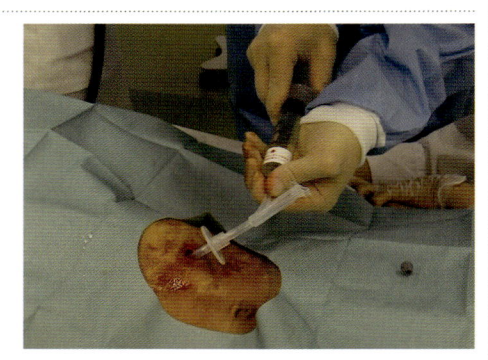

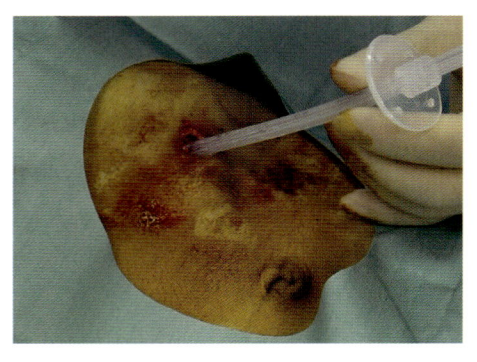

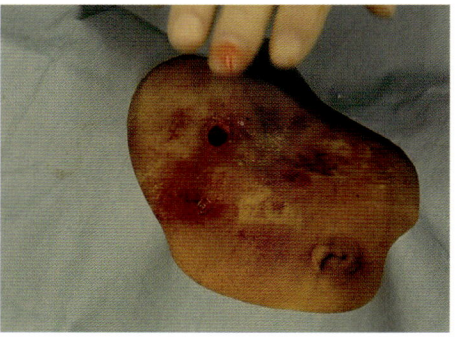

4 潤滑ゼリーを塗布し，交換用チューブの固定板を注入口側へ移動
- 瘻孔部に潤滑ゼリーを塗布する．
- 交換用の PEG チューブの固定板をファネル（注入口）側に移動させる．

5 新しいチューブをロッドに沿わせ挿入
- 交換用ロッドに沿わせて新しい PEG チューブを先端側から瘻孔に挿入する．

|6| 蒸留水をバルーンに注入
　▶ 注射器を用いて規定量の滅菌蒸留水をバルブから注入しバルーンを拡張させる．

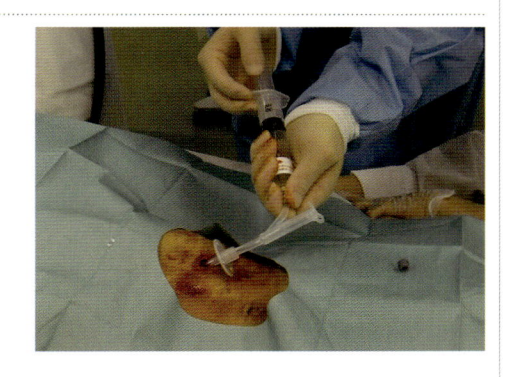

|7| バルーンが膨らんでいることを確認後，交換用ロッドを抜去
　▶ PEGチューブを軽く牽引してバルーンが膨らんでいることを確認する．
　▶ 交換用ロッドを抜去する．

|8| 固定板を適切な位置に移動させ完了
　▶ 固定板を皮膚に接触しない程度の適切な位置に移動させる．

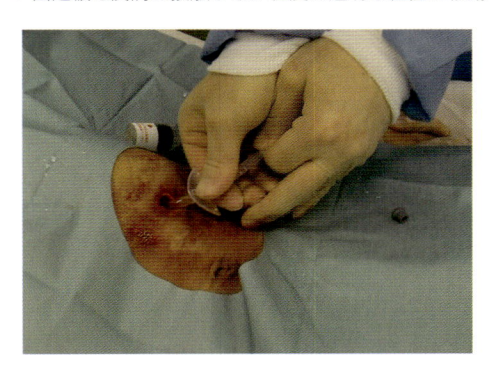

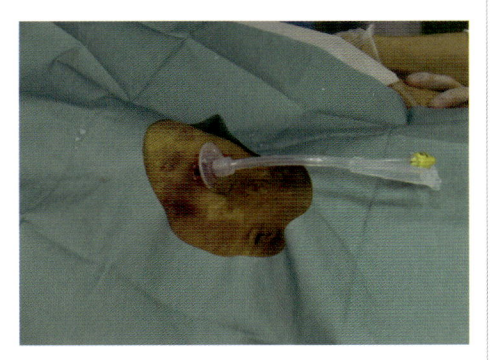

77　PEGカテーテル交換後の胃内留置の確認法

- PEGカテーテル交換後には，カテーテルが胃内に留置されていることを必ず確認してから注入を再開することが極めて大切である．
- 誤挿入がなされた状態で栄養剤を注入すると汎発性腹膜炎を生じ重篤な状態を招くため，腹腔内への栄養剤の誤注入は絶対に避ける必要がある．
- 確認方法として明確なコンセンサスが得られている方法は内視鏡による確認のみである．
- PEGカテーテル交換後の確認を画像診断および内視鏡等を用いて行った場合に限り「胃瘻カテーテル交換法」（200点）を算定できる．

関連　偶発症　腹膜炎
☞ 89 151頁

15　PEGカテーテルの交換

77.1　PEGカテーテル直接確認法

a　内視鏡による確認法
- 経口内視鏡，経鼻内視鏡や経胃瘻的内視鏡などにより，PEGカテーテルの先端および内部ストッパー全体が確認された場合のみを直接確認とする．

関連
経鼻内視鏡は有用か？
memo 61頁

b　内視鏡以外の画像診断による確認法
- エコー，CT，MRIなどによりPEGカテーテルの先端および内部ストッパー全体が確認された場合を直接確認とする．

77.2　PEGカテーテル間接確認法

a　透視を用いる方法
- 造影剤を注入し胃皺壁を確認する方法．
- 空気をPEGカテーテルから注入し胃内腔をふくらませた後，カテーテルを開放し胃内腔が脱気することを確認する方法．

注意
間接確認法では，内部ストッパーが胃内腔に存在せずとも先端のみが胃内腔にある場合にも胃内留置と判定されることがあるため，PEGカテーテルを回転あるいは上下に動かすことで内部ストッパーが確実に胃内腔にあることを確認することが大切である[3]．

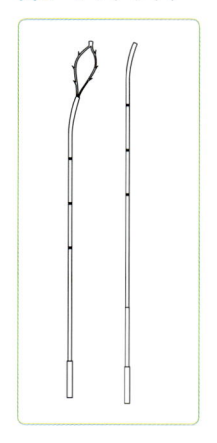

b　胃内容物確認法

①pH法
- 胃液を吸引しpHを測定する方法．
- 胃液吸引できる確率は50%，pH測定で判定できるのは30%程度で不確実といわざるをえない．

②リトマス試験紙法
- ボタン・バンパー型カテーテル交換時に用いる．

手順	
1	カテーテル交換後，子宮内膜細胞採取具（ソフトサイト：ソフトメディカル，図2）をカテーテルに挿入する
2	ソフトサイトを挿入したままカテーテルを回転
3	内筒を出して先端で胃粘液を採取し，内筒を外筒に収納して抜去
4	青色リトマス紙に内筒の先端を塗布

- 判定　●pH4以下ならばリトマス紙が赤色に変化し胃内留置を確認．
- 注意　●交換時の出血により血液が混入すると偽陽性になることがあり，不確実なときには内視鏡で確認する[1]．

図2　ソフトサイト

c　注入液体回収法
- 何らかの液体（お茶，スポーツドリンクなど）を注入し回収する方法．

①生理食塩液注入法
- 生理食塩液を注入して容態を確認する方法であるが不確実である．

②インジゴカルミン色素水注入法（ブルースカイ法）

手順
1. PEG カテーテル抜去前にインジゴカルミン色素水（インジゴカルミン 1 筒を蒸留水 500 mL で希釈）を 100～200 mL 注入する
2. バルーン型またはバンパー型カテーテルの交換を行う
3. 交換後，患者を背臥位または側臥位にし，シリンジで吸引し色素液の逆流の有無を確認

判定
- インジゴカルミンの逆流によりカテーテルの胃内留置を確認する．

注意
- ボタン・バンパー型カテーテルでは胃内カテーテルの長さが短いためインジゴカルミンの吸引・逆流がみられないことがある．
- 交換中や確認時に胃部を強く圧迫すると逆流を生じるので逆流性誤嚥の危険性がある．
- チューブ型カテーテルに交換時のみの胃内留置確認法とするべきである．

memo　手技　経胃瘻的内視鏡[4]
胃瘻から細径内視鏡（経胃瘻的内視鏡 transgastrostomic endoscopy, TGE）を挿入し，上部消化器の観察や経胃瘻的治療が可能である．

memo　手技　炭酸ガス発生確認法[5]
カテーテル交換後炭酸水素ナトリウム液（メイロン）を約 3 mL 注入し，胃内で胃酸（塩酸）と反応して発生した CO_2 を簡易検知器（コンファーム・ナウ：タイコヘルスケアジャパン）で確認する．インジケーターが紫色から黄色に変化することを確認する．

78　安全な交換を目ざして

- ボタンまたはカテーテル誤挿入では死亡例も報告されているため，ボタンまたはカテーテルの確実な胃内への挿入は重要である．誤挿入を防ぐには前述の通り内視鏡下の交換が推奨される．内視鏡下での交換が不可能な場合には，ガイドワイヤーを用いてカテーテル先端を確実に胃内に誘導する．交換後は胃内へ挿入されたことの確認も怠らない．
- 事故抜去後の瘻孔は数時間で自然に閉鎖されるため，夜間など早急な再挿入が困難な場合には細径カテーテルでの再挿入を試みて，可能な限り瘻孔閉鎖を予防する必要がある．

15 PEG カテーテルの交換

memo

手技 PEG カテーテル経皮挿入不能症例に対する残存瘻孔再挿入法[6]

内視鏡を用い経口的に PEG カテーテルを挿入し，経皮挿入が不能となった瘻孔を経由しカテーテルを設置する方法．

●カテーテル誤挿入による経皮挿入不能例の場合

手順

1. 内視鏡を挿入し，腹腔内誤挿入を確定診断し，瘻孔の位置を確認する．

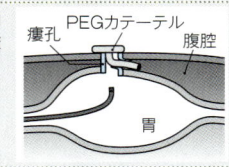

2. 誤挿入されたカテーテルを抜去する．

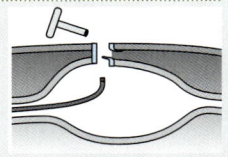

3. 内視鏡より生検鉗子を瘻孔に挿入し，先端を体表面まで誘導し pull 法で使用するループガイドワイヤーを把持する．
   ▶ 生検鉗子は胃壁に直交する方向で挿入すれば体表面へ安全に誘導できる．

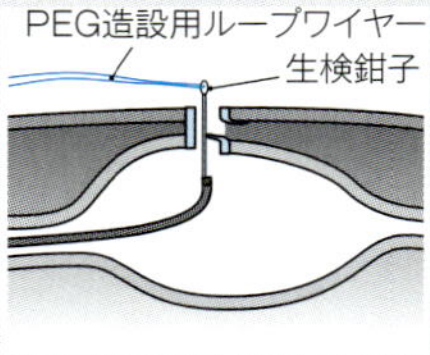

4. 生検鉗子に把持されたガイドワイヤーごと内視鏡を抜去し，ガイドワイヤーを体外へ誘導する．

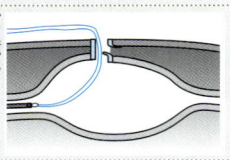

5. pull 法用カテーテルとガイドワイヤーとを結紮し，腹壁側のガイドワイヤーを牽引し PEG カテーテルを経口的に胃内に挿入し，穿破した瘻孔を通過させ留置する．

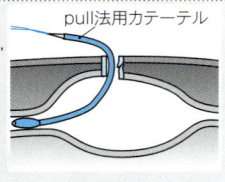

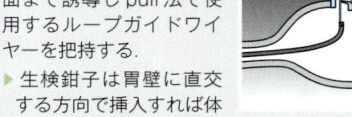

6. カテーテルの留置により破壊穿破した部分は被覆され穿孔部が閉鎖される．

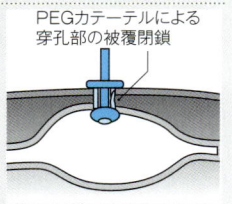

●狭窄瘻孔へのカテーテル挿入の場合

手順

1. 内視鏡観察下に瘻孔から細径ブジーを挿入し，瘻孔の交通を確認する．

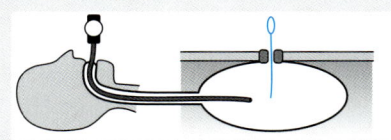

2. 瘻孔より pull 法用ループガイドワイヤーを挿入し，内視鏡に挿入したスネアでワイヤーを把持する．

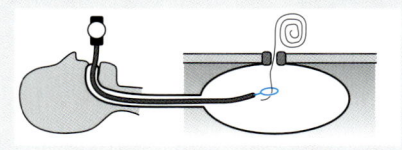

3. ガイドワイヤーを把持したまま内視鏡を抜去し，ワイヤーを口腔外に誘導する．

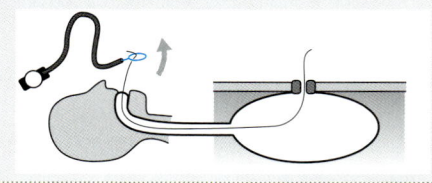

4. pull 法用カテーテルとガイドワイヤーを結紮し，ワイヤーを牽引しカテーテルを設置する．

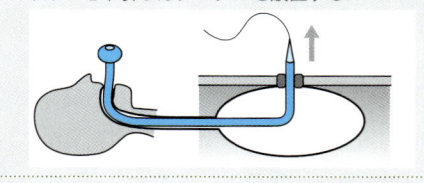

(蟹江治郎, 2008[6])

文献

1) 松本昌美ほか：安全なカテーテル交換の工夫―ガイドワイヤー使用による交換法，経鼻内視鏡下観察下交換法，リトマス法やインジゴカルミン混入水による胃内留置確認法―．消化器内視鏡 20: 84-90, 2008
2) 上甲秀樹ほか：経鼻内視鏡，ガイドワイヤー，スネアを用いた安全な胃瘻カテーテル交換方法(ガイドワイヤー把持法)の経験．Gastroenterol Endosc 50: 2503-2507, 2008
3) 倉 敏郎ほか：胃瘻造設法，胃瘻カテーテル交換後の確認法に関する用語について．在宅医療と内視鏡治療 14: 91-94, 2010
4) 面脇伸二ほか：胃瘻造設患者における経胃瘻的内視鏡の有用性．Gastroenterol Endosc 47: 49-55, 2005
5) 足立 聡：CO_2 検知器具を用いた胃瘻カテーテル留置確認法について―炭酸ガス発生確認法―．Gastroenterol Endosc 51: 3098-3101, 2009
6) 蟹江治郎：胃瘻カテーテル経皮挿入不能症例に対する再胃瘻造設の検討―残存瘻孔を利用した胃瘻カテーテル再挿入法の検討―．Gastroenterol Endosc 50: 52-57, 2008

16 PEGカテーテルの抜去

- 79 PEGカテーテルの抜去時期
- 80 PEGカテーテル抜去の手順
- 81 PEGカテーテル抜去後の処置
- 82 PEGカテーテル抜去によるトラブルと対応
- 83 安全な抜去を目指して

79 PEGカテーテルの抜去時期

- 栄養状態改善により経口摂取が可能となった場合は，すみやかに抜去することが大切である．
- 以下の場合にも PEG カテーテルが造設されるが，初期の目標をクリアすることができれば抜去しうる．
  ① 強い粘膜障害による経口摂取低下が予想される，放射線化学療法施行予定の頭頸部癌症例
  ② 頭頸部領域術後の機能障害や反回神経麻痺により誤嚥性肺炎を繰り返す症例
  ③ 幽門から下部の消化管癌や腹膜播種による消化管狭窄に対する減圧目的に造設された場合
- 使用する必要がなくなれば，一時的に留置しておくのは構わないが，時間が経てば劣化，変性などにより偶発症を生じるリスクがあるため抜去すべきである．
- ただし，瘻孔が形成されていない造設後14日以内の抜去は，腹膜炎をきたす危険性が高いため早期抜去は危険である．

関連　腹膜炎 ☞ 89 151頁

80 PEGカテーテル抜去の手順

- 抜去する際には原則的には内視鏡やガイドワイヤーは不要で，ベッドサイドで用手的に行うことができる．
- カテーテルの種類や製品ごとに取り扱いが異なるので，必ず添付文書で確認することが大切である．
- ボタン型カテーテルとチューブ型カテーテルでは抜去法に多少違いがあるため以下に説明する．

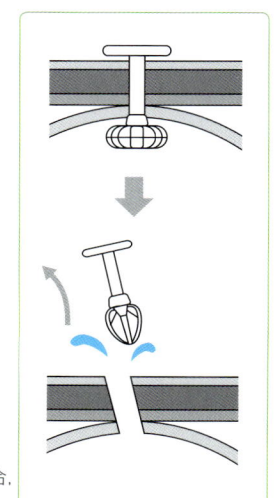

図1　用手的 PEG カテーテル抜去
PEG カテーテル抜去後多くの場合，瘻孔は自然に閉鎖する．

139

16 PEG カテーテルの抜去

80.1 ボタン型カテーテルの抜去：カンガルーボタン（日本コヴィディエン），イディアルボタン（オリンパスメディカルシステムズ）

手順

1. 皮下に局所麻酔を施し，キシロカインゼリーを PEG カテーテル挿入部とカテーテルに塗布する

2. 留置してある PEG カテーテルのボタンの蓋を開けて，抵抗のない方向を探しながらオブチュレータをゆっくり挿入する

3. 挿入後，内部ストッパーを伸展させ，そのまま愛護的にカテーテルを抜去する
   - ▶ 抜去時に抵抗があるにもかかわらず無理に引き抜くことは胃壁損傷，瘻孔損傷をきたすため避けなければならない．
   - ▶ オブチュレータを勢いよく胃内に挿入すると胃後壁を損傷することがあるため注意する（図 2）．

図 2 胃壁損傷
抜去時に PEG カテーテル先端が胃後壁を損傷しないよう注意する

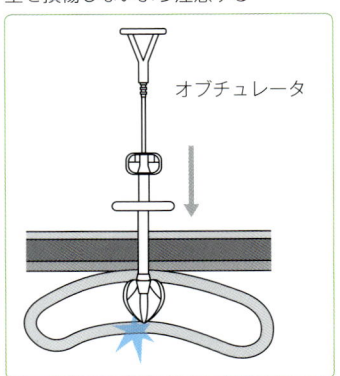

オブチュレータ

80.2 チューブ型カテーテルの抜去：バード PEG キット（メディコン）

手順

1. 皮下に局所麻酔を施し，さらにキシロカインゼリーを PEG カテーテル挿入部とカテーテルに塗布する

2. PEG カテーテルのチューブ部分をハサミで切断する

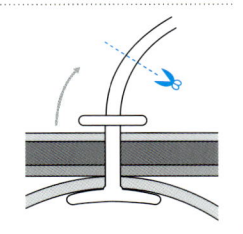

3. 内部ストッパーが緩んだことを確認後，用手的にカテーテルを引き抜く
   - ▶ 粗雑に操作すると瘻孔内壁の損傷による出血を招きやすいため注意する．

80.3 長期間留置していたカテーテルの抜去

- カテーテルが劣化していることが予測されるため，用手的な抜去ではカテーテルの損傷をきたす可能性があり，内視鏡下に抜去する．

手順

1. 内視鏡を胃内に挿入した後，カテーテルを外部ストッパーの下で切断する

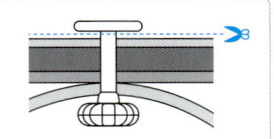

2. 胃内に内部バンパーを落とし込み，内視鏡下に回収し口腔外へ抜去する
   - ▶ 抜去により出血が予想される症例でも同様の方法でより安全に行える．

81　PEG カテーテル抜去後の処置

- 抜去後は瘻孔に対しガーゼを当てておくと自然に閉鎖する．
- PEG カテーテル抜去後は 1 日も経過すれば自然に閉鎖するが，経口での食事摂取は抜去後のガーゼ汚染がないことを確認してから開始する．

82　PEG カテーテル抜去によるトラブルと対応

- 胃瘻の造設や交換の手技と比べると，PEG カテーテル抜去は簡便でそれほど大きな偶発症は少ないが，瘻孔からの出血や自然閉鎖が得られないなどが挙げられる．

82.1　出血

原因
- 無理な抜去に起因するカテーテル先端の接触による胃粘膜の損傷．
- 形成された瘻孔の損傷．

対応
- 多量の出血でなければ，1 時間程度ガーゼで圧迫すれば自然止血する．
- 多量の出血の場合は，内視鏡による出血点の同定と止血術が必要となる．

82.2　自然閉鎖の遅延

- 自然閉鎖が遅れると胃内容物が瘻孔より噴出することがある．

原因　唇状瘻（図3）または胃皮膚瘻の存在
- 通常瘻孔は内壁が肉芽で覆われる管状瘻であるため，自然閉鎖しやすい．しかし瘻孔内腔面を上皮が覆う唇状瘻や，それによる難治性胃皮膚瘻が在存すると瘻孔が閉鎖しなくなる．

対応　瘻孔内腔の上皮化した肉芽を除去することが必要である．
- ディスポーザブル生検用パンチ（生検用トレパン：円筒状の打ち抜き器）を用いて，事前に CT 検査などで瘻孔に腸管や肝臓などの臓器が接していないか確認し，ゾンデなどで瘻孔の方向を確認してから肉芽を除去する[1]．

図3　唇状瘻
瘻孔内腔面が上皮で覆われたもの．瘻孔閉鎖遅延の原因の一つ．

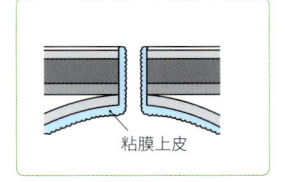

粘膜上皮

82.3　瘻孔周囲炎

原因　瘻孔周囲の漏れが多い場合は，漏れによるびらんやさらには感染を伴うことが多い．

対応　皮膚被覆材を使用し，皮膚を防御する．

- 真菌による感染が多くみられ，その際にはそれに応じた軟膏を使用する．
- 真菌感染をきたしても，いわゆる炎症の 4 徴候である「発赤」「熱感」「腫脹」「疼痛」のすべてが必ずしも揃うわけではない．
- 感染を繰り返し瘻孔周囲が瘢痕化し自然閉鎖が期待できなくなった場合には，外科的に瘢痕部を切除，縫合する．

関連
瘻孔周囲炎　☞ 88 148頁

関連
皮膚保護用物品
☞ 87 表2 147頁
外用抗真菌薬
☞ 88 表4 150頁

83 安全な抜去を目指して

- 抜去に関してはベッドサイドでできる処置であり，PEG造設や交換と比べて内視鏡も不要であるため手間はかからないが決して軽んじてはならない．
- 内視鏡による送気ができないため，胃内腔が広がっておらず，狭い管腔の中で処置を行わなければならない．バンパー・ボタン型のカテーテルではオブチュレーターを挿入しなければならないが，その際，胃後壁を損傷しないように注意が必要である．
- 引き抜く際に抵抗を感じないかしっかりと確認してから愛護的に抜去しないと，瘻孔を損傷し出血をきたす可能性があるため注意する．
- 瘻孔内腔からの出血は止血困難なことがあるため，事前に瘻孔の向きを確認しておくことが予防に必要である．
- PEGカテーテル抜去後は出血がないことを確認することは重要である．胃瘻から腹腔外への出血はガーゼ汚染などで気づきやすいが，胃内への出血は気づかないことがあるため，抜去後は腹痛の有無や黒色便の有無をチェックする．必要があれば翌日に採血を行い，貧血の進行をチェックするのもよい．
- 手技は慎重かつ丁寧に行い，抵抗があるときは無理な操作はせずに偶発症をできるだけ少なくするように心がける．

文献
1) 合田文則（編著）：胃ろうPEG管理のすべて 胃ろう造設からトラブル対策まで．p149-156, 医歯薬出版, 2010
2) 矢野友規：がん患者への胃瘻の効果と問題点. Progress in Medicine 30: 2517-2520, 2010
3) 桜井洋一ほか：胃瘻造設とその管理. Modern Physician 26: 77-79, 2006
4) 吉田孝司：胃瘻造設後の在宅管理. 日本医事新報 4425, 42-45, 2009

17 偶発症と対策

PEG造設時の偶発症と対応
- 84 誤穿刺
- 85 PEG造設時の出血
- 86 気腹

早期偶発症と対応
- 87 瘻孔周囲漏れ
- 88 瘻孔周囲炎
- 89 腹膜炎
- 90 誤嚥性肺炎
- 91 事故抜去

遠隔期偶発症
- 92 胃食道逆流症
- 93 誤嚥性肺炎
- 94 バンパー埋没症候群
- 95 下痢
- 96 便秘・失禁
- 97 過剰肉芽
- 98 事故抜去
- 99 胃潰瘍
- 100 瘻孔部への癌のimplantation

- 表1にPEG造設に伴う主な偶発症を示した．

表1 PEG造設による偶発症

PEG造設時	発生頻度（％）
・誤穿刺（結腸・小腸・肝臓など）	0.5 [*]
・消化管損傷（穿刺針，ガイドワイヤーによる胃・食道の損傷）	0.3 [†]
・出血（腹腔内・胃内・皮膚）	1.0 [*]
・気腹	8.8 [*]
早期（前期）（術直後～瘻孔完成まで）	
・瘻孔周囲漏れ，炎症，壊死	3 [†]
・瘻孔周囲炎	11 [†]
・腹膜炎	1 [†]
・誤嚥性肺炎	〈6〉[†]
・事故抜去	〈1〉[†]
遠隔期（後期）（瘻孔完成後）	
・胃食道逆流	—
・誤嚥性肺炎	〈6〉[†]
・バンパー埋没症候群	0.3 [†]
・下痢	—
・便秘・失禁	—
・過剰肉芽	—
・事故抜去	〈1〉[†]
・胃潰瘍	0.2 [†]
・瘻孔部への癌のinplantation	2 [**]

—：記載なし．
[†] 1992～2002年の期間における脳梗塞後遺症などの651症例を対象．〈 〉は早期，後期を通じての頻度．（蟹江治郎，2003 [1])）
[*] 1998～2010年の期間における脳血管障害などの313症例を対象．（中谷吉宏ほか，2011 [2])）
[**] 2002～2006年の期間における頭頸部癌などの101症例を対象．（鶴田真也ほか，2009 [3])）

- PEG造設後，瘻孔が完成するまでの期間（術後3週間以内）に発生する偶発症と瘻孔が完成した後の期間（術後4週以降）に発生する偶発症は内容が異なるため，前者を早期（前期）偶発症，後者を遠隔期（後期）偶発症という．
- 偶発症の発生頻度と重症度から術後早期とカテーテル交換時の偶発症には特に注意が必要である．

関連
早期（前期）偶発症
☞ 87 146頁～ 91 151頁
遠隔期（後期）偶発症
☞ 92 152頁～ 100 160頁

84 PEG造設時の偶発症と対応
誤穿刺

- 胃の周辺に存在する肝臓, 横行結腸（図1）, 小腸を誤穿刺し, それらを貫通してPEGカテーテルを留置する重大な偶発症で, 腹腔内出血・腹膜炎をきたす.

図1 横行結腸の誤穿刺例
カテーテル先端が胃内に留置され栄養剤注入が可能なことがあるので注意.

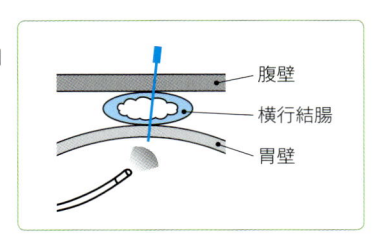

腹壁
横行結腸
胃壁

- 胃内にカテーテル先端が留置されているため, 術直後や術後早期には栄養剤注入が可能で無症状なこともある.

a 対応
①腹腔内出血や腹膜炎を発生したときには緊急手術が必要となる.
②無症状のときには保存的に経過観察し瘻孔完成後カテーテルを抜去する.
  ▶抜去する際には内部ストッパーは内視鏡的に回収する（瘻孔損傷を避けるため）.

b 予防
①適切な穿刺部位を同定する.
②胃を空気で拡張させた状態で腹部CT撮影をしたり, 大腸内視鏡併用により横行結腸の移動を試みる.

関連
指サイン, イルミネーション・テストが大切
横行結腸を移動させる工夫
☞ 23 37頁

85 PEG造設時の偶発症と対応
PEG造設時の出血

- introducer変法ではpull/push法に比較して瘻孔拡張を行うため出血のリスクが大きい可能性がある.
- pull/push法ではカテーテルの腹壁側への引き抜きにより瘻孔周辺が圧迫止血されるため出血のリスクは小さい.
- 胃壁固定の際, 穿刺回数が増加すると出血のリスクが大きくなる.

a 対応
①多くの場合, 創部と外部ストッパーの間にガーゼを重ねて厚みをもたせて挟み込み, 圧迫止血する.
②圧迫止血が困難なら内視鏡的クリップ止血（胃粘膜からの出血）や胃壁固定を追加して出血部近傍の結紮などを試みる.

b 予防

①抗血小板薬・抗凝固薬の中止．
②胃の大弯側の穿刺や腹壁の太い皮下血管の穿刺は避ける．

> **関連**
> 抗血小板薬・抗凝固薬の取り扱い方 ☞ **18** 28頁
> 穿刺時の注意 ☞ **24** 38頁

memo　工夫　内視鏡の透過照明を利用した創部出血の予防[4]

1. 穿刺部位の同定後，スコープ先端を胃粘膜面に接するように当て，再度透過照明を出す
2. 体表の皮下血管を透見する
3. 透見できた血管をマーキングする
4. マーキングした血管を回避するように適切な穿刺部位を同定する
   ▶ 皮膚切開時にマーキングした血管を回避することにより創部出血が予防できる．

86　PEG造設時の偶発症と対応
気腹

- 胃に送気した空気が瘻孔から腹腔内に漏れ生じる（図2）．
- 少量ならば問題はないが，多量になると腹圧が上昇し呼吸器，循環器に影響を及ぼす．
- introducer変法では，瘻孔拡張の際に腹腔内へ空気が漏れやすいが，最近市販されるようになったシース（オリンパスメディカルシステムズ）を確実に留置することにより漏れを減らすことができる（図3）．

図2　気腹

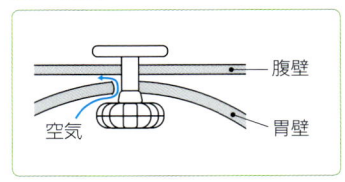

腹壁
空気
胃壁

図3　シースを用いたintroducer変法
シースを介したボタン挿入で気腹のリスクや胃の損傷のリスクを軽減できる

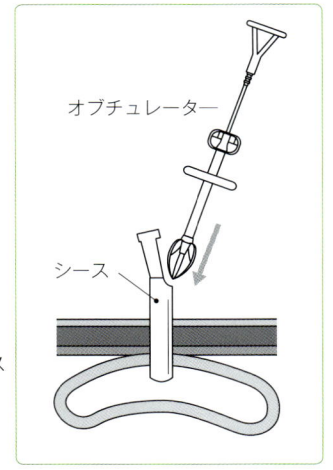

オブチュレーター
シース

> **関連**
> PEG造設の実際（シースを用いた場合） ☞ **29** 50頁

a 対応
- 多量の場合は，腹腔内に留置針を挿入して脱気する．

b 予防
- 胃壁固定を確実に行う．
- 内視鏡挿入時間を短くし，必要限度送気量にする．
- introducer変法の場合にはシースを用いて胃瘻を造設する．

> **関連**
> 胃壁固定の方法 ☞ **26** 39頁

87 早期偶発症と対応
瘻孔周囲漏れ

- 瘻孔周囲から注入栄養剤や消化液が漏れ，その量が多くなると湿潤環境となりスキントラブルを招くことになる．

a 原因
① 胃内圧の上昇
② 圧迫による瘻孔の開大
③ ストッパーや傾いた PEG カテーテルによる圧迫壊死に基くバンパー埋没症候群
④ 栄養剤注入時の不適切な体位や速度
⑤ カテーテルの破損による接続部やクランプ栓自体の老朽化

関連
バンパー埋没症候群とは？
☞ 94 154頁

b 対応
- 以下にそれぞれへの対策を示す．

① 胃内圧が上昇している場合
- 栄養剤を注入する 1～2 時間前にカテーテルの栓を開放し，胃内圧の減圧を図る（減圧用チューブを用いるとよい）．

関連
胃内圧の減圧とは？
☞ 68.1 121頁

② 瘻孔開大が認められる場合
　 ⅰ）圧迫を解除する．
- 皮膚と外部ストッパーとの距離を約 1～1.5 cm は保つ．
- 亀背などでどうしても外部ストッパーが皮膚に食い込む場合は切り込みスポンジなどを挟み込む．圧迫を解除することでびらんや潰瘍は改善することが多い．
- バルーン型カテーテルの場合は，バルーンを入れ替えて，瘻孔と同じ長さであるかを確認する．
  - 蠕動運動にて胃内のバルーンが食物と同様に肛門側に送られることが原因である（図 4）．
  - 十二指腸 Vater 乳頭部より肛門側にバルーンが送られると，膵液が胃内に逆流し，瘻孔や皮膚を溶かす膵液漏を生じる．

図 4　胃内バルーンの位置異常
蠕動運動により胃内バルーンが肛門側に送られる

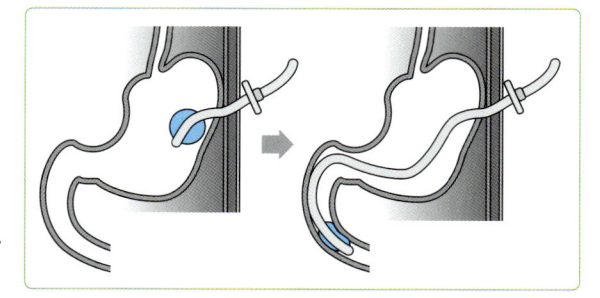

　 ⅱ）PEG カテーテルの傾きにより瘻孔の圧迫壊死を生じている場合には，カテーテルを皮膚に垂直に立てる．

関連
カテーテルを垂直に立てるには？ ☞ 46 図6 76頁

③ バンパー埋没症候群が原因の場合
- 埋没したバンパーの除去，創部の手当て（局所の安静とドレナージ）を行い，炎症の消退を待ってカテーテルの再留置，再増設を行う．

関連
バンパー埋没症候群のときには？ ☞ 94 154頁

④ 栄養剤注入時の不適切な体位と注入速度が原因の場合
- 栄養剤注入時および注入後少なくとも 30 分はベッドを 45～60°ギャッチアップしてなるべく臥位にならないようにする．
- 注入速度を遅くしたり，栄養剤の粘度を調整することも有用な場合がある．
- 栄養剤の半固形化によって漏れが減少することもあり，有効な手段である．

関連
栄養剤の半固形化の方法
☞ 61.2 108頁

⑤カテーテルの破損が原因の場合
　▶ PEGカテーテルを新しいものに交換する．

c スキンケア

- 漏れによって皮膚障害が生じても厳重な滅菌・消毒などは必要ない．
  - ▶ イソジンによる消毒は治癒を遅延させるだけでなく皮膚障害をきたすため好ましくない．
  - ▶ 日常ケアとしては，石鹸水と微温湯により優しく洗い，清潔に保つことが大切である．

関連
スキンケア
旧版 44 74頁

- ガーゼ保護は皮膚の蒸れが生じ不潔になりやすく，好ましくない．
  - ▶ 瘻孔から栄養剤が漏れる場合，ガーゼはそれを吸収するので皮膚炎の原因にもなりうる．
  - ▶ 少量の栄養剤の漏れがあるときは，ティッシュペーパーをこより状にしてカテーテルに巻き付け，汚れてくると頻繁に交換した方がよい（図5）．

- 多量の漏れに対しては皮膚保護剤（表2）を用いたパウチングやドレナージが有効である．

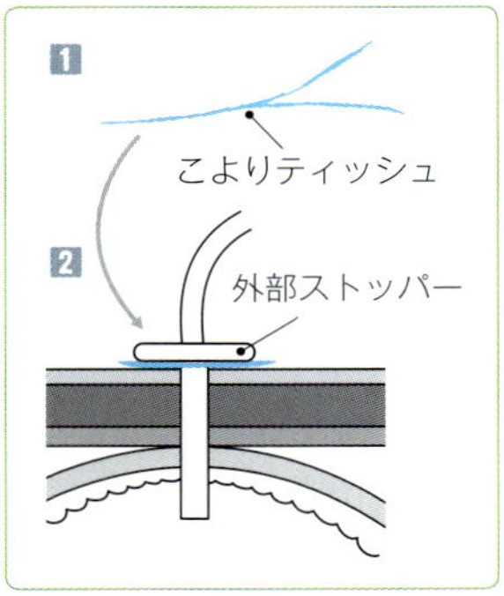

図5　こよりティッシュの利用
1 ティッシュを1枚とり，こより状にする
2 外部ストッパーの下に巻きつける
▶ 厚くしない，こまめにとりかえることが大切である．

表2　皮膚保護用品物品

分類	商品名	特徴	用法
皮膚被膜剤	コンバケア バリア（コンバテックジャパン）	・皮膚表面に薄い皮膜を作り，刺激をやわらげる ・速乾性	1日1回
	リモイス コート（アルケア）	・皮膚への刺激が少ないノンアルコール性の保護膜形成剤 ・保湿成分配合で皮膚をしっとりなめらかに保つ ・ムレやつっぱり感が軽減されている	
	キャビロン非アルコール性皮膜スプレー（スリーエムヘルスケア）	・長時間にわたり撥水性を維持する皮膜を形成 ・皮膚にしみにくい速乾性皮膜剤	
粉状皮膚保護剤	バリケアパウダー（コンバテックジャパン）	・水分を吸収してゲル状になり排泄物などの刺激から皮膚を保護する	
	プロケアーパウダー（アルケア）	・カラヤ，柑橘ペクチン系パウダー状皮膚保護剤 ・小さな隙間にも散布しやすく，吸水性に優れている	
	アダプトストーマパウダー（ホリスター）	・ストーマ周囲などの皮膚を保護する粉状皮膚保護剤 ・皮膚障害部位など湿った環境に薄く充填することで皮膚保護剤の密着を助長	
PEG専用皮膚被覆剤	ペグケアー（アルケア）	・薄型皮膚保護剤で，PEGキットに負荷を与えず皮膚に柔軟にフィットする ・滲出液に対し優れたpH緩衝作用をもつ皮膚保護剤を採用	1 皮膚を清潔にした後に貼付する 2 汚染がなければ7日間連続して貼付可 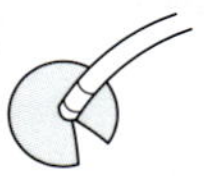

88 早期偶発症と対応 瘻孔周囲炎

- シャフト長が短いと血流障害をきたし，瘻孔周囲に感染を招きやすくなる．
- 瘻孔周囲炎の程度は軽度のものが多く，短期間の抗生物質の投与で制御可能なことが多い．
- 大阪府立成人病センターでは，原則的には PEG 造設 30 分前に抗生物質を 1 回のみ投与しているが感染の制御に難渋することはない．

a 起炎菌

①起炎菌は皮膚常在菌が主体で，その主な常在菌を表 3 に表した．

- 健常な皮膚では，Propionibacterium などの常在菌が皮膚の皮脂を分解し，遊離脂肪酸やプロピオン酸を産生することにより弱酸性（pH4.5 〜 6.0）に保たれ，Staphylococcus aureus などの繁殖が抑制されているが，皮膚にびらん・潰瘍が形成されると皮膚表面がアルカリ性に傾き，S. aureus や，場合によっては MRSA も増繁するリスクが高まる．

②消化管内の細菌も起炎菌となりうる．

- 胃酸分泌抑制剤の多量投与時や高齢者などでは胃内 pH が上昇し，胃内での細菌増殖を促す可能性がある．

表 3　皮膚常在菌

グラム陽性球菌	Staphylococcus epidermidis Staphylococcus aureus Micrococcus Propionibacterium Streptococcus spp.
グラム陽性桿菌	Corynebacterium spp.
グラム陰性桿菌	Acinetobacter spp.
真菌	Candida spp. Pityrosporum spp.

b 原因

①内部バンパーと外部ストッパーの過度の圧迫
- 常に一方向へ圧迫されると瘻孔壁に負担が加わり潰瘍を形成することがある．

②口腔内細菌の PEG カテーテルへの付着

③栄養剤の漏れ

④湿潤環境

c 対策

①内部バンパーと外部ストッパーによる過度の圧迫がみられる場合
- 外部ストッパーを締めすぎたり緩めすぎたりしないようにすることが重要である．
- ボタン型やチューブ型はともに皮膚と外部ストッパーとの間に約 1 〜 2 cm の距離を保つことが重要である．その距離が狭くなると皮膚や胃粘膜にびらんや潰瘍を形成したり，バンパー埋没症候群が生じたりするので注意が必要である．日頃からカテーテルの可動性を確認することも大切なケアである．

関連　ストッパーの管理 ☞ 46 76頁

②口腔内細菌の PEG カテーテルへの付着が原因の場合
- 術前からの口腔ケアが重要である．
- 胃瘻患者では，口腔内常在菌が肺炎の起炎菌となることがあるので，口腔ケアは必要である．
- 歯垢内や歯肉ポケットの嫌気性菌が重要視されているので，ブラッシングは歯垢の付着しやすい歯頸部や歯間部を中心に行うことが大切である．
- 特に口腔ケアは就寝前に行うことが有効で，状況によりポビドンヨード（イ

関連　口腔ケア ☞ 47 77頁

ソジンガーグル等）の使用や殺菌作用を有するお茶での口腔内洗浄（可能ならうがい）が効果的である．
- 義歯を使用している場合には定期的な義歯の手入れが重要である．

> **memo** 工夫　内視鏡下胃瘻バンパー洗浄は，カテーテルへの口腔内細菌付着を軽減する[5]
> 方法　胃内での胃瘻の固定直前にバンパーを内視鏡にて正面視し，プロナーゼ含有液20 mL（減菌蒸留水900 mL＋ガスコンドロップ100 mL＋プロナーゼMS10 g＋重曹20 g）を鉗子口より直接3回（計60 mL）噴射洗浄し，バンパーの付着粘液を洗い落とす．
> 結果　無処置群に比し体温と白血球数の上昇が有意に抑制された．

③栄養剤の漏れが原因となっている場合
- 栄養剤の粘度を調整し，必要に応じて半固形化も検討する．
- 漏れが続かないようにティッシュペーパーをこより状にして巻き付けることで多くの場合，漏れは軽減する．

関連
半固形化 ☞ 61.2 108頁
こよりティッシュ
☞ 87 図5 147頁

④湿潤環境が原因となっている場合
- 皺の多い部位にPEG造設をすると，湿潤となりやすいのであらかじめ避ける．
- 瘻孔周囲からの漏れが持続する場合も湿潤になりやすい．これらに対しては湿潤環境を改善することが重要である．
    - 胃瘻カテーテルと内部バンパーを腹壁と胃壁に対して垂直になるように固定して胃瘻カテーテルが倒れないようにすることで漏れを少なくする．
    - 胃瘻周囲の皮膚に被覆材（ドレッシング材など）を塗布する．
    - 湿潤環境下では真菌に感染しやすくなるため，必要に応じて抗真菌薬の軟膏を使用する．

d 治療

①洗浄，壊死組織の除去
- 皮膚に発赤や膿を認める場合には十分に洗浄する．壊死組織を認める場合には除去する．必要に応じ，切開・排膿も検討する．

②抗生物質の投与
- 発熱を認めるなど，全身性の感染症を疑う状況であれば抗生物質を投与する．
    - 初期治療としてはグラム陽性球菌をターゲットとしてペニシリン系や第1世代セフェム系の抗生物質を選択する．
    - 抗生物質投与前には可能な限り培養検体を採取しておき，その結果と治療効果により抗生物質の選択を行うことが重要である．

③抗真菌薬の投与
- 胃瘻周囲の皮膚に小膿疱・小水疱やびらんが多発する場合には，真菌感染（特に *Candida albicans*）を疑い，イミダゾール系抗真菌薬，アリルアミン系抗真菌薬，モルホリン系抗真菌薬，N-ヒドロキシピドン酸などを投与する（表4，150頁）．

④カテーテルの洗浄
- チューブ型のPEGカテーテルでは，経腸栄養剤の注入後に微温湯でフラッシュし，酢酸（約10倍に薄めた食用酢，5〜20 mL程度）でロックすることにより細菌の繁殖を抑制することができる．
- pH4以下の状態では静菌効果により細菌の繁殖が抑制されるためカテー

関連
酢水によるロック
☞ 69.2 124頁

17 偶発症と対策

表4 外用抗真菌薬

分類	一般名	商品名	用法・用量	副作用
イミダゾール系表在性抗真菌薬	クロトリマゾール clotrimazole	エンペシド Empecid（バイエル） Ⓖエルシド，クロストリン，コトゾールなど	（クリーム・液） 1日2〜3回塗布	局所刺激感など
	硝酸エコナゾール econazole nitrate	パラベール Palavale（大塚）	（クリーム・液） 1日2〜3回塗布	局所刺激症状
	硝酸スルコナゾール sulconazole nitrate	エクセルダーム Exelderm（田辺・三菱）	（クリーム・ソリューション） 1日2〜3回塗布	局所瘙痒感・熱感
	硝酸オキシコナゾール oxiconazole nitrate	オキナゾール Okinazole（田辺・三菱） Ⓖオキコナール	（クリーム・液） 1日2〜3回塗布	局所刺激感，接触性皮膚炎，発赤など
	塩酸クロコナゾール croconazole hydrochloride	ピルツシン Pilzcin（塩野義）	（クリーム） 1日2〜3回塗布	皮膚刺激感，接触性皮膚炎，瘙痒など
	ビホナゾール bifonazole	マイコスポール Mycospor（バイエル） Ⓖアイコザール，ビスコポール，マイコゾールなど	（クリーム・液） 1日1回塗布	局所刺激感，皮膚炎，発赤，瘙痒など
	ケトコナゾール ketoconazole	ニゾラール Nizoral（ヤンセン） Ⓖニトラゼン，プルナなど	（クリーム） 1日1回塗布 （ローション） 1日2回	接触性皮膚炎，発赤，刺激感など
	塩酸ネチコナゾール neticonazole hydrochloride	アトラント Atolant（久光，田辺・三菱，鳥居）	（軟膏・クリーム・液） 1日1回塗布	局所刺激感，皮膚炎，発赤，紅斑，瘙痒感
	ラノコナゾール lanoconazole	アスタット Astat（マルホ）	（軟膏・クリーム・液） 1日1回塗布	皮膚炎，発赤
	ルリコナゾール luliconazole	ルリコン Lulicon（ポーラ化成工業─科薬）	（クリーム・液） 1日1回塗布	（クリーム）瘙痒，発赤，刺激感，接触性皮膚炎，湿疹など
アリルアミン系	塩酸テルビナフィン terbinafine hydrochloride	ラミシール Lamisil（ノバルティス） Ⓖケルガー，テビーナ，テルミシールなど	（クリーム・液・スプレー） 1日1回塗布または噴霧	接触性皮膚炎，紅斑，発赤，瘙痒感，刺激感など ㊟内服で重症の肝障害，汎血球減少など，死亡例もあり注意のこと
モルホミン系	塩酸アモロルフィン amorolfine hydrochloride	ペキロン Pekiron（杏林）	（クリーム） 1日1回塗布	局所刺激感，接触性皮膚炎，発赤，疼痛
その他の表在性抗真菌薬	シクロピロクスオラミン ciclopirox olamine	バトラフェン Batrafen（アルフレッサ）	（クリーム・液） 1日2〜3回塗布または塗擦	皮膚炎，皮膚刺激症状

Ⓖ＝ジェネリック薬品

ル管理も重要である．

⑤スキンケア

▶消化液による皮膚障害に対して，白色ワセリンの塗布が効果的であるとの意見もある．

▶洗浄剤を使用することもあるが，弱酸性のものを使用した方がよい．ただ，洗浄剤を用いての過度の洗浄・清拭は必要以上に皮脂を除去してしまうので，洗浄剤による洗浄は1日1回で十分である．

▶滲出液が多い場合には洗浄を十分に行い，洗浄後は水分を拭き取り，皮膚を乾燥させることが重要で，ガーゼなどで保護すると，かえって皮膚の乾燥を妨げ，皮膚炎などの発症につながることもある．

▶胃瘻周囲からの漏出については，粘液だけでなく注入する経腸栄養剤の漏出の有無を確認することも感染の防止につながる．

e 予防

①口腔咽頭内細菌の除菌
- ▶ PEG造設前にMRSA感染が認められた場合にはポビドンヨード清拭とムピロシン塗布を行う．

②感染防止用PEGキットの使用
- ▶ オーバーチューブを使用し，カテーテルが直接口腔・咽頭に接触しないようにする．

関連
セイフティチューブ付きのPEGキット
　カンガルーPEGキット
　EndoVive PEGキット
☞ **33** 62頁

89　早期偶発症と対応　腹膜炎

- 胃と腹壁の開離のため，胃内容物が穿刺部から腹腔へ漏れることで生じる．

a 治療

- 外科的処置を考慮する．
- 栄養剤の投与前で腹部所見も軽微ならドレーン留置などで対応することも可能である．
- 手術への移行のタイミングを誤らないことが大切である．

関連
手術へ移行するタイミング
☞ **98** 表7　158頁
局所圧迫の解除
☞ **43.2** 73頁

b 予防

- 造設後ストッパーを緩める際には皮膚への圧迫が解除される程度にする．

90　早期偶発症と対応　誤嚥性肺炎

93 153頁を参照．

91　早期偶発症と対応　事故抜去

98 158頁を参照．

92 遠隔期偶発症 胃食道逆流症

- 胃瘻からの栄養剤投与後に，一過性に下部食道括約筋が弛緩して栄養剤が食道・咽頭・喉頭まで逆流し誤嚥性肺炎などの重篤な偶発症をきたす．
- 発熱や咳・痰の量が多くなり呼吸状態の悪化で気づくことがある．

a 原因

①一過性下部食道括約筋（LES）の弛緩
- 要因
  - 高脂肪栄養剤の投与
  - 栄養剤の注入速度が速い
  - 胃排出能の低下

②LES圧の低下
- 要因
  - 食道裂孔ヘルニア

③腹圧の上昇
- 要因
  - 脊柱の彎曲
  - 咳，悪心・嘔吐

略語
LES＝lower esophageal sphincter
（下部食道括約筋）

b 対策

- 機能的な異常（胃排出能の異常）と胃瘻栄養剤に起因するものに分類できる．
- 表5にその対策を示した．

表5　胃食道逆流症の対策

胃排出能の低下がみられる場合	①胃内容物の吸引 ②栄養剤注入時の体位を半座位に ③消化管運動改善薬の投与 ④酸分泌抑制薬の投与
胃瘻栄養剤に起因するもの	①低脂肪化 ②食物繊維の添加 ③半固形化

- 原因や病態によって対応は異なるが，以下に具体的な対策を示す．
  - 胃内残留が栄養剤注入前に多いときは栄養剤の注入は延期する．
    - 時間の経過によっても変化がないときは排便の有無や消化管の異常の有無を検討する．
    - 胃内の空気の残留は消化管運動を低下させるので減圧チューブを用いエア抜きを行う．
  - 栄養剤注入時の体位を半座位（約30度）にする．
    - 座位の姿勢をとっても胃食道逆流を予防できないことが多い．
  - 消化管運動改善薬の投与．
    - 重症の逆流性食道炎患者では，消化管運動改善薬の投与によってむしろ胃食道逆流が増加することが知られている．
    - 特に誤嚥性肺炎を繰り返す症例では，消化管運動改善薬の投与は慎重に行うべきである．

▶ 液体栄養剤の使用時には注入量や注入速度を落とす．
　　▶ 状況によっては 100 mL/ 時以下にする．

▶ 半固形栄養剤への変更．
　　▶ 栄養剤の半固形化が胃食道逆流を防止するという報告が散見され，液体栄養剤に添加することで栄養剤を半固形化することが可能な製品が数多く市販され，また，最初から半固形化された栄養剤も市販されている．

● 以上の対処でもうまくいかない場合は，経胃瘻的空腸チューブ留置術（PEG-J）に切り替えるか，それでもコントロール困難な場合には，経静脈栄養を考える．

関連
半固形化とは？ ☞ 61.2 108頁

略語
PEG-J＝percutaneous gastrojejunostomy

93　遠隔期偶発症
誤嚥性肺炎

● 消化管内容物の逆流や唾液などを介した口腔内常在菌の誤嚥が関与するケースが多い．
● 起炎菌
　▶ 肺炎球菌などの連鎖球菌属（*Streptococcus spp*），ブドウ球菌属（*Staphylococcus spp*）などの，各種嫌気性菌などの口腔内常在菌
　▶ クレブシエラ（*Klebsiella spp*），大腸菌（*E. coli*）などの腸内細菌
　▶ 数度の抗生物質の投与歴のある患者の場合では，緑膿菌やMRSAによる感染症を念頭に置く必要がある．

● 一度肺炎をきたすと重篤化しやすく致命的になる場合もあるため，肺炎をきたしてもすぐに適切な起炎菌をターゲットにした抗生物質が投与できるように，定期的に口腔粘膜から培養検体を採取しておく．

memo　工夫　PEG造設時の咽頭留置持続吸引[6]
- カテーテルの先端には2つの側孔があるが，より広い範囲で吸引できるよう，さらに等間隔で鼻側に5mm大の側孔を1つ追加しておく．
- PEG造設中に下咽頭に吸引カテーテルの先端を留置して口腔内分泌物を持続吸引すると肺炎の予防に有用．

手順
1. PEG造設直前に片側鼻腔より14Fr吸引カテーテルを挿入する
2. 先端が喉頭の5〜10 mm手前に留置する
3. 術中−25 kpaにて持続吸引する

- 感染症の発症率は非吸引群と差がなかったが，咽頭分泌物の吸引能力は従来法より同等以上であった．

94 遠隔期偶発症　バンパー埋没症候群

- 内部ストッパーが腹壁内に埋没した状態をバンパー埋没症候群（buried bumper syndrome：BBS）という．
- PEG カテーテルの腹外への過度の牽引によりバンパー部が胃壁を強く圧迫することで胃粘膜の血流が悪くなり虚血性壊死を生じ，潰瘍を形成する．その部位にバンパーが入り込み，その後粘膜修復機構が働き，胃粘膜が再生されバンパー部を覆うことで胃壁内に埋没する（図6）．
- バンパー埋没症候群を生じると，栄養剤が全く入らない，栄養剤が漏れる，カテーテルが浮いてきて押し込めない，カテーテルが回らない，などの症状が現れる．
- 内視鏡検査で胃瘻造設部位に一致して潰瘍を伴った隆起性病変を認めればバンパー埋没症候群と診断できる．

図6　バンパー埋没症候群
栄養状態改善などによるストッパーと皮膚，胃粘膜の圧迫から血流障害が発生しバンパーが埋没する

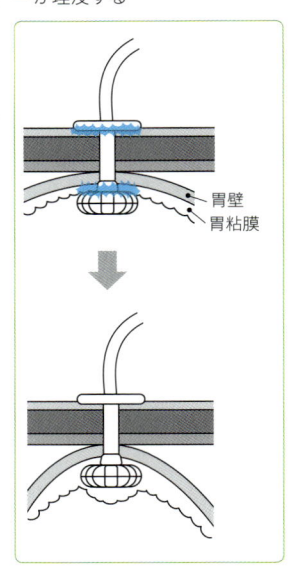

胃壁
胃粘膜

a 対応

- バンパー埋没症候群を疑う症状が認められた場合，在宅処置は困難で，基幹病院での適切な対処が必要となる．
① 内部ストッパーが完全に埋没していなければ内視鏡下にスネアで内部ストッパーを把持し，瘻孔を損傷しないように脱出させ，シャフトを切断し，回収する．その後オブチュレーターを用いてシャフト長の長いバルーン型のカテーテルを挿入しておくと再造設が容易となる．
② 完全に胃粘膜下に埋没している場合は，内視鏡的粘膜切開によりバンパーの脱出を試みる．
③ それでも無理な場合は CT 検査などで瘻孔と内部バンパーの位置関係を確認した後に，瘻孔を局所麻酔下に切開して PEG カテーテルを抜去する．

b 予防

① 術後早期に除圧し，その後は胃瘻カテーテルの上下の可動性や回転性の有無を確認する．
② ボタン型の場合はシャフト長が胃壁腹壁長より長く余裕のあるものを選択し，チューブ型の場合では，体外ストッパーと皮膚との間に 1.0 〜 1.5 cm の間隔を空けるようにする．

関連
シャフト長の設定
27 43頁

95 遠隔期偶発症　下痢

- 栄養剤投与開始時によくみられ，重度の場合は脱水をきたす．
- 頻回の下痢は肛門周囲のスキントラブルを招くこともある．

a 原因

- 下痢の原因としては経腸栄養に起因する下痢と感染性下痢がある．

①経腸栄養に起因する下痢
- 栄養剤の速度：投与速度が速すぎる際にみられる．
- 栄養剤の内容：高張液の栄養剤や，冷たい栄養剤の投与による．
- 個体側の原因：乳糖不耐症，脂肪吸収障害，低栄養状態など．

②感染性下痢
- ウイルス性と細菌性のものがあり，ともに発熱や嘔吐が出現する．
- ウイルス性の下痢は冬季に多く，腹痛などの腹部症状に乏しい．白色がかった水様便はロタウイルスを代表とするウイルス性腸炎に多い．
- 細菌性の下痢は夏季に多い．腹痛などの腹部所見を伴い，血便や粘血便が多い．
- 両者の鑑別には便ロタ（アデノ）ウイルス抗原測定や便培養，ベロ毒素の測定，白血球数，CRP，尿BUN，クレアチニン値などの測定が有用である．
- 抗生物質の使用により偽膜性腸炎をきたすこともあり，抗生物質の長期使用例には注意が必要である．
- 便培養を採取し，起炎菌の同定に努める．

b 対策

①経腸栄養に起因する下痢
- 投与速度が速すぎる場合
    - もとの速度に戻す．具体的には50 mL/時で注入を開始し，25mLずつ増量する．
- 栄養剤の内容が原因の場合
    - 高張液の場合は製剤の濃度調整を行い，低浸透圧製剤を使用する．
    - 冷たい製剤でも下痢をきたすことがあるため，栄養剤は室温程度に近づけて使用する．
- 個体側の原因の場合
    - 乳糖不耐症では栄養剤を変更する．
        - 乳糖を分解するラクターゼ活性が低下しているため，乳糖を含まない豆乳などで代用することが多い．
    - 脂肪吸収障害に対しては脂肪含有量の少ない製剤に変更し，膵臓機能障害には酵素製剤を使用し消化吸収を促進する．
    - 低栄養状態での下痢に対しては，以下の対策をとる．
        - 等張液を使用．
        - 注入速度を遅くし，20〜25 mL/時で注入を開始し徐々に速度を上げる．
        - 栄養状態が改善するまで高カロリー輸液を使用する．
- 原因不明の場合
    - 消化のよい成分栄養剤から投与を開始し，消化吸収能に合わせて注入量，注入速度などを調節する．
    - 半固形化した成分栄養剤も有効である．
    - 整腸剤や食物繊維などを併用する．

②感染性下痢
- 予防が大切で，投与経路からの感染を予防するためには，栄養剤開封後は速やかに使用する，バッグや接続チューブは清潔に使用する，などの心構えが必要である．

関連
栄養剤の投与方法
64 114頁

関連
栄養剤と選択
58 93頁〜 62 110頁

関連
栄養剤の管理
68.4 123頁

接続チューブはどう洗浄すればよいのか？
69.5 124頁

96 遠隔期偶発症　便秘・失禁

- 栄養剤投与の副作用として下痢ではなく便秘をきたす場合もある．
- 水分摂取の減少による脱水や長期臥床による宿便が原因のことが多い．

a 便秘への対策

- 経腸的または経静脈的に水分投与を心掛け，正確な水分出納バランス▶を考慮する．
- 食物繊維により便秘を改善する．
- 消化管運動を促進するために離床をすすめる．
- 寝たきりで離床が困難な場合は，腹部を腹巻などで温めたり，体位変換を行う．
- 腸管蠕動促進薬を使用する．
  ▶ 酸化マグネシウムはカテーテルに詰まることがあるため，使用する際には投与法に注意する．
- 整腸剤のビオフェルミンやラックビー細粒を投与することもある．
- それでも排便がない場合は定期的に浣腸を行い排便を促す．
  ▶ 宿便を長期に放置しておくと，宿便性潰瘍を生じ，下血をきたすこともあるため決して放置しない．

▶必要な水分量

1日必要水分量＝
40（若年者）〜 30（高齢者）mL
×体重（kg）

1日に必要量から栄養剤に含まれる水分量を差し引きその量を白湯として栄養剤とは別に投与する[7]．

b 失禁への対策

- 排便によるトラブルは，栄養剤の内容や量，注入速度だけでなく，患者が寝たきりで排便姿勢がとれないことや，意識障害のため便意を感じないことも影響している．
- 直腸内に液状便が溜まると，直腸肛門反射が起こりにくいため，肛門管が開きにくい状態となっている．便が直腸容量を超えると失禁状態になる．
- 失禁を回避するためには，直腸肛門反射を誘発▶し，直腸内に貯留した便を排泄できるようにする．
- 失禁による皮膚障害がある場合
  ▶ 胃瘻部のスキンケアに使用する材料を肛門周囲の皮膚にも使用する．
  ▶ 排泄物による刺激を最小限にするために，撥水効果のある軟膏やクリームを使用したり，便のアルカリ刺激を緩衝する粉剤やクリームを用いる．
  ▶ 皮膚炎がひどい場合には，創傷ケアに用いる材料の使用やストーマ装具によるパウチングを行うこともある．
  ▶ 洗浄回数は1日1〜2回程度とし，物理的刺激を避けるために，洗浄の際はこすらない．

▶直腸肛門反射の誘発法
- 指での刺激
- ウォシュレットなどの洗浄機での刺激
- ネルトンカテーテルの挿入

97 遠隔期偶発症　過剰肉芽

- 胃瘻部に赤く湿潤した隆起を生じ（図7），滲出液を伴うことが多い．接触により出血や疼痛を生じる．
- 過剰肉芽の発症により，感染リスクが増大する．

図7　過剰肉芽

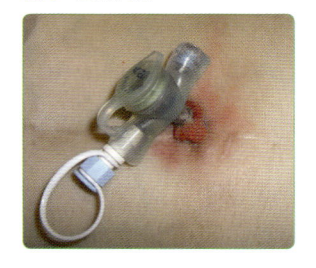

a 原因
- PEG カテーテル自体の異物刺激，慢性的な摩擦刺激（不適切なカテーテルの固定と糸くずなどによる物理的刺激など）が原因とされる．

b 治療
- 通常は肉芽がみられるだけでは治療は必要ないが，出血や疼痛，滲出液がある場合は治療を要する．
- PEG カテーテルの固定の向きを毎日変え，同一部位に対する瘻孔縁の摩擦を減らす．

①高周波発生装置や硝酸銀による焼灼
- 現在，硝酸銀棒は市販されていない．綿棒に 20～50％硝酸銀液▶を浸して使用する．
- 硝酸銀液の使い方

> 1 細小綿棒の先を硝酸銀液に浸す
> 2 肉芽表面に綿棒を当て白色～灰色になるまで表面を腐食する
> ▶ 1 回に 2～3 秒，数か所を焼灼．
> ▶ 週 1 回，肉芽が除去されるまで 2～3 回繰り返す．
> 3 深部への腐食と周囲皮膚の障害を防ぐため生理食塩液にて洗浄する
> 4 リンデロン VG を塗布する
> 5 約 1 日ガーゼで保護し翌日から入浴可
> ▶ 術者も素手で扱うと皮膚が腐食されるので注意が必要．

▶硝酸銀液の作り方
- 硝酸塩銀粉末 20 g に蒸留水 50 mL を加え 40％硝酸銀液を作成．
- 長期保存により銀が析出してくるので少量で作る．
- 褐色瓶で保管する．

②アルギン酸塩繊維創傷被覆材の使用
- アルギン酸塩繊維創傷被覆材（アクティブヒール▶）が有用であるとの報告がある[8]．過剰肉芽に対し摩擦や刺激を少なくし，過剰肉芽からの血液・滲出液をしっかり吸収し，創面を適度な湿潤環境に保つ．

③ステロイド軟膏（リンデロン VG▶）の塗布
- ステロイドは末梢血管収縮作用によって過剰肉芽の血行を抑制し，過剰肉芽の増生を抑制するとともに，ステロイドによる局所の炎症抑制作用により過剰肉芽の縮小・上皮化をもたらす．

④肉芽切除

▶アクティブヒールは平成 24 年 1 月 31 日に販売終了した．アクティブヒールの同等品としてはカルトスタット（コンバテックジャパン），アルゴダーム（スミス・アンド・ネフュー ウンドマネジメント）がある．

▶リンデロン VG
（吉草酸ベタメタゾン・硫酸ゲンダマイシン）

c 予防
① PEG カテーテルを常に一方向に固定しないこと（毎日回転させてストッパーの位置を変える）．
②瘻孔部への摩擦が少ないように固定する．そのためには刺激の少ないガーゼなどで常に瘻孔周囲の皮膚を清潔に保つようにする．
③必要に応じて胃瘻用リング状皮膚保護剤（ペグケアー〔アルケア〕）を胃瘻周囲に貼付し，皮膚保護剤のパウダーを隙間に散布し，刺激を緩和し過湿潤にならないようにする．

98 遠隔期偶発症 事故抜去

- 胃瘻の事故抜去とは，何らかの原因でPEGカテーテルを抜去してしまったことをいう．
- 事故抜去には，患者自らが抜去する①自己抜去と，②バルーン水の不良による自然抜去やケアの際に逸脱する場合があり，前者が多くを占める．
- 胃壁と腹壁の癒着が不十分な時期（造設後1週間以内）に事故抜去が生じると，重篤な腹膜炎を発症し，外科的な処置が必要となる．

a 治療

- 事故抜去時には，瘻孔が形成されているときはPEGカテーテル交換に準じ，瘻孔が形成されていないときは胃穿孔に準じて対応する．

①瘻孔が形成されていない時期の場合
- 胃穿孔に準じて緊急手術を行う．
- ただし，表6に示す条件を満たせば，まずは絶飲食，輸液，経鼻胃管による胃内容物の吸引，抗生物質および抗潰瘍薬の投与を行い保存的治療を試みる．
- しかし，厳重な経過観察が必要で，手術に移行するタイミング（表7）を逃さないことが重要である．
- 瘻孔が完成していない14日以内の抜去では瘻孔が損傷され出血をきたすことがある．

表6　保存的治療の適応
- 発生から12時間以内の治療開始
- 腹部所見が上腹部に限局
- 腹水が大量でない
- 重篤な臓器障害などリスクが少ない
- 高齢者でない
- 空腹時の発生
- 全身状態や腹部所見が経時的に評価できる体制がある

表7　手術に移行するタイミング
- 全身状態，腹部所見の悪化
- ドレナージ量の増加，感染所見や血性腹水
- 腹水の増加
- 白血球数，CRP値，アミラーゼの上昇

②瘻孔が形成されている時期の場合
- PEGカテーテルが抜去されると，瘻孔は数時間のうちに閉鎖するため，少なくとも瘻孔が閉じないように直ちに対応することが重要である．

手順
1. 発見者は直ちに，瘻孔にPEGカテーテル（同等商品か，なければ吸引チューブなど）を挿入する
2. この際，カテーテルの先端は胃内でなくてもよい（胃の外であっても腹腔内ドレナージになるため）
3. その後は，直ちに対応可能な医師に連絡する
4. 医師がPEGカテーテルを再挿入する
   ▶ カテーテルが胃内に再留置されていることを胃内視鏡で確認する．
   ▶ 内視鏡施行が不可能な場合には胃液吸引により先端が胃内にあることを確認する．

b 事故抜去の予防

- チューブ型はボタン型と比較し事故抜去が多いので，PEG造設の周術期には十分な配慮が必要である．
  ▶ 事故抜去が予測される患者では，腹巻や衣服を工夫する．

memo 工夫　事故抜去時のカテーテル再挿入には Griggs 鉗子が安全かつ有用である[9]

- Griggs 鉗子とは，Percutaneous Tracheostomy Kit（Portex 社）に付属するガイドワイヤ・ダイレーティング鉗子で，気管瘻孔・頸部皮下組織を鈍的に拡張するのに用いる．鉗子を閉じてロックした状態でガイドワイヤと鉗子に通すことができる．

手順
1. 狭窄・閉塞した胃瘻を内視鏡的に観察し損傷の程度を把握する
2. 14G サーフロ針外筒を慎重に腹壁より通し胃内に留置する
3. ガイドワイヤをサーフロ針外筒に通し，胃内に留置し外筒を抜去する
4. Griggs 鉗子を閉じロックした状態でガイドワイヤに鉗子を通し，腹壁を通過して鉗子先端が胃腔に入っているのを内視鏡的に確認する
5. 両手で鉗子を開き交換するカテーテルの幅まで瘻孔を拡張する
6. ガイドワイヤを通して交換カテーテルを胃内に挿入する

- 本法はバルーン・チューブ型から瘻孔拡張後バンパー・ボタン型への入替にも用いることができる．

▶ 事故抜去の可能性が高い場合は再挿入を考え，特にバルーン型を使用している場合は予備のカテーテルを準備しておく．

c 自己抜去の予防
- 自己抜去は，せん妄状態や全く意思疎通が図れない場合に生じる．
- 自己抜去しにくい環境を整備する．
  ▶ つなぎ服などを着せることによって自己抜去できない環境にする．
  ▶ 状況によっては，家族の同意を得た上での抑制も有効である．
  ▶ PEG カテーテルも，自己抜去しやすいチューブ型は避けてボタン型とする．
- 自己抜去されても被害を最小限に留められるように工夫する．
  ▶ たとえば抜去されても胃内容物が漏れないようにするためには，造設時の胃壁固定が有効である．

関連 胃壁固定の仕方　26 39頁

99　遠隔期偶発症　胃潰瘍

- PEG カテーテル先端が対側粘膜に接触し物理的圧迫により生じることが多い．それ以外にも胃瘻部周辺に生じることがある．

対応
① 接触時の刺激の少ないバルーン型カテーテルに変更する．
② ストッパーの締めすぎが原因となっている場合もあり，このときにはストッパーを緩める．
③ 薬物療法
  ▶ プロトンポンプ阻害剤（PPI），H_2 ブロッカーの投与
  ▶ H.pylori 除菌の考慮

100 遠隔期偶発症 瘻孔部への癌の implantation

- 頭頸部癌や食道癌患者に pull/push 法にて PEG 造設を行うとカテーテルが癌巣に接触し，癌組織が瘻孔部に implantation されることがある．

予防

- 頭頸部癌や食道癌患者では，introducer 変法（direct 法）を施行し，カテーテルが癌巣に接触しないようにすれば implantation は避けることができる．
- 癌による狭窄がみられるときには細径スコープ（経鼻内視鏡）の使用が望ましい．

関連
introducer 変法の適応
☞ 13 24頁

関連
経鼻内視鏡を用いた PEG 造設
☞ memo 61頁

文献

1) 蟹江治郎：内視鏡的瘻造設術における術後合併症の検討―胃瘻造設10年の施行症例より―．Gastroenterol Endosc 45: 1267-1272, 2003
2) 中谷吉宏ほか：PEG 手技のトラブルシューティング．Gastroenterol Endosc 53: 1650-1663, 2011
3) 鶴田真也ほか：頭頸部癌に対する予防的経皮的内視鏡的瘻造設術後に瘻孔部転移をきたした2例．Gastroenterol Endosc 51: 1423-1430, 2009
4) 合志　聡ほか：経皮内視鏡的胃瘻造設術における腹壁皮下血管回避による創部出血予防．Gastroenterol Endosc 50: 1436-1440, 2008
5) 渡辺一宏ほか：Pull 式経皮内視鏡的胃瘻造設術時における細菌付着軽減のための工夫―バンパー洗浄について―．Gastroenterol Endosc 51: 1576-1580, 2009
6) 谷田恵美子ほか：胃瘻造設時の咽頭留置持続吸引．Gastroenterol Endosc 51: 3108-3109, 2009
7) 岡田晋吾：病院から在宅まで PEG（胃瘻）ケアの最新技術．照林社，2010
8) 白井洋平ほか：胃瘻挿入部の過剰肉芽に対するアルギン酸塩ドレッシング剤（アクティブヒール®）の使用経験．日本褥瘡学会誌 10: 409, 2008
9) 冨保和宏ほか：気管支切開用 Griggs 鉗子を使用した内視鏡的胃瘻拡張術の試み．Gastroenterol Endosc 52: 432-437, 2010
10) 合田文則（編著）：胃ろう PEG 管理のすべて 胃ろう造設からトラブル対策まで．p137-148, 医歯薬出版, 2010
11) 足立経一ほか：栄養剤の半固形化時の胃食道逆流．Geriatric Medicine 48: 935-938, 2010
12) Fletcher J, et al: Unbuffered highly acidic gastric juice exists at the gastroesophageal junction after a meal. Gastroenterology 121: 775-783, 2001
13) Adachi K, et al: Predominant nocturnal acid reflux in patients with Los Angeles grade C and D reflux esophagitis.J Gastroenterol Hepatol 16: 1191-1196, 2001
14) 梶西ミチコ：PEG 術後のスキンケア．月刊ナーシング 30: 30-34, 2010
15) 岡田晋吾：在宅で行う胃瘻マネージメント．Geriat Med 48: 1665-1668, 2010
16) 金田俊彦ほか：胃瘻の感染症対策．難病と在宅ケア 16: 18-21, 2010
17) 高木良重：胃瘻患者に対するスキンケアの実際．Nursing Today 25: 32-36, 2010
18) 桜井洋一：経腸栄養のアクセス．医学のあゆみ 218: 477-482, 2006
19) 鈴木　裕：PEG に関する医療事故．Geriat Med 46: 149-152, 2008
20) 大西山大ほか：胃瘻挿入部の過剰肉芽に対してステロイド外用剤塗布が有効だった2例．治療 89: 2445-2548, 2007

索引

備考　頁番号がイタリックで F が続く場合は図タイトル，T が続く場合は表タイトルが索引項目であることを示す．頁番号の後に memo が続く場合は memo のタイトルが索引項目であることを，手順 方法 が続く場合はそれぞれ索引項目が手順，方法であることを示す．

A

A ready-to-administer mixture of nutrients ································ 93
AAA（aromatic amino acid）········· 98
AC（arm circumference）············ 127
AFA（arm fat area）················· 128
AHN（artificial hydration and nutrition）···························· 3, 10
　――導入・減量の中止に関する留意点 ······································ 12
　――導入に関する意思決定プロセスにおける留意点 ················ 12
albumin（Alb）························· 85
AMA（arm muscle area）··········· 128
AMC（arm muscle circumference）······· 127
American Society for Parenteral and Enteral Nutrition（ASPEN）······ 7
analgesia ································· 34
aromatic amino acid（AAA）······· 98
artificial hydration and nutrition（AHN）···························· 3, 10
ASPEN（American Society for Parenteral and Enteral Nutrition）······· 7
Atwater 係数 ··························· 88

B

basal energy expenditure（BEE）···· 87
BBS（buried bumper syndrome）··· 154
BCAA（branched chain amino acid）···· 98
BEE（basal energy expenditure）···· 87
Billroth Ⅰ法 ··························· 60
Billroth Ⅱ法 ··························· 60
BMI（body mass index）······· 83, 126
　――と栄養状態の評価の基準 ····· 83T
body mass index（BMI）······· 83, 126
branched chain amino acid（BCAA）···· 98
buried bumper syndrome（BBS）··· 154

C

chronic obstructive pulmonary disease（COPD）························· 98
CO_2 簡易検知器 ····················· 137
COPD（chronic obstructive pulmonary disease）························· 98
C-reactive protein（CRP）············ 91
CRP（C-reactive protein）············ 91

D

DEHP（Di(2-ethylhexyl) phthalate）···· 67
Di(2-ethylhexyl) phthalate（DEHP）···· 67
Direct イディアル PEG キット ······ 39
　――による PEG 造設 ······· 50 手順
direct 法 → introducer 変法を参照
dynamic nutritional assessment ······ 84

E

ED（elemental diet）·················· 94
eicosapentaenoic acid（EPA）······· 98
elemental diet（ED）·················· 94
EndoVive セルジンガー PEG キット ···· 39
　――による PEG 造設 ······· 44 手順
enteral formulation ···················· 93
EPA（eicosapentaenoic acid）······· 98

F・G・H

finger push test ························ 37
gamma linolenic acid（GLA）······· 98
GLA（gamma linolenic acid）······· 98
Griggs 鉗子 ··························· 159

H_2 ブロッカー ······················· 159
Harris-Benedict（ハリス・ベネディクト）の公式 ··························· 87
Hb（hemoglobin）····················· 85
hemoglobin（Hb）····················· 85

I

IBW（ideal body weight）············ 83
％IBW ·································· 123
IC（informed consent）··············· 25
IED（immune enhancing diet）····· 98
illumination test ······················· 37
IMD（immuno modulating diet）··· 98
immune enhancing diet（IED）····· 98
immuno modulating diet（IMD）··· 98
informed consent（IC）··············· 25
introducer 原法 ······· 18, 20, 22, 23, 39
　PEG 造設キット ··················· 63
　PEG 造設の実際 ··········· 56 手順
　PEG 造設の手技 ··········· 20 手順
　PEG 造設の短所 ················· 20
　PEG 造設の特徴 ················· 20
introducer 変法（direct 法）
 ··························· 18, 21, 22, 23, 144, 145
　PEG 造設キット ··················· 64
　PEG 造設の実際 ····· 44 手順, 50 手順
　PEG 造設の手技 ··········· 21 手順
　PEG 造設の短所 ················· 21
　PEG 造設の注意事項 ············ 22
　PEG 造設の特徴 ················· 21
　PEG 造設の問題点 ········ 24 memo
introducer 法（原法・変法）が推奨される症例 ································ 24T
inward 法 ······························· 18
I 字切開 ································· 38

J・M・N・O

JARD2001「日本人の新身体計測基準値」
 ································· 128T

modified introducer method（法）···· 18, 21, 22
non-protein calorie/nitrogen（NPC/N）比
 ··································· 87, 98
NPC/N（non-protein calorie/nitrogen）比
 ··································· 87, 98
NST（nutrition support team）······ 79
nutrition support team（NST）······ 79
oligomeric diet ························ 94
original introducer method ····· 20, 22
outward 法 ····························· 18

P

PEG（percutaenous endoscopic gastrostomy）·························· 2
PEG-J（percutaneous gastrojejunostomy）
 ································ 37, 153
PEG-POS score ················ 91, 91T
　――による PEG 施行患者の予後
 ··································· 92F
PEG 栄養 ································· 2
PEG カテーテル ························ 2
PEG カテーテル間接確認法 ········ 136
PEG カテーテル経皮挿入不能症例に対する残存瘻孔再挿入法 ··· 138 memo, 138 手順
PEG カテーテル直接確認法 ········ 136
PEG カテーテルの開放 ·············· 72
PEG カテーテルの基本構造 ········· 14
PEG カテーテルの交換 ············· 130
　――時期 ··························· 130
　――法 ····························· 131T
　――方法 ··························· 130
　ガイドワイヤーを用いた交換
 ······························ 132 手順
　交換の実際 ······· 132 手順, 134 手順
　交換の手技と注意点 ············ 131T
　バルーン型チューブタイプ ···· 134 手順
　バンパー型ボタンタイプ ······ 132 手順
　用手法を用いた交換 ·········· 134 手順
　目安 ······························· 130T
PEG カテーテルの構造 ············· 14F
PEG カテーテルの種類と特徴 ······· 14
PEG カテーテルの洗浄 ············· 123
PEG カテーテルの選択 ·············· 43
PEG カテーテルの抜去 ············· 139
　――時期 ··························· 139
　安全な抜去 ························ 142
　チューブ型カテーテルの抜去
 ······························ 140 手順
　長期間留置していたカテーテルの抜去 ······························ 140 手順
　手順 ································ 139
　トラブル ··························· 141
　抜去後の処置 ····················· 141
　ボタン型カテーテルの抜去 ···· 140 手順

索引

PEG 施行前における PNI と累積生存率の関係 ·················· *92F*
PEG 施行前の血清 T-chol 値による累積生存率(Kaplan-Meier 法) ·················· *92F*
PEG 専用皮膚被覆材 ·················· 147
PEG 造設 ·················· 2
 Direct イディアル PEG Kit による ·················· 50 手順
 Safety PEG Kit による ·················· 58 手順
 経皮的瘻用カテーテルキット(鮒田式胃壁固定具Ⅱ付)による ·················· 56 手順
 術後胃に対する ·················· 60
PEG 造設から瘻孔完成までの管理 ·················· *70F*
PEG 造設キット
 introducer 原法 ·················· 63
 introducer 変法(direct 法) ·················· 64
 pull/push 法 ·················· 62
PEG 造設後の管理 ·················· 70
PEG 造設時の咽頭留置持続吸引 ·· 153 memo
PEG 造設時の偶発症 ·················· 143
 気腹 ·················· 145
 誤穿刺 ·················· 144
 造設時の出血 ·················· 144
PEG 造設時の抗血栓薬の取り扱い ·················· 30
PEG 造設手技 ·················· 18
 選択 ·················· 23
PEG 造設に対する説明 ·················· *9T*
PEG 造設による偶発症 ·················· *143F*
PEG 造設の基本的手技 ·················· 36
PEG 造設の禁忌 ·················· 5, *6T*
 手技上の禁忌 ·················· 5
 全身状態からみた禁忌 ·················· 6
 倫理的な禁忌 ·················· 6
PEG 造設の実際 ·················· 44
 introducer 原法 ·················· 56 手順
 introducer 変法(direct 法) ·················· 44 手順, 50 手順
 pull/push 法 ·················· 58 手順
PEG 造設の手技
 introducer 原法 ·················· 20 手順
 introducer 変法(direct 法) ·················· 21 手順
 pull/push 法 ·················· 18 手順
PEG 造設の身体的適応 ·················· *4T*
PEG 造設の短所
 introducer 原法 ·················· 20
 introducer 変法(direct 法) ·················· 21
 pull/push 法 ·················· 19
PEG 造設の注意事項
 introducer 変法(direct 法) ·················· 22
 pull/push 法 ·················· 19
PEG 造設の適応 ·················· 4
PEG 造設の特徴
 introducer 原法 ·················· 20
 introducer 変法(direct 法) ·················· 21
 pull/push 法 ·················· 19
PEG 造設のメリット・デメリット ·················· 2
PEG 造設の目的 ·················· 2, *2T*
PEG 造設の倫理的適応の問題点 ·· 9 memo
PEG 造設への経鼻内視鏡の応用 ·· 61 memo
PEG 造設法 ·················· 23
 ——とその特徴 ·················· *23T*

PEG 導入のアルゴリズム
 消化器内視鏡ガイドライン ·················· 7
日本老年医学会　高齢者ケアの意思決定プロセスに関するガイドライン　人工的水分・栄養補給の導入を中心として ·················· 10
PEG の説明文書・同意書 ·················· *27F*
PEG の中止を検討すべき状態 ·· *28T*, *36T*
"PEG" の使い方 ·················· 2 memo
PEG の破損 ·················· 2
PEG の変換 ·················· 2
PEG 漏れ ·················· 2
PEG る ·················· 2
percutaneous endoscopic gastrostomy (PEG) ·················· 2
percutaneous gastrojejunostomy (PEG-J) ·················· 37, 153
percutaneous trans-esophageal gastro-tubing (PTEG) ·················· 36
PG 加圧バッグ ·················· 118
pH 法 ·················· 136
PNI (prognostic nutritional index) ·· 90, 129
 ——の推移と累積生存率の関係 ·················· *129F*
 小野寺らの—— ·················· 90, 91, 129
polymeric diet ·················· 94
prognostic nutritional index (PNI) ·· 90, 129
PTEG (percutaneous trans-esophageal gastro-tubing) ·················· 36
pull/push 法 ·················· 18, 23, 39, 144
 PEG 造設キット ·················· 62
 PEG 造設の実際 ·················· 58 手順
 PEG 造設の手技 ·················· 18 手順
 PEG 造設の短所 ·················· 19
 PEG 造設の注意事項 ·················· 19
 PEG 造設の特徴 ·················· 19
pull 法 ·················· 18
push 法 ·················· 18

Q・R・S

QOL の向上 ·················· 2

rapid turnover protein (RTP) ·················· 86
RBP (retinol-binding protein) ·················· 86
Ready to Hang (RTH) 製剤 ·················· 117, *117F*
refeeding syndrome ·················· 122
resting energy expenditure (RFE) ·················· 87
retinol-binding protein (RBP) ·················· 86
RFE (resting energy expenditure) ·················· 87
RTH (Ready to Hang) 製剤 ·················· 117, *117F*
RTP (rapid turnover protein) ·················· 86

Safety PEG Kit による PEG 造設 ·················· 58 手順
sedation ·················· 34
SGA (subjective global assessment) ·················· 84
 ——のためのシート ·················· *84F*
static nutritional assessment ·················· 84
subjective global assessment (SGA) ·················· 84

T・U・V・Y

Tf (transferrin) ·················· 86

TLC (total lymphocyte count) ·················· 85
total lymphocyte count (TLC) ·················· 85
transferrin (Tf) ·················· 86
transthyretin (TTR) ·················· 86
triceps skinfolds (TSF) ·················· 127
TSF (triceps skinfolds) ·················· 127
TTR (transthyretin) ·················· 86
T 字切開 ·················· 38, *38F*

UBW (usual body weight) ·················· 83
usual body weight (UBW) ·················· 83

very low-density lipoprotein (VLDL) ·· 85
VLDL (very low-density lipoprotein) ·· 85

Y ガーゼの危険性 ·················· *72F*
Y ガーゼの除去 ·················· 72

あ行

亜鉛 ·················· 89
アスピリン ·················· 31
 ——以外の抗血小板薬単独服用時 ·· 31
 ——単独服用時 ·················· 30
アネキセート ·················· 34
アミノ酸 ·················· 88
洗い流しが不要な洗浄剤 ·················· 74
アルギン酸塩繊維創傷被覆材 ·················· 157
アルブミン ·················· 85, 129
 ——の判定基準 ·················· *85T*, *129T*
泡立てと洗浄後の洗い流しが不要な洗浄剤の例 ·················· *74T*
安静時エネルギー量 ·················· 87
安全な PEG カテーテルの抜去 ·················· 142
胃潰瘍 ·················· 159
医師の裁量 ·················· 13
胃周囲の血管 ·················· *37F*
胃食道逆流症 ·················· 152
 ——の対策 ·················· *152T*
胃切除後の残胃 ·················· 23
胃全摘結腸前食道空腸吻合術再建の場合の PEG 造設 ·················· 61 手順
イソジン塗布 ·················· 19
一過性下部食道括約筋 ·················· 152
胃内ストッパー ·················· 15
胃内バルーンの位置異常 ·················· *146F*
胃内容物確認法 ·················· 136
胃内容物の吸引 ·················· 158
胃内留置の確認法 ·················· 135
胃粘膜障害 ·················· 120
いのちについてどう考えるか ·················· 10
胃排出能の異常 ·················· 152
胃皮膚瘻 ·················· 141
胃腹壁固定 ·················· 23
胃壁固定 ·················· 39, 40 手順, 45, 51, 56
 ——の固定数 ·················· 39
 ——の抜糸 ·················· 72
 ——の利点と弱点 ·················· 39, *39T*
 ——の例(T 字切開を行った場合) ·················· *40F*
胃壁固定法

索引

カテラン針胃壁固定法 …… 42 手順	栄養スクリーニング …… 79	カテーテルを垂直にするための工夫 …… 76F
北信式 …… 42 手順	栄養素量の設定 …… 87	カテラン針胃壁固定法 …… 42 memo, 42 手順
胃壁損傷 …… 140F	栄養治療実施計画 …… 80	簡易懸濁法 …… 120 手順
胃壁腹壁長 …… 14, 38, 43	栄養治療実施計画 兼 栄養治療実施報告書	──の注意点 …… 120
医薬品か食品かの選択 …… 106	…… 81F	カンガルーセルジンガー PEG キット …… 39
医薬品と食品の違い …… 99T	栄養投与 …… 4	間欠的(栄養剤)投与法 …… 114 方法, 116
医薬品の栄養剤 …… 99	栄養投与経路としての胃瘻 …… 5	感染症 …… 26
──の例 …… 99F	栄養補給の投与経路 …… 8F	感染性下痢 …… 155
種類と特徴 …… 101T	液体栄養剤 …… 107, 114	感染の予防 …… 73
医療・介護における意思決定プロセス …… 10	──の投与法 …… 116, 117 手順	感染防止用 PEG キット …… 151
イルミネーション・テスト …… 37, 37F	液体か半固形かの選択 …… 107	浣腸 …… 156
イルリガードル …… 117, 117F	壊死物質(組織)の除去 …… 73, 149	寒天による固形化 …… 108 方法
胃瘻カテーテル交換法 …… 135	エネルギー …… 87	肝不全用栄養剤 …… 98
胃瘻患者に使用する栄養剤の条件 …… 93T	エリスロマイシン …… 120	
胃瘻管理ノート …… 130T	遠隔期(後期)偶発症 …… 143	起炎菌 …… 148
胃瘻と皮膚の状態 …… 71F	胃潰瘍 …… 159	基準体重比 …… 123
胃瘻用リング状皮膚保護剤 …… 157	胃食道逆流症 …… 152	キシロカイン …… 34
インジゴカルミン色素水注入法 …… 137 手順	過剰肉芽 …… 156	──の極量 …… 34
咽頭 MRSA 保菌者 …… 23	下痢 …… 154	──は極量にも注意! …… 34 memo
咽頭麻酔 …… 34	誤嚥性肺炎 …… 153	キシロカインスプレー …… 34
咽頭留置持続吸引 …… 153	事故抜去 …… 158	キシロカインゼリー …… 34
インフォームド・コンセント …… 25	失禁 …… 156	キシロカインビスカス …… 34
──実施上の推奨度 …… 25	バンパー埋没症候群 …… 154	基礎代謝量 …… 87
──の内容 …… 25	便秘 …… 156	吃逆 …… 121
──の方法 …… 25	瘻孔部への癌の implantation …… 160	拮抗薬 …… 34
	塩酸アマンタジン …… 120	気腹 …… 145, 145F
うがい …… 77	塩酸ペチジン …… 34	救急セット …… 35
運動 …… 78	塩酸ペンタゾシン …… 34	急性相蛋白 …… 86
	嘔気 …… 121	休薬 …… 31
栄養アセスメント …… 82, 126	横行結腸の誤穿刺 …… 38F	──による血栓塞栓症の高発症群
血液・生化学パラメーター …… 85	──例 …… 144F	…… 31T
主観的包括的評価 …… 84	嘔吐 …… 121	休薬期間 …… 31
身体計測パラメーター …… 82	大阪府立成人病センターにおけるヘパリ	──の設定 …… 30
栄養アセスメント蛋白 …… 86, 86T	ン置換の手順 …… 32F	凝固機能検査 …… 26
栄養管理計画書 …… 79, 81F	小野寺らの PNI …… 90, 91, 129	胸部・腹部所見 …… 71
栄養管理サポートチーム加算 …… 80	オブチュレーター …… 131, 132	胸部単純レントゲン …… 26
栄養管理実施加算の包括 …… 79	主なビタミンの1日必要量と欠乏症・過	局所圧迫の解除 …… 73
栄養管理体制 …… 79	剰症 …… 89T	局所の観察 …… 71
栄養管理の修正(再プランニング) …… 126		緊急手術 …… 158
栄養剤	**か行**	
医薬品 …… 99	ガーゼ保護 …… 147	空腸瘻 …… 60
食品 …… 99	加圧装置 …… 116	偶発症 …… 26, 143
栄養剤・消化液の漏れ …… 75	加圧バッグ …… 115, 116, 118F	──の発生頻度 …… 26
栄養剤の管理 …… 123	ガイドワイヤー把持法を用いた PEG カテ	PEG 造設時 …… 143
栄養剤の投与 …… 113	ーテル交換法 …… 133 memo, 133 手順	遠隔期 …… 143
経鼻胃管からの移行 …… 113 方法	ガイドワイヤーを用いた PEG カテーテル	早期 …… 143
中心静脈栄養からの移行 …… 113 方法	の交換 …… 131, 132 手順	クエン酸によるロック …… 124
投与開始後の注意 …… 122	外部ストッパー …… 14, 16	クリアリフトスケール …… 83
投与後の処置 …… 123	──によるカテーテルの分類 …… 16T	車いす体重計 …… 83
投与中の注意 …… 121	外用抗真菌薬 …… 150F	クレンメ …… 117
投与に用いる物品の一例 …… 116T	確認事項 …… 28T	
投与の際の注意事項 …… 121	過剰肉芽 …… 156, 156F	経胃空腸瘻 …… 114F
投与の実際 …… 116	活動係数 …… 87	経胃瘻的空腸チューブ留置術 …… 37, 153
投与の手技 …… 115	カテーテル内部の汚染 …… 16	経胃瘻的内視鏡 …… 137 memo
投与前の注意 …… 121	カテーテルの咽頭通過 …… 23	経口摂取 …… 78
投与方法 …… 113, 114	カテーテルの細菌汚染 …… 23	経口摂取困難 …… 4
投与方法と選択 …… 114T	カテーテルのシャフト長の決定 …… 14 memo	経腸栄養管理 …… 79
栄養剤のリーク …… 130	カテーテルの種類 …… 15F	経腸栄養剤 …… 93
栄養サポートチーム …… 79, 80	カテーテルの状態 …… 71F	──の水分含有量 …… 87
──加算算定の施設基準 …… 80	カテーテルの洗浄 …… 149	──の選択 …… 94T, 95, 95F
──加算の算定基準 …… 80		医薬品か食品かの選択 …… 106

液体か半固形かの選択 ……… 107
　　──の選択の実際 ……… 110
　　分類と特徴 ……… 94
経腸栄養ボトルの洗浄 ……… 124
経腸栄養ポンプ ……… 115, *115F*, 116, 121
経鼻胃管からの移行 ……… 113 方法
経皮食道胃挿入術 ……… 36
経皮的瘻用カテーテルキット（鮒田式胃壁
　固定具Ⅱ付）によるPEG造設 ……… 56 手順
経鼻内視鏡 ……… 61
経皮内視鏡的胃瘻造設術 ……… 2
　　──を受けた患者における生存期間
　　と栄養評価の関係 ……… 129 memo
血液型 ……… 26
血液生化学 ……… 26
血液・生化学パラメーター ……… 85, 129
血清アルブミン ……… 91
血中酸素飽和度 ……… 35
結腸後胃空腸吻合 ……… 60, 61
下痢 ……… 113, 114, 121, 154
ゲル化 ……… 107
現在使用されている抗凝固薬 ……… *30T*
現在使用されている抗血小板薬 ……… *29T*

抗炎症脂質EPA ……… 98
交換時期 ……… 15
交換の難易度 ……… 15
交換用PEGカテーテル
　　バルーン・チューブ型 ……… 68
　　バルーン・ボタン型 ……… 67
　　バンパー・チューブ型 ……… 66
　　バンパー・ボタン型 ……… 65
抗凝固薬 ……… 28
　　現在使用されている── ……… *30T*
抗凝固薬と抗血小板薬の2剤併用時 ……… 31
抗凝固薬と抗血小板薬の3剤併用時 ……… 31
口腔咽頭内細菌 ……… 151
口腔ケア ……… 33, 77
　　手順 ……… 77 手順
口腔内細菌 ……… 148
口腔内洗浄 ……… 149
抗血小板薬 ……… 28
　　現在使用されている── ……… *29T*
抗血小板薬・抗凝固薬の中止・再開 ……… 28
抗血小板薬2剤併用時 ……… 31
抗血小板薬と抗凝固剤の取り扱い方 ……… *32F*
抗血栓薬の取り扱い方 ……… *31F*
抗血栓薬の服薬開始の基準 ……… 33
高周波発生装置 ……… 157
抗真菌薬 ……… 149
抗生物質の使用 ……… 73
高齢者ケアの意思決定プロセスに関する
　ガイドライン　人工的水分・栄養補給の
　導入を中心として ……… 3
誤嚥性肺炎 ……… 4, 73, 77
　　遠隔期偶発症 ……… 153
　　早期偶発症 ……… 151
呼吸機能障害用栄養剤 ……… 98
固形化 ……… 107
誤穿刺 ……… 38
　　PEG造設時の偶発症 ……… 144

誤挿入 ……… 135
固定部位 ……… 40
こよりティッシュの利用 ……… *147F*
コンテナ ……… 116, 117
コンテナとの接続 ……… *117F*

さ行

再開後の出血 ……… 33
細径スコープ ……… 160
在宅経管栄養法用栄養管セット加算 ……… 106
在宅成分栄養経管栄養法指導管理料 ……… 106
在宅寝たきり患者処置指導管理料 ……… 106
在宅療養指導管理料 ……… 106
左肋骨弓から出た残胃を穿刺する ……… *60F*
残胃が肋骨弓より頭側にある場合のPEG
　造設 ……… *61F*
残胃のPEG造設 ……… 61 memo
酸化マグネシウム ……… 120, 156
残存瘻孔再挿入法 ……… 138 手順
酸分泌対策 ……… 73

次亜塩素酸ナトリウム ……… 124, 125
次亜塩素酸ナトリウム製剤 ……… 124
ジアゼパム ……… 34
シース ……… 145
　　──を用いたintroducer変法 ……… *145F*
試験穿刺 ……… 38
事故抜去 ……… 15
　　──時のカテーテル再挿入には
　　Griggs鉗子が安全かつ有用である
　　……… 159 memo
　　──の防止 ……… 72
　　遠隔期偶発症 ……… 158
　　早期偶発症 ……… 151
自己抜去 ……… 15-17, 158
自然滴下 ……… 115
自然抜去 ……… 158
自然閉鎖の遅延 ……… 141
持続的投与法 ……… 114, 115 方法
　　──と間欠的投与法（1200 mL/日を投
　　与する場合）……… *115F*
疾患・病態からみたPEG造設手技の選択
　……… *24T*
失禁 ……… 156
　　──による皮膚障害 ……… 156
失禁状態 ……… 156
膝高法 ……… 82
湿潤環境 ……… 146
市販のPEGキット ……… 62
市販の半固形栄養剤の投与 ……… 118 手順
脂肪 ……… 88
脂肪吸収障害 ……… 155
シャフト ……… 14
シャフト長 ……… 14, 16
　　──の決定 ……… 43, *43F*, 45
　　長すぎる場合 ……… 43
　　短すぎる場合 ……… 43
十字切開 ……… 38
主観的評価の包括項目 ……… *84T*
　　栄養アセスメント ……… 84
主観的包括的評価 ……… 84

手技上のPEG造設の禁忌 ……… 5
宿便 ……… 156
宿便性潰瘍 ……… 156
手術に移行するタイミング ……… *158T*
出血 ……… 141
出血高危険度の消化器内視鏡 ……… 30
出血時間 ……… 26
術後胃に対するPEG造設 ……… 60
術後早期の観察 ……… 71
術後早期の管理 ……… 70
術後早期の処置 ……… 72
術前管理 ……… 25
術前検査 ……… 26, *26T*
術前処置 ……… 33, *33T*
術前の確認事項 ……… 28
潤滑ゼリー ……… 132, 134
循環動態モニタリングガイドライン ……… 35
消化管運動改善薬 ……… 152
消化管機能 ……… 95
消化管機能不全 ……… 5
消化管狭窄 ……… 4
消化管減圧 ……… 4
消化管減圧目的の胃瘻 ……… 5
消化器内視鏡ガイドライン ……… 25
　　PEG導入のアルゴリズム ……… 7
消化態栄養剤 ……… 94, 95
常在菌の繁殖 ……… 73
硝酸銀 ……… 157
硝酸銀液の使い方 ……… 157 手順
硝酸銀棒 ……… 157
上部消化管内視鏡検査 ……… 26
上腕筋囲，上腕筋面積，上腕皮下脂肪積
　の求め方 ……… *128F*
上腕筋囲 ……… 127
上腕筋面積 ……… 128
上腕三頭筋皮下脂肪厚 ……… 127
上腕三頭筋皮下脂肪厚の測定 ……… *127F*
上腕周囲長 ……… 127
上腕中点の決定と上腕周囲長の測定 ……… *127F*
上腕皮下脂肪面積 ……… 128
食事 ……… 33
食道癌 ……… 160
食品の栄養剤 ……… 99
　　──の例 ……… *99F*
　　種類と特徴 ……… *102T*
食器用中性洗剤 ……… 124
シロスタゾール ……… 31
腎機能障害用栄養剤 ……… 98
人工的水分・栄養補給の導入に関する意
　思決定プロセスのフローチャート ……… *11F*
人工的水分・栄養補給法 ……… 3, 10
人口濃厚流動食 ……… 94
唇状瘻 ……… *141F*
身体計測による栄養評価判定の基準（体重
　減少率の判定）……… *126T*
身体計測パラメーター ……… 82, 126
身体構成成分パラメーター ……… 127
身体的適応のアルゴリズム ……… 7, *7F*
身長 ……… 82
診療報酬算定 ……… 106
　　──（保険請求）の違い ……… *106T*

索引

推奨量 89
推定平均必要量 89
水分 87
　——の投与 120, 156
水分（水・茶）の半固形化 109 方法
スキンケア 74, 150
　——の実際 74 手順
スキントラブル 74
　——発生時の対策 76
スクイーザー 115, 116, 118, 121
スタンド 117
ストッパー 15
　——の管理 15
　　胃内 15
　　体外 16
ストレス係数 87
ストレッチャースケール 83
酢水によるロック 124 手順

生検用トレパン 141
整腸剤 156
静的栄養評価 84
セイフティチューブ付き感染防止 PEG セット 62
成分栄養 4
成分栄養剤 94, 95
生命維持 10, 12
生理食塩液注入法 136
セカンドオピニオン 26
接触性潰瘍 14
接続チューブの洗浄 124, 125 手順
説明同意書 25
　——の作成 26
説明と同意 25
セデーション 34
セレン 90
　——欠乏 99
穿刺 38F, 38 手順
穿刺部位の同定 36 手順, 44, 50, 56, 58
洗浄 73
　　皮膚洗浄剤 74
　　綿棒を用いた洗浄 75
洗浄剤 74
洗浄用ブラシ 125
全身状態からみた PEG 造設の禁忌 6
全身状態の観察 71

早期（前期）偶発症 143
　　誤嚥性肺炎 151
　　事故抜去 151
　　腹膜炎 151
　　瘻孔周囲炎 148
　　瘻孔周囲漏れ 146
造設法と固定数 39T
増粘剤 119
創部出血の予防 145
総リンパ球数 85
　——よりみた栄養障害の判定基準 85T
ソフトサイト 136F
ソフトタイプバッグ 117, 117F

た行

退院時における PNI と累積生存率の関係 129F
体外ストッパー 16
体重 83, 126
体重計 83F
体重減少と栄養状態の評価の基準 83T
体重減少率 126
体重指数 126
ダビガトラン 31
炭酸ガス発生確認法 137 memo
短時間投与法 114, 115 方法
炭水化物 88
蛋白質 88
蛋白質投与量決定の目安 88T
ダンピング症候群 114
ダンピング症状 121

チアーパック入り半固形水分の使用 110
チアーパック入り半固形栄養剤 109
チエノピリジン 31
　——以外 31
中心静脈栄養からの移行 113 方法
中性脂肪 85
中断の対象となる抗血小板薬・抗凝固薬 28
注入 113
注入液体回収法 136
注入速度の目安 118
注入ポンプ加算 106
チューブ型 14, 17
チューブ型カテーテルの抜去 140 手順
チューブの閉塞 130
腸管粘膜の萎縮 113
長期間留置していたカテーテルの抜去 140 手順
長期絶食症例における間欠的投与法の例（維持量として 1200 mL/日を投与する場合） 115F
超低比重リポ蛋白 85
直接身長が測定できない場合の評価法 82F
直腸肛門反射 156
　——の誘発法 156
鎮静 34
鎮静後の覚醒状況のチェック 71
鎮痛 34

通常体重 83

低栄養状態での下痢 155
低血糖 122
低コストに抑えた胃壁固定法—北信式— 42 memo
低ナトリウム血症 122
低流量持続投与法 116
適応からみた PEG 造設手技の選択 24
天然濃厚流動食 94, 95

銅 90
頭頸部癌 160

　——における癌播種 23
糖質 88
動的栄養評価 84, 126
糖尿病用栄養剤 95
投薬再開の基準 33
投与 113
投与中の体勢 117F
特定保険医療材料 106
トランスサイレチン 86
トランスフェリン 86
ドルミカム 34
ドレーン排液バッグ 72F
とろみ 107
とろみ調整食品（増粘剤）を用いる方法 109 方法
とろみ調整食品による半固形化 108 方法

な行

内視鏡下胃瘻バンパー洗浄は，カテーテルへの口腔内細菌付着を軽減する 149 memo
内視鏡室に救急セットとして常備しておくとよい機材と薬剤 35T
内視鏡直視下交換法 131
　——が望ましい場合 131
内視鏡治療終了後の抗血栓薬の服薬開始の基準 33F
内視鏡の透過照明を利用した創部出血の予防 145 memo
内視鏡反転法 22 memo
内部ストッパー 14, 15
　——によるカテーテルの分類 15T
肉芽の除去 141
日常ケア 74
日本老年医学会　高齢者ケアの意思決定プロセスに関するガイドライン 10
乳糖不耐症 155
入浴 77

粘液付着による汚れ 75
粘度増強 107
粘膜ケア 77
粘膜保護薬 73

濃厚流動食 93

は行

バイタルサイン 71
発汗による皮膚の湿潤 75
ハリス・ベネディクトの公式 87
バルーン・チューブ型 15
　　交換用 PEG カテーテル 68
バルーン・ボタン型 15
　　交換用 PEG カテーテル 67
バルーン型 14, 15
バルーン型チューブタイプの交換 134 手順
バルーン水の交換 15
バルーンの位置移動 15
パルスオキシメーター 35

索引

半固形栄養剤 15, 107, 114, 153
　　　　──の例 107F
　　　　種類と特徴 106T
　　　　投与 115
　　　　評価 .... 110 memo
　　　　メリット，デメリット 108T
半固形栄養剤短時間投与法 118
　　　　市販の半固形栄養剤 ... 118 手順
　　　　ミキサー食 .... 119 手順
半固形栄養剤注入に用いられる PEG カテーテル 110
半固形化 107, 149
　　　　──によるメリットとデメリット 108
　　　　──の方法 108
半消化態栄養剤 94
ハンドルタイプ 116
バンパー・チューブ型 15
　　　　交換用 PEG カテーテル 66
バンパー・ボタン型 15
　　　　交換用 PEG カテーテル 65
バンパー型 14, 16
バンパー型ボタンタイプの交換 ... 132 手順
バンパー埋没症候群
　　　　......... 15, 16, 43, 130, 146, 154, 154F
汎発性腹膜炎 135

微温湯による洗浄 74
皮下組織の剥離 39F
ビタミン 89
ビタミン・微量元素
　　　　推奨量 89
　　　　推定平均必要量 89
　　　　目安量 89
ビタミン B$_1$ 88
ビタミンの 1 日必要量 89
必要エネルギー量 87, 87T
必要水分量 156
非内視鏡的交換法 131
皮膚潰瘍 14
皮膚常在菌 148, 148T
皮膚切開 .... 38 手順, 47, 52, 58
皮膚切開・剥離 38F
皮膚洗浄剤 74
皮膚剥離 .... 38 手順, 52, 58
皮膚被覆材 141, 149
皮膚被膜剤 147
皮膚保護剤 147
皮膚保護用品物品 147T
病態別経腸栄養剤 95
　　　　──の種類と特徴 96T
　　　　──の選択 99
　　　　──の分類と特徴 95
　　　　──の例 95F
微量元素 89, 99
　　　　──の主な欠乏症と過剰症 ... 90T

フィーディングチューブ 116, 117
腹腔内出血 144
腹部 CT 26, 36
腹部単純レントゲン 26, 36

腹部の視診，触診 36
腹膜炎 144, 151
フタル酸ジ-2-エチルヘキシル 67
プッディング化 107
鮒田式胃壁固定具 II 40
フラッシュ洗浄 123
フラッシュの仕方 123
ブラッシング 77
ブルースカイ法 .... 137 手順
フルマゼニル 34
　　　　──の使用法 34
プロトンポンプ阻害剤 73, 159
分岐鎖アミノ酸 98
粉状皮膚保護剤 147
粉末寒天 108

米国静脈経腸栄養学会 7
ヘパリン置換 31
　　　　──の手順 33
ヘパリンの再開 33
ヘパリンの中止 33
ヘモグロビン 85
　　　　──の異常値から考えられる疾患・症状 85T
ヘルシンキ宣言 25
ベロ毒素 155
便秘 156
便ロタ(アデノ)ウイルス抗原 155

芳香族アミノ酸 98
ボーラス投与 114
北信式胃壁固定法 .... 42 手順
保存的治療 158
　　　　──の適応 158T
ボタン型 14, 16
ボタン型カテーテルの抜去 ..... 140 手順
ボタンの伸展 133
ボタンの閉塞 130
ポビドンヨード 149
本人の人生(の物語) 12

ま行

慢性閉塞性肺疾患 98

見下ろし法と反転法 22F
ミキサー食 .... 114, 119, 119 手順
水ゼリー 124
ミダゾラム 34
脈拍数 35

メモリ付きカテラン針 43F
目安量 89
免疫成分調整栄養剤 98
免疫能賦活栄養剤 98
綿棒を用いた洗浄 75

モニタリング 35
　　　　──の方法 35
門脈圧亢進症 6

や行

薬剤の投与 120

幽門側胃切除 Billroth I 法再建の場合
　　　　................................. 60 手順
幽門側胃切除 Billroth II 法再建の場合
　　　　................................. 60 手順
指サイン 37, 37F

用語の統一 .... 22 memo
用手的 PEG カテーテル抜去 139F
用手法 131
　　　　──を避けた方がよい場合 ... 131
　　　　──を用いたバルーンチューブタイプの交換 .... 134 手順
予後推定栄養指数 90
　　　　──の実際 .... 92 memo
予防的スキンケア 75

ら行

理想体重 83
理想的な瘻孔と PEG カテーテルの固定
　　　　................................. 76F
リドカイン 34
　　　　──(キシロカイン)の極量 ... 34
　　　　──(キシロカイン)は極量にも注意！ .... 34 memo
リトマス試験紙法 .... 136 手順
リフィーディングシンドローム 122
　　　　──時における各臓器の反応 ... 123T
リンデロン VG 157
倫理的適応のアルゴリズム 8, 8F
倫理的な PEG 造設の禁忌 6

レチノール結合蛋白 86

瘻孔開大 146
瘻孔感染の頻度 23
瘻孔感染のリスク 23, 38
瘻孔周囲炎 141
　　　　起炎菌 148
　　　　早期偶発症 148
瘻孔周囲感染 14
瘻孔周囲漏れ 146
瘻孔と PEG カテーテルの固定 76
瘻孔部への癌の implantation 160

わ行

ワルファリン 31
ワルファリンまたはダビガトラン単独服用時 31

カラー図解 PEG 完全攻略
胃ろうの適応・禁忌から造設・管理・偶発症対策まで

2012 年 12 月 20 日　第 1 版第 1 刷 ⓒ
2019 年 7 月 30 日　第 1 版第 4 刷

監修	竜田正晴	TATSUTA, Masaharu
	東野晃治	HIGASHINO, Koji
発行者	宇山閑文	
発行所	株式会社金芳堂	

〒 606-8425 京都市左京区鹿ケ谷西寺ノ前町 34 番地
振替　01030-1-15605
電話　075-751-1111（代）
http://www.kinpodo-pub.co.jp/

印刷・製本　株式会社サンエムカラー

落丁・乱丁本は直接小社へお送りください．お取替え致します．

Printed in Japan
ISBN978-4-7653-1549-4

JCOPY ＜（社）出版者著作権管理機構　委託出版物＞

本書の無断複写は著作権法上での例外を除き禁じられています．複写される場合は，そのつど事前に，（社）出版者著作権管理機構（電話 03-5244-5088, FAX 03-5244-5089，e-mail: info@jcopy.or.jp）の許諾を得てください．

●本書のコピー，スキャン，デジタル化等の無断複製は著作権法上での例外を除き禁じられています．本書を代行業者等の第三者に依頼してスキャンやデジタル化することは，たとえ個人や家庭内の利用でも著作権法違反です．

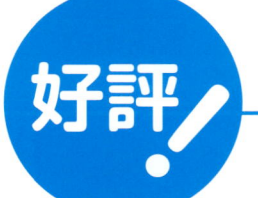

好評! 大阪府立成人病センター監修の消化器関連書籍

消化器内視鏡の検査・治療の基本と,術前から退院指導までの看護を,疾患・手技別にていねいに解説!

手にとるように流れがつかめる! 消化器内視鏡看護
検査・治療の開始前から終了・退院まで

[監修] 竜田正晴／若林榮子／戸根妙子
[編集] 湯浅淑子／和田美由紀／山根康子／安田明日香／桝 喜恵／松尾茂子

疾患別・手技別の章立てで,その章のみを読めば必要事項を把握できる実用的な構成.解説はクリニカルパスに従い時系列に沿って展開,複雑な業務の流れがつかめる! さらに偶発症・感染症予防・安全管理についても記載し,用語解説や薬剤一覧など知っておきたい情報も掲載.手元に是非とも置いておきたい実践マニュアル!

消化器がん ESD即戦マニュアル
DVD付

[監修] 竜田正晴／飯石浩康
[著] 石原 立／上堂文也／竹内洋司

消化器がんではわが国有数の症例数を誇る施設スタッフが現場実用第一に編集.ESD手技のエッセンスを収録したDVD付.基本手技からコツや工夫,術前・術後管理・フォローアップなど,ESDの技能と実践に関するあらゆる側面をカバー.さらに各種デバイスの解説と評価,偶発症発生時の対応,治療効果の判定,ESDのための必須解剖学までESDを行ううえで知っておきたい情報を余すところなく掲載.ESDに携わるすべての人,必携!

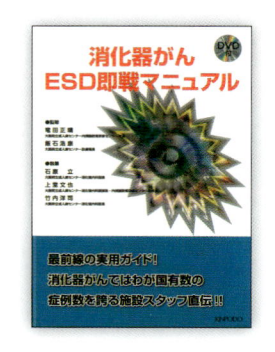

Kinpodo